# 别让乳腺癌盯上你

刘 真 编著

中国医药科技出版社

## 内容提要

乳房既是女性的骄傲，也是女性的烦恼。乳房疾病高发已严重威胁女性健康。

本书分六章对乳腺癌进行了全面而细致的解析：第一章你了解自己的乳房吗；第二章我真的患了乳腺癌吗；第三章为什么乳腺癌会找上门；第四章如何确诊乳腺癌；第五章战胜乳腺癌；第六章享受远离乳腺癌的生活。本书由临床一线专家对上述这些问题进行专业、科学的解答和指导，这些内容对患者获得最佳的抗癌效果一定会有所帮助。

**图书在版编目（CIP）数据**

别让乳腺癌盯上你 / 刘真编著 . — 北京：中国医药科技出版社 , 2015.3

ISBN 978-7-5067-7288-4

Ⅰ. ①别… Ⅱ. ①刘… Ⅲ. ①乳腺癌 – 防治 Ⅳ. ① R737.9

中国版本图书馆 CIP 数据核字 (2015) 第 023519 号

# 别让乳腺癌盯上你

美术编辑　陈君杞

版式设计　大隐设计

出版　中国医药科技出版社

地址　北京市海淀区文慧园北路甲 22 号

邮编　100082

电话　发行：010–62227427　邮购：010–62236938

网址　www.cmstp.com

规格　710 × 1020mm $^1/_{16}$

印张　15

字数　218 千字

版次　2015 年 3 月第 1 版

印次　2015 年 3 月第 1 次印刷

印刷　北京市密东印刷有限公司

经销　全国各地新华书店

书号　ISBN 978-7-5067-7288-4

定价　39.80 元

本社图书如存在印装质量问题请与本社联系调换

# 前 言

女性乳腺是由皮肤、纤维组织、乳腺腺体和脂肪组成的，乳腺癌是发生在乳腺腺上皮组织的恶性肿瘤。乳腺癌中 99% 发生在女性，男性仅占 1%。

乳腺并不是维持人体生命活动的重要器官，原位乳腺癌并不致命；但由于乳腺癌细胞丧失了正常细胞的特性，细胞之间连接松散，容易脱落。癌细胞一旦脱落，游离的癌细胞可以随血液或淋巴液播散全身，形成转移，危及生命。目前乳腺癌已成为威胁女性身心健康的常见肿瘤。

全球乳腺癌发病率自 20 世纪 70 年代末开始一直呈上升趋势。美国 8 名妇女一生中就会有 1 人患乳腺癌。中国不是乳腺癌的高发国家，但不宜乐观，近年我国乳腺癌发病率的增长速度却高出高发国家 1～2 个百分点。据国家癌症中心和原卫生部疾病预防控制局 2012 年公布的 2009 年乳腺癌发病数据显示：全国肿瘤登记地区乳腺癌发病率位居女性恶性肿瘤的第 1 位，女性乳腺癌发病率（粗率）全国合计为 42.55/10 万，城市为 51.91/10 万，农村为 23.12/10 万。

乳腺癌已成为当前社会的重大公共卫生问题。自 20 世纪 90 年代全球乳腺癌死亡率呈现出下降趋势；究其原因，一是乳腺癌筛查工作的开展，使早期病例的比例增加；二是乳腺癌综合治疗的开展，提高了疗效。乳腺癌已成为疗效最佳的实体肿瘤之一。

乳腺癌的病因尚不完全清楚，所以还没有确切的预防乳腺癌的方法。从流行病学调查分析，乳腺癌的预防可以考虑以下几个方面。

1. 建立良好的生活方式，调整好生活节奏，保持心情舒畅。

2. 坚持体育锻炼，积极参加社交活动，避免和减少精神、心理紧张因素，保持心态平和。

3. 养成良好的饮食习惯。婴幼儿时期注意营养均衡，提倡母乳喂养；儿童发育期减少摄入过量的高蛋白和低纤维饮食；青春期不要大量摄入脂肪和动物蛋白，加强身体锻炼;绝经后控制总热量的摄入,避免肥胖。平时养成不过量摄入肉类、煎蛋、黄油、奶酪、甜食的饮食习惯,少食腌、熏、炸、烤食品,增加食用新鲜蔬菜、水果、维生素、胡萝卜素、橄榄油、鱼、豆类制品等。

4.积极治疗乳腺疾病。

5.不乱用外源性雌激素。

6.不长期过量饮酒。

7.在乳腺癌高危人群中开展药物性预防。美国国立癌症中心负责开展了三苯氧胺与雷洛昔芬等药物预防乳腺癌的探索性研究。

通过本书,女性朋友可以了解一些乳腺疾病的知识,掌握乳腺自我检查方法,养成定期乳腺自查习惯,积极参加乳腺癌筛查,防患于未然。

本书分六章对乳腺癌进行了全面而细致的解析:第一章你了解自己的乳房吗;第二章我真的患了乳腺癌吗;第三章为什么乳腺癌会找上门;第四章如何确诊乳腺癌;第五章战胜乳腺癌;第六章享受远离乳腺癌的生活。

乳房保健伴随女性一生,请给她多一点关注,爱她,呵护她!

# 目 录

## 第 1 章
## 你了解自己的乳房吗

## 第 2 章
## 我真的患了乳腺癌吗

# 第 3 章
# 为什么乳腺癌会找上门

# 第4章

# 如何确诊乳腺癌

第 5 章

# 战胜乳腺癌

# 第 6 章
## 享受远离乳腺癌的生活

# 第 1 章

## 你了解自己的乳房吗

### 乳房的形态和位置

乳房的形态可因种族、遗传、年龄、哺乳等因素而差异较大。我国成年女性的乳房一般呈半球型或圆锥型，两侧基本对称，哺乳后有一定程度的下垂或略呈扁平。老年妇女的乳房常萎缩下垂且较松软。乳房的中心部位是乳头。正常乳头呈筒状或圆锥状，两侧对称，表面呈粉红色或棕色。乳头直径约为 0.8 ~ 1.5cm，其上有许多小窝，为输乳管开口。乳头周围皮肤色素沉着较深的环形区是乳晕。乳晕的直径约 3 ~ 4cm，色泽各异，青春期呈玫瑰红色，妊娠期、哺乳期色素沉着加深，呈深褐色。

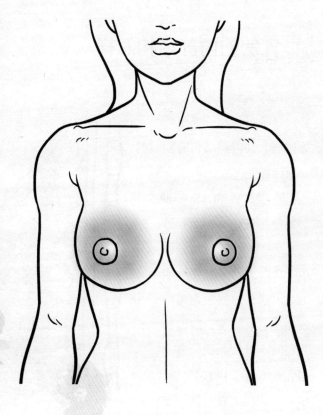

乳房部的皮肤在腺体周围较厚，在乳头、乳晕处较薄。有时可透过皮肤看到皮下浅静脉。

　　乳房位于两侧胸部胸大肌的前方，其位置亦与年龄、体型及乳房发育程度有关。成年女性的乳房一般位于胸前的第 2 ~ 6 肋骨之间，内缘近胸骨旁，外缘达腋前线，乳房肥大时可达腋中线。乳房外上极狭长的部分形成乳房腋尾部伸向腋窝。青年女性乳头一般位于第 4 肋间或第 5 肋间水平、锁骨中线外 1cm；中年女性乳头位于第 6 肋间水平、锁骨中线外 1 ~ 2cm。

　　由于乳房的形态和位置存在着较大的个体差异，女性乳房的发育还受年龄及各种不同生理时期等因素的影响，因此，应避免将属于正常范围的乳房形态及位置看作是病态，从而产生不必要的思想负担。

## 乳房的内部结构怎样

　　乳房主要由腺体、导管、脂肪组织和纤维组织等构成。其内部结构有如一棵倒着生长的小树。

　　乳房腺体由 15 ~ 20 个腺叶组成，每一腺叶分成若干个腺小叶，每一腺小叶又由 10 ~ 100 个腺泡组成。这些腺泡紧密地排列在小乳管周围，腺泡的开口与小乳管相连。多个小乳管汇集成小叶间乳管，多个小叶间乳管再进一步汇集成一根整个腺叶的乳

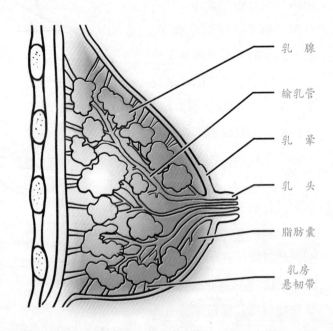

乳腺

输乳管

乳晕

乳头

脂肪囊

乳房悬韧带

腺导管，又名输乳管。输乳管共 15 ~ 20 根，以乳头为中心呈放射状排列，汇集于乳晕，开口于乳头，称为输乳孔。输乳管在乳头处较为狭窄，继之膨大为壶腹，称为输乳管窦，有储存乳汁的作用。乳腺导管开口处为复层鳞状上皮细胞，狭窄处为移形上皮，壶腹以下各级导管为双层柱状上皮或单层柱状上皮，终末导管近腺泡处为立方上皮，腺泡内衬立方上皮。

乳头表面覆盖复层鳞状角质上皮，上皮层很薄。乳头由致密的结缔组织及平滑肌组成。平滑肌呈环行或放射状排列，当有机械刺激时，平滑肌收缩，可使乳头勃起，并挤压导管及输乳窦排出其内容物。乳晕部皮肤有毛发和腺体。腺体有汗腺、皮脂腺及乳腺。其皮脂腺又称乳晕腺，较大而表浅，分泌物具有保护皮肤、润滑乳头及婴儿口唇的作用。

乳房内的脂肪组织呈囊状包于乳腺周围，形成一个半球形的整体，这层囊状的脂肪组织称为脂肪囊。脂肪囊的厚薄可因年龄、生育等原因个体差异很大。脂肪组织的多少是决定乳房大小的重要因素之一。

乳腺位于皮下浅筋膜的浅层与深层之间。浅筋膜伸向乳腺组织内形成条索状的小叶间隔，一端连于胸肌筋膜，另一端连于皮肤，将乳腺腺体固定在胸部的皮下组织之中。这些起支持作用和固定乳房位置的纤维结缔组织称为乳房悬韧带或 Cooper 韧带。浅筋膜深层位于乳腺的深面，与胸大肌筋膜浅层之间有疏松组织相连，称乳房后间隙。它可使乳房既相对固定，又能在胸壁上有一定的移动性。有时，部分乳腺腺体可穿过疏松组织而深入到胸大肌浅层，因此，作乳腺癌根治术时，应将胸大肌筋膜及肌肉一并切除。

乳房大部分位于胸大肌表面，其深面外侧位于前锯肌表面，内侧与下部位于腹外斜肌与腹直肌筋膜表面。

除以上结构外，乳房还分布着丰富的血管、淋巴管及神经，对乳腺起到营养作用及维持新陈代谢作用，并具有重要的外科学意义。乳房的动脉供应主要来自：腋动脉的分支、胸廓内动脉的肋间分支及降主动脉的肋间血管穿支。乳房的静脉回流分深、浅两组：浅静脉分布在乳房皮下，多汇集到内乳静脉及颈前静脉；深静脉分别注入胸廓内静脉、肋间静脉及腋静脉各属支，然后汇入无名静脉、奇静脉、半奇静脉、腋静脉等。当发生乳腺癌血行转移时，进入血行的癌细胞或癌栓可通过以上途径进入上腔静脉，发生肺或其他部位的转移；亦可经肋间静脉进入脊椎静脉丛，发生骨骼或中枢神经系统的转移。

乳房的淋巴引流主要有以下途径：腋窝淋巴结、内乳淋巴结、锁骨下/上淋巴结、腹壁淋巴管及两乳皮下淋巴网的交通。其中，最重要的是腋窝淋巴结和内乳淋巴结，它们是乳腺癌淋巴转移的第一站。乳房的神经由第2～6肋间神经皮肤侧支及颈丛3～4支支配。除感觉神经外，尚有交感神经纤维随血管走行分布于乳头、乳晕和乳腺组织。乳头、乳晕处的神经末梢丰富，感觉敏锐，发生乳头皲裂时，疼痛剧烈。此外，在行乳腺癌根治术时，还需涉及臂丛神经、胸背神经及胸长神经的解剖。

也许，您会觉得这些知识太深奥了，知不知道也没有什么用。其实不然，了解乳房的这些内部结构，会有助于加深对乳房生理过程及病理变化的认识，能够更好地防治乳房疾病。因此，不仅是专业人员，而且普通人也应该懂得有关乳房的知识，大家共同努力，提高乳房疾病的防治水平。

## 乳房的发育经历哪几个不同的时期

乳房是哺乳动物共同的特征，一般成对生长，两侧对称。人类乳腺仅有胸前的一对，来源于外胚层。自出生后，乳房的发育经历幼儿期、青春期、性成熟期、妊娠期、哺乳期以及绝经期等不同时期。在各个不同时期的变化中，机体内分泌激素水平差异很大，受其影响，乳房的发育和生理功能也各具特色。

幼儿期中，在新生儿期，由于母体的雌性激素可通过胎盘进入小婴儿体内，引起乳腺组织增生，故约有60%左右的新生儿在出生后2～4天，出现乳头下1～2cm大小的硬结，并有少量乳汁样物质分泌，随着母体激素的逐渐代谢，这种现象可在出生后1～3周自行消失。这里需要指出的是，切勿用手挤压乳头，以免造成感染。我国有些地区流行着这样的风俗，即新生儿出生后一律挤压乳头，否则认为会造成乳头凹陷，这种认识是不科学的，做法也是不可取的，造成乳头凹陷的原因是胚胎时期乳腺发育异常，而不是因为没有挤压乳头。在婴幼儿期，乳腺基本上处于"静止"状态，腺体呈退行性变，男性较之女性更为完全。自青春期开始，受各种内分泌激素的影响，女性乳房进入了一生中生理发育和功能活动最活跃的时期，直至绝经期。在经历了青春期之后，乳腺的组织结构已趋完善，进入了性成熟期乳腺。在每一个月经周期中，随着卵巢内分泌激素的周期性变化，乳腺组织也发生着周而复始的增生与复旧的变化。妊娠期与哺乳期是育龄妇女的特殊生理时期，此时乳腺为适应这种特殊的生理需求，而发生了一系列变化。自绝经期开始，卵巢内分泌激素逐渐减少，乳房的生理活动日趋减弱。

# 青春期乳房的变化

青春期是指男女性器官发育成熟的时期。女孩的青春期一般开始于 13～15 岁，也可能更早或更晚些。近年来，女孩的发育特别是大城市女孩的发育有提早的趋势，有些自 9～10 岁即已开始，这可能与营养状况的改善和饮食结构的改变有关。女孩的性发育从乳腺的发育开始，一般 2～3 年后，月经初潮来临。月经的来潮是女子性器官和乳腺发育进入成熟期的标志。但月经初潮后，大多数女孩的乳腺仍会继续发育 1～2 年，直至发育到成年人的成熟的乳房形状。女性乳房从开始发育到成熟，一般要经历 4～6 年的时间。乳房发育的早晚、快慢，发育过程的长短以及发育的程度，存在着很大的个体差异，因此，当您的乳房发育与别人的不完全一样时，不必惊慌，稍有不同可能是正常的。

在幼年时期，女孩的乳房是扁平的，只有乳头稍稍突起。到青春期，女孩的乳房开始隆起、增大，乳头和乳晕也相继增大，颜色加深。渐渐地，乳房形成盘状，再继续增大则呈半球形。

那么，青春期的乳房外观为什么会发生这么大的变化呢？

这是因为在青春期，女孩身体内的激素水平正悄悄地发生着巨大的变化。一般认为，青春发育的开始，是由于下丘脑分泌促性腺激素释放激素（GnRH）增加，激活下丘脑 – 垂体 – 卵巢轴的活动，继之，垂体分泌大量的卵泡刺激素（FSH）和黄体生成素（LH），使卵巢类固醇激素分泌增加。在雌激素、孕激素、催乳素以及肾上腺皮质分泌的雄激素等激素的共同作用下，乳腺开始生长，主要表现为乳腺导管延伸，管腔稍加宽，管周间质增多而疏松，血管丰富。与此同时，身体脂肪的分布发生改变，出现腋毛和阴毛，身高迅速增加。当卵巢内膜细胞能分泌足够量的雌激素时，则引起子宫内膜增生，导致月经来潮。此后，随着雌、孕激素的分泌进一步增多，小导管末端的基底细胞增生，形成腺泡芽，管腔逐渐形成，最终形成乳腺小叶结构。

在发育过程中，有些女孩的乳房会有膨胀感，有的甚至感到疼痛或触痛，这是正常现象。另外，由于这一时期的乳腺组织对激素的敏感程度是不均匀的，所以乳房不同部位的腺体发育可能也是不均衡的，有的局部可出现小结节，随着乳腺的进一步发育，这些小结节会自然消失。

青春期男孩的乳腺是不是一点也不发育呢？不是的。青春期男孩的乳腺也要发育，只是发育较女孩晚一些，而且发育程度低，不形成小叶，发育时限也较女孩为短。表现为乳房稍有增大，乳晕直径增加。约有 60% ~ 70% 的男孩此时于乳头下可触及小硬结，质韧，伴有轻度触痛，一般在 1 ~ 2 年内可消失。如仍未消失甚至进一步增大，则考虑为男性乳腺异常发育，应在医生指导下进行必要的检查、治疗。

## 月经周期对乳房有何影响

乳腺是雌性激素的靶器官，因此，在月经周期过程中，乳腺腺体组织随月经周期不同阶段不同激素的变化而发生相应的变化。在月经周期的前半期，受促卵泡激素的影响，卵泡逐渐成熟，雌激素的水平逐渐升高，乳腺出现增殖样的变化，表现为乳腺导管伸展，上皮增生，腺泡变大，腺管管腔扩大，管周组织水肿，血管增多，组织充血。排卵以后，孕激素水平升高，同时，催乳素也增加。到月经来潮前 3 ～ 4 天，小叶内导管上皮细胞肥大，叶间和末梢导管内分泌物亦增多。因此，月经前可感到乳房部位不适，发胀，乳房变大，紧张而坚实，甚至有不同程度的疼痛和触痛，且有块物触及。月经来潮后，雌激素和孕激素水平迅速降低，雌激素对乳腺的刺激减弱，乳腺出现了复旧的变化，乳腺导管上皮细胞分泌减少，细胞萎缩、脱落、水肿消退，乳腺小叶及腺泡的体积缩小。这时，乳房变小变软，疼痛和触痛消失，块物也缩小或消失。数日后，随着下一个月经周期的开始，乳腺又进入了增殖期的变化。月经周期的无数次重复，使乳腺总是处于这种增殖与复旧、再增殖再复旧的周期性变化之中。

## 妊娠期乳房会发生的变化

妊娠期体内激素水平的变化，会使孕妇的乳房发生一系列生理变化，而这种变化也是为了适应分娩后哺乳的需要，妊娠期乳腺发育的程度是决定分泌乳汁多少的重要因素之一。一般来讲，自妊娠开始一个月起，乳房即已开始了这种变化，随着妊娠月份的增加，乳房的变化也愈来愈明显。外形上出现乳房体积增大；皮下浅静脉曲张；乳晕色素逐渐加深，乳晕范围加大，乳晕区出现米粒大至绿豆大的皮肤小结节；乳头变硬、增大、凸出、挺立；可出现初乳。这是因为，在妊娠早期，由于卵巢雌激素及黄体素的共同作用，乳腺实质增加，末梢导管上皮增生，小管增多，小叶间质水肿，小叶得到很好的发育，体积增大；至妊娠中期，黄体素分泌逐渐增多，乳管终末部扩大，腺泡充分发育，腺泡上皮开始分泌活动，上皮细胞出现分泌颗粒，腺泡内可有少量分泌物，间质减少，水肿间质内除毛细血管增多扩张充血外，还可见淋巴小结，此时，乳腺变大而坚实，浅静脉扩张，乳头乳晕色素沉着加深；至妊娠后期，胎盘的雌激素和孕激素开始产生作用，腺泡进一步增大，上皮细胞内含有分泌空泡及颗粒，分泌物释放进入腺腔，腺泡互相紧密靠拢，间质减少，几乎消失，毛细血管增多、充血，腺腔充满了分泌物；至临近分娩时，上皮细胞开始分泌初乳。

## 哺乳期乳房会发生的变化

胎儿娩出后，乳腺呈现哺乳期变化。在产后的 2 ~ 3 天内，产妇的乳房在垂体分泌的大量的催乳素的作用下，会出现迅速胀大而坚实，产妇会感觉胀痛难耐。在轻轻用手按摩或经过小婴儿的吸吮后，可分泌出"初乳"。此后，随着规律哺乳的建立，"初乳"变成"成乳"，产妇的乳房会规律地充盈、排空，再充盈、再排空。乳房虽因哺乳而变大了许多，但只要注意哺乳期卫生及保健，避免发生感染等问题，一般不会感觉乳房疼痛不适，只是在喂奶之前会感觉乳房发胀，有时乳汁会自行溢出，喂奶之后随着乳房的排空，胀感消失。哺乳期乳房的一系列变化是因为在催乳素和其他有关激素的协同作用下，腺泡及小叶内导管明显增多、密集，腺管腔扩张增大，小叶间组织明显减少，腺泡上皮分泌活跃，部分上皮由立方变柱状，胞浆富有分泌物而透明，核圆，位于基底部；部分腺腔高度扩张，充满乳汁，上皮扁平；有些则分泌物较少，为分泌物排出的表现，之后细胞再生复原。可见，各部腺泡的分泌活动不是同步进行，而是轮流进行的。在断乳数日后，乳腺进入复旧期变化，腺泡破裂，细胞崩解，细胞内分泌颗粒消失，扩大的导管变小或残存，间质增多，可见散在崩解的上皮细胞、吞噬细胞及间质内圆形细胞浸润。约需历时 3 个月至半年，乳腺方可恢复至非妊娠时的状态。由于上皮崩解吸收后，结缔组织的增生不能完全补充哺乳期被吸收的间质，造成哺乳后乳腺不似未哺乳时那样坚挺，常呈悬垂状。若乳腺复旧不完全或不规则，可出现哺乳期乳腺增生或导管扩张等病变。

妊娠期和哺乳期乳房原有的良性或恶性肿瘤有可能会增大，临床上应引起注意。

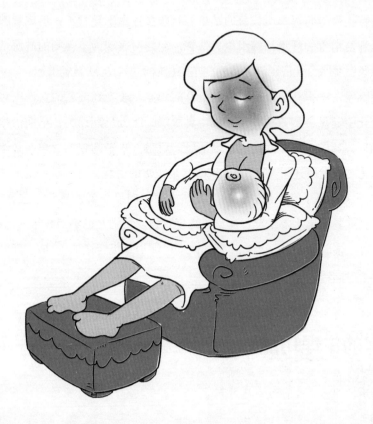

## 绝经前后乳房会发生的变化

　　绝经是卵巢功能衰退的一种表现。女性一般在 50 岁左右进入绝经期。此时，由于卵巢分泌的雌激素和孕激素明显减少，乳房缺乏雌性激素的刺激而逐渐萎缩，腺体逐渐退化，被脂肪组织所代替。这种变化首先发生于乳腺小叶和腺泡，组织学上表现为：乳腺小叶不整、缩小，数目减少，继而腺末房及小导管萎缩，上皮细胞减少以致消失，管腔狭窄，间质纤维化、胶原化。有时也有些导管反而扩张，形成囊肿。绝经后的老年乳腺则已基本无乳腺小叶或仅残留少许小叶，小乳管及小血管可消失，间质硬化。

　　基于以上原因及由此而发生的一系列组织学变化，绝经期女性一般会出现乳房体积变小；也有些较肥胖的女性，乳房体积反而增大，但这并不是乳房仍在发育的缘故，而是腺体被脂肪组织所代替的结果。有些女性由于导管扩张形成囊肿，或由于残留的乳腺与增生的纤维结缔组织夹杂在一起，可表现为不规则的乳房结节。绝经后数年的老年女性，乳房则一般体积变小、松软下垂，皮肤皱襞增加。

由于乳腺癌发病率有随年龄增加而上升的趋势，故绝经前后的女性应对自己乳房的细微变化引起足够的重视，一旦发生乳腺癌，能否早期诊断、早期治疗，是决定乳腺癌预后好坏的关键。而此时，因绝经前后激素水平的较大变化，必然带来乳房的相应变化（如上所述），那么，区别哪些是正常的生理变化、哪些是可能的病理改变就显得至关重要了。一般来讲，对突然出现的明显异常的感觉，或乳房体积、形态的改变，或乳头出水等情况，应给予高度重视。特别是已绝经数年的老年女性，乳房已"平静"多时，突然又出现了新的改变（哪怕是极轻微的），应立即到医生处就诊，千万不可麻痹大意。

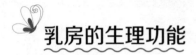

## 乳房的生理功能

乳房的生理功能主要有以下几方面：

（1）哺乳

哺乳是乳房最基本的生理功能。乳房是哺乳动物所特有的哺育后代的器官，乳腺的发育、成熟，均是为哺乳活动作准备。在产后大量激素的作用及小婴儿的吸吮刺激下，乳房开始规律地产生并排出乳汁，供小婴儿成长发育之需。

（2）第二性征

乳房是女性第二性征的重要标志。一般来讲，乳房在月经初潮之前2～3年即已开始发育，也就是说在10岁左右就已经开始生长，是最早出现的第二性征，是女孩青春期开始的标志。拥有一对丰满、对称而外形漂亮的乳房也是女子健美的标志。不少女性因为对自己乳房各种各样的不满意而寻求做整形手术或佩带假体，特别是那些由于乳腺癌手术而不得不切除掉患侧乳房者。这正是因为每一位女性都希望能够拥有完整而漂亮的乳房，以展示自己女性的魅力。因此，可以说，乳房是女性形体美的一个重要组成部分。

（3）参与性活动

在性活动中，乳房是女性除生殖器以外最敏感的器官。在触摸、爱抚、亲吻等性刺激时，乳房的反应可表现为：乳头勃起，乳房表面静脉充血，乳房胀满、增大等。随着性刺激的加大，这种反应也会加强，至性高潮来临时，这些变化达到顶点，消退期则逐渐恢复正常。因此，可以说乳房在整个性活动中占有重要地位。对于那些新婚夫妇及那些性生活不和谐者尤其重要的是，了解乳房在性生活中的重要性，会帮助您获得完美、和谐的性生活。无论是在性欲唤起阶段还是在性兴奋已来临之时，轻柔地抚弄、亲吻乳房均可以刺激性欲，使性兴奋感不断增强，直至达到高潮。

## 影响乳房生理功能的内分泌激素

乳房是多种内分泌激素的靶器官，因此，乳房的生长发育及其各种生理功能的发挥均有赖于各种相关内分泌激素的共同作用。如果其中的某一项或几项激素分泌紊乱，或各种激素之间的平衡失调，必然会直接或间接地影响着乳腺的状况及其生理功能。

（1）对乳腺发生直接作用的激素

雌激素（estrogen，E）：主要由卵巢的卵泡分泌，肾上腺和睾丸亦可分泌少量雌激素，妊娠中后期的雌激素则主要来源于胎盘的绒毛膜上皮。雌激素中生理活性最强的是雌二醇（$E_2$）。在青春发育期，卵巢的卵泡成熟，开始分泌大量的雌激素，雌激素可促进乳腺导管的上皮增生，乳管及小叶周围结缔组织发育，使乳管延长并分枝。雌激素对乳腺小叶的形成及乳腺成熟，不能单独发挥作用，必须有完整的垂体功能系统的控制。雌激素可刺激垂体前叶合成与释放催乳素，从而促进乳腺的发育；而大剂量的雌激素又可竞争催乳素受体，从而抑制催乳素的泌乳作用。在妊娠期，雌激素在其他激素如黄体素等的协同作用下，还可促进腺泡的发育及乳汁的生成。外源性的雌激素可使去卵巢动物的乳腺组织增生，其细胞增殖指数明显高于正常乳腺组织。雌激素还可使乳腺血管扩张、通透性增加。

孕激素（progesterone，P）：又称黄体素，主要由卵巢黄体分泌，妊娠期由胎盘分泌。

孕激素中最具生理活性的是孕酮，其主要作用为促进乳腺小叶及腺泡的发育，在雌激素刺激乳腺导管发育的基础上，使乳腺得到充分发育。大剂量的孕激素抑制催乳素的泌乳作用。孕激素对乳腺发育的影响，不仅要有雌激素的协同作用，而且也必须有完整的垂体功能系统。实验表明，在切除垂体的去势大鼠，乳腺完全缺乏对孕酮的反应。孕激素可能是通过刺激垂体分泌催乳素，也可能是通过提高乳腺上皮细胞对催乳素的反应性而与其共同完成对乳腺的发育作用。

催乳素（prolactin，PRL）：由垂体前叶嗜酸性细胞分泌的一种蛋白质激素。其主要作用为促进乳腺发育生长，发动和维持泌乳。催乳素与乳腺上皮细胞的PRL受体结合，产生一系列反应，包括刺激 $\alpha$ – 乳白蛋白的合成、尿嘧啶核苷酸转换、乳腺细胞 $Na^+$ 离子的转换及脂肪酸的合成，刺激乳腺腺泡发育和促进乳汁的生成与分泌。在青春发育期，催乳素在雌激素、孕激素及其他激素的共同作用下，能促使乳腺发育；在妊娠期可使乳腺得到充分发育，使乳腺小叶终末导管发展成为小腺泡，为哺乳作好准备。妊娠期大量的雌、孕激素抑制了催乳素的泌乳作用；分娩后，雌、孕激素水平迅速下降，解除了对催乳素的抑制作用，同时催乳素的分泌也大量增加，乳腺开始泌乳。此后，随着规律地哺乳的建立，婴儿不断地吸吮乳头而产生反射，刺激垂体前叶分泌催乳素，从而使泌乳可维持数月至数年。催乳素的分泌，受到下丘脑催乳素抑制因子与催乳素释放因子及其他激素的调节。左旋多巴及溴隐亭等药物可抑制催乳素的分泌；促甲状腺释放激素、5– 羟色胺及某些药物（如利血平、氯丙嗪）等可促进催乳素的分泌；小剂量的雌激素、孕激素可促进垂体分泌催乳素，而大剂量的雌激素、孕激素则可抑制催乳素的分泌。

（2）对乳腺起间接作用的激素

卵泡刺激素（follicle-stimulatinghormone，FSH）：由垂体前叶分泌。主要作用为刺激卵巢分泌雌激素，从而对乳腺的发育及生理功能的调节起间接作用。

促黄体生成素（luteinizinghormone，LH）：由垂体前叶分泌。主要作用为刺激产生黄体素，从而对乳腺的发育及生理功能的调节起间接作用。

催产素（oxytocin）：由垂体后叶分泌。在哺乳期有促进乳汁排出的作用。

雄激素（androgen）：在女性由肾上腺皮质分泌而来。小量时可促进乳腺的发育；而大量时则可起抑制作用。

其他激素：如生长激素（growthhormone，GN）、肾上腺皮质激素（adrenocortico-hormone）、甲状腺素（thyroxine）及胰岛素（insulin）等，这些激素对乳腺的发育及各种功能活动起间接作用。

## 中医是怎样认识乳房的

对乳房经络、解剖、生理、病理的认识，在最早的中医经典著作《内经》中已有记载，后世医家也多有论述，如"男子乳头属肝，乳房属肾；女子乳头属肝，乳房属胃"，指出了乳房的经络归属；"妇人乳有十二穰"，指出了乳房的解剖结构；"冲任为气血之海，上行则为乳，下行则为经"，指出了乳汁的生成来源；"妇人以冲任为本，若失于将理，冲任不和，或风邪所客，则气壅不散，结聚乳间，或硬或肿，疼痛有核"，指出了冲任不和是乳房病重要的发病因素之一。这些论述，为中医乳房病理论体系的形成奠定了基础，是现代中医乳房病理论研究和临床诊治的学术渊源。

一般认为，对乳房的生理、病理影响最大者为：肝、肾、脾胃功能是否正常以及肝胃两经、冲任二脉是否通调。在脏腑气血津液中，以肾的先天精气、脾胃的后天水谷之气、肝的藏血与疏调气机，对乳房的生理病理影响最大。在乳房的发育过程中，先天肾气是否旺盛起着决定性的作用。肾气盛，天癸至，使冲任二脉通盛，下可以作用于胞宫而产生月经，令其具有生殖功能；上可以作用于乳房，使乳房发育，为孕育后哺乳作准备。泌乳是女子乳房的基本功能，乳汁的分泌及其调节与肾、脾胃及肝关系十分密切。肾气盛则天癸至，乳房发育充分，乳汁则充盈；脾胃为后天气血之本，气血的形成来源于脾胃水谷之气，乳汁的生成也由脾胃水谷之精微所化生，故脾胃气壮则乳汁多而浓，脾胃气虚则乳汁少而淡；肝主藏血，肝血虚则乳少。在乳汁分泌的调节过程中，以肝之疏泄及脾胃之运化最为重要。肝失疏泄，气机郁滞，或脾胃运化失司，湿热蕴结，则乳络闭阻，气血瘀滞而致乳汁排出不畅，或骤然减少，甚至会炼乳成脓而为乳痈。乳房的经络联系为：乳房与足阳明胃经、足厥阴肝经及冲任二脉有密切的关系。足阳明胃经之直者自缺盆下于乳，贯乳中；足厥阴肝经上贯膈，布胸胁绕乳头而行；冲任两脉皆起于胞中，任脉循腹里，上关元、至胸中，冲脉挟脐上行，至胸中而散。这些经脉的通调和灌养作用，共同维持着乳房的生理功能。若经络闭阻不畅，冲任失调，则可导致多种乳房疾病的发生。

## 乳腺癌是不治之症吗

罹患乳腺癌对任何个人和家庭都是可怕的消息。难道患了乳腺癌就是被判死刑了吗？1985 年王德延、傅西林等统计了国内 4396 例乳腺癌的组织学类型、淋巴结转移与预后的关系，总的 5 年生存率 639%，10 年生存率 449%，说明乳腺癌并不是不治之症。

影响乳腺癌患者生存的直接因素是有无癌细胞的淋巴结转移和其他器官的远处转移。对于局限性的乳腺癌，通过彻底的手术切除可以达到治愈目的。乳腺癌的预后与乳腺癌发现时的病期有密切关系，病期愈早，预后愈好，特别是那些发现时处于很早期的乳腺癌，可以获得很好的临床疗效。国外的一组统计数字表明，观察 382 例 I 期乳腺癌的 10 年无癌生存率为 84%，其中肿瘤 <1cm 者 10 年无癌生存率为 93%；国内也有研究表明，直径 <1cm 的微小乳癌在浸润以前的治愈率一般可达 90% 左右。

由此可见，乳腺癌并非像人们所想象的那样可怕，是"不治之症"，只要能够较早期的发现并予以适当的治疗，其中的许多病例是可以获得治愈的。

# 何谓湿疹样乳癌（Paget's病）

湿疹样乳腺癌或称为"派杰氏（Paget's）病"，是发生在乳头部位的恶性肿瘤，是一种特殊类型的乳腺癌。比较少见，约占乳腺癌总数的0.7%～3%。由乳头表皮细胞原位恶变而来，与深部乳腺组织的癌瘤无关，因而又称为"乳头癌性湿疹"或"乳头湿疹样癌"。

临床表现很像慢性湿疹。多数患者常以乳头局部奇痒或轻微灼痛而就诊。可见患者的乳头、乳晕部位皮肤发红，轻度糜烂，有浆液性渗出而潮湿，有时还覆盖黄褐色鳞屑状痂皮，病变皮肤变硬、增厚，与正常皮肤分界清楚。乳头和乳晕部皮肤糜烂经外敷药物处理后，可一时好转，但很快又复发。鉴别诊断主要依靠病变部位皮肤的病理组织活检，应做多点的活检取材。典型病例的乳头溢液涂片做病理观察时，可以找到发生恶变的Paget's细胞。由于本病在早期与慢性湿疹和接触性皮炎较难鉴别，因此对乳头、乳晕的慢性皮肤病变，经2周以上治疗无明显好转或虽好转但反复发作的患者，应高度警惕。

由于湿疹样乳腺癌的自觉症状突出，尽管在发病早期不易鉴别，但其就诊和接受抗癌治疗的时间往往早于其他类型乳腺癌。病变开始于乳头、乳晕区皮肤，缓慢蔓延，往往确诊时病变较为局限，很少发生转移。一般采取简化根治切除术治疗，预后良好。

# 何谓炎性乳腺癌

炎性乳腺癌是乳腺癌发病过程中的一个特殊病变，可发生于各种类型的乳腺癌中，无病理组织类型的特殊性。病理组织学研究认为，这种乳腺癌的继发炎性病变是由于癌细胞浸润到真皮下淋巴管，引发淋巴管阻塞和继发炎症。炎性乳腺癌以侵犯淋巴管道为主要表现，转移概率高，是局部晚期乳腺癌中预后最恶劣的一类。发病率占所有乳腺癌的1%～10%，我国报告约占乳腺癌的0.9%。

炎性乳腺癌往往发病急骤，患者多数以乳房皮肤的红、肿、热、痛、压痛等乳房炎性症状而就诊，仅有 50% 左右患者自述伴有肿块。炎性乳腺癌的体征，常见乳房弥漫性或局限性皮肤硬化、变厚、表面不平，皮肤水肿似橘皮样，可有卫星结节。皮肤最初呈粉红色，很快变成瘀血样紫红色，呈丹毒样改变。乳房迅速增大，皮温增高，触之韧感，常见乳头干裂、结痂和内陷。

炎性乳腺癌的转移发生率高达 30% ~ 40%，因此此类型乳腺癌患者的预后不好。单纯手术治疗的 5 年生存率低于 10%，中位生存期为 12 ~ 32 个月。单纯放疗或放疗加手术治疗的中位生存期也仅为 4 ~ 29 个月。单纯激素治疗的中位生存期也未见明显延长。无论放射治疗或手术治疗，大多数患者在诊断后几个月内均死亡于远处转移。为此，医学专家设计了综合治疗方案：诱导化疗——局部治疗（放疗或手术）——全身化疗。近来的研究表明，化疗加大剂量放射治疗炎性乳腺癌的效果，使 3 年生存率提高到 30% ~ 50%。化疗加外科手术治疗加放疗的 5 年无瘤生存率为 22% ~ 48%，平均生存 25 ~ 56 个月以上。

随着医学科学研究的进展，自体骨髓移植技术的临床应用，使超大剂量化疗随行自体骨髓移植方案投入炎性乳腺癌的治疗，大大提高了生存率。

# 为何有时会两侧乳房同时生癌

一个人的双侧乳房同时或先后发生乳腺癌时，临床上称之为双侧乳腺癌，包括：双侧原发性乳腺癌、转移性双侧乳腺癌。

乳房是人体的成对器官，双侧乳房处在同一机体的内环境中，同时同样地受到各种致癌因素的影响。当一侧乳房发生癌变时，另一侧也相应具备了癌变的高度危险性。此外，双侧乳房之间有丰富的淋巴管相互沟通，癌细胞较容易转移。因此双侧乳腺癌可以是同时或先后患癌，也可以一侧患癌后又转移到另一侧。

临床上鉴别到底是"原发性"或"转移性"双侧乳腺癌比较困难，主要的鉴别手段依然靠病理组织学的观察，鉴别两侧乳房癌组织的细胞病理形态（分化程度、肿瘤周边表现等）是否相似。

目前公认的可以影响患第二原发性癌肿的流行病学因素有：①癌症患者患第二

癌的易感性增加：发生了第一癌症，说明该患者已经在致癌因素和促癌因素影响下发生了细胞基因突变，其发生第二癌的概率是正常人的11倍。②家族遗传倾向：第二原发癌有更高的家族聚集倾向。③抗癌治疗方法的致癌性：大量的统计数据表明，放射治疗可以引起对侧乳腺癌，同时可以引起甲状腺等相关部位的癌肿，化疗可以增加恶性淋巴瘤的发病率等等。在抗癌治疗过程当中，对于某些患者来讲也在同时受到致癌因素的影响。因此控制抗癌治疗的时机和治疗尺度，防止过度治疗是必要的。

当前，双侧乳腺癌的治疗依然是以手术切除为主的综合治疗。特别是对一侧乳房患癌，而对侧乳房发现包块时，应持积极态度处理。对于女性癌症患者，经常性的乳房自查更为必要。

# 妊娠期或哺乳期也会得乳腺癌吗

乳腺癌发生在妊娠期和哺乳期内的称为妊娠哺乳期乳腺癌。肿瘤生物学研究数据表明，乳腺癌由单个细胞突变开始至发展到能够被发现的大小（＞5mm）时，一般需要数年的时间。因而妊娠哺乳期乳腺癌的概念，确切说应当是乳腺癌在增殖发展中"巧遇"到了妊娠期和哺乳期。

任何妇女都可以在妊娠期和哺乳期患乳腺癌（或者是患乳腺癌后又发生了妊娠和哺乳），由于这种"巧合"的机会不多，因此妊娠哺乳期乳腺癌在临床上比较少见，约占全部乳腺癌病例的5%，发病年龄平均为35岁（生育高峰年龄段）。

妊娠哺乳期乳腺癌的发病特点是，在妊娠哺乳期，女性体内激素分泌旺盛，性激素水平大大高于平常状态，促使癌细胞增殖活跃，表现出癌的发展更为迅速；另一方面，妊娠哺乳期的女性乳房在孕激素和催乳素的作用下出现生理性增生肥大，常常使癌肿块包裹其中不易于被发现，或被误诊为乳腺炎性肿块或良性肿瘤而延误治疗。由于在妊娠哺乳期乳腺癌细胞增殖迅速，癌肿不易被发现，女性又常因体内激素水平增高而自我状态良好，因而多数患者就诊时已属晚期，据统计腋淋巴结转移率高达80%。

妊娠哺乳期乳腺癌的治疗同于乳腺癌的一般处理原则，所特殊的是如何处理抗癌治疗与妊娠、哺乳的关系。一般的原则是：

（1）妊娠期乳腺癌

①在妊娠末期（孕期28周以后），可在剖宫产或分娩后再进行乳腺癌的抗癌治疗。在胎儿出生前应尽量避免应用对胎儿有影响的抗癌治疗。②妊娠早、中期，应及时终止妊娠，及早接受抗癌治疗。如果患者坚持拒绝终止妊娠，可以考虑先期采用乳腺癌单纯手术治疗，必要时可以考虑应用放疗，抗癌化疗会影响胎儿发育造成畸形，列为禁止。③乳腺癌治疗后要求生育时，为了避免发生抗癌药物对胎儿致畸的问题，应在抗癌治疗完全停止后再间隔2年以上时间为好。

（2）哺乳期乳腺癌

一旦乳腺癌诊断确立，应立即停止哺乳。回乳时忌讳用女性激素或芒硝热敷，以防止癌细胞转移和扩散。可用中药：生麦芽60g，炒麦芽60g，沏茶频饮，一般在1周内可以达到回乳的效果。回乳后，即可接受乳腺癌治疗。个别患者可在回乳期接受手术前化疗。

随着我国计划生育国策的贯彻实施，妊娠哺乳期乳腺癌的发病率在我国处于下降趋势。女性在妊娠期和哺乳期的乳房保健和自我检查是十分必要的。在此期间一旦发现有乳房肿块，应及早请有经验的医师检查，以免贻误治疗。

## 副乳也会癌变吗

正常情况下每个人只有1对乳房。但个别人也会在沿双侧腋窝前至腹股沟连线区域出现纵向排列的多乳头、多乳房现象，解剖学对这类正常乳房以外的多余乳头、乳房称之为副乳。副乳乳腺癌就是指发生在副乳腺的癌变，副乳发生癌变的前提条件是副乳必须具有较为完整的腺体组织，单纯只有乳头乳晕而无腺体的副乳并不会发生乳腺癌变。

副乳乳腺癌的发病率较低，主要为女性，偶尔见于男性。由于在腋窝部的副乳多数发育比较完整，因此发生副乳乳腺癌的部位以腋窝多见。由于副乳的腺上皮组织同乳房一样经常受到女性激素的影响，可伴随月经周期的变化而发生增生和复旧，因此在月经停止后10天时还可触及的副乳肿块，应当进行检查，排除恶性病变的可能。

副乳乳腺癌的治疗以乳腺癌根治术为主。由于腋窝部副乳靠近腋窝淋巴结，所以易于早期发生淋巴结转移，在手术时做同侧腋窝淋巴结清扫是必要的。

副乳作为人体的退化器官，已经失去了实际的生理功能。对只有乳头、乳晕而无腺体的副乳不必担心，对伴随月经来潮，有腺体胀满变化的副乳，应当同乳腺一样给予重视，经常进行必要的检查，防止恶变发生。

# 乳腺其他恶性肿瘤

恶性肿瘤是由正常组织发生基因突变而来，起源于乳腺上皮组织的恶性肿瘤被称为乳腺癌；起源于乳腺非上皮组织的恶性肿瘤，是乳腺肉瘤。常见的肉瘤有：

（1）乳腺分叶状囊肉瘤

1982年，WHO提出本病的组织学分类为良性、临界病变、恶性三种类型。普遍认为肿瘤可能是由纤维腺瘤变化而来，发病原因可能与雌激素刺激有关。

肿瘤一般直径较大，生长迅速。恶性者多呈分叶状。良性者可行肿物切除；临界状态和低恶度者行扩大的肿瘤切除，也可以行单纯乳腺切除术、象限切除术、半乳切除术；恶性者，应考虑行乳腺肿瘤根治术。放疗、化疗对于恶性叶状囊肉瘤效果不肯定。

（2）乳腺纤维肉瘤

肿物生长缓慢，多为单发，可呈巨大型，表面光滑、质地硬韧，可活动。常需与叶状囊肉瘤相鉴别。治疗以乳腺单纯切除术为主，手术后可综合使用放疗、化疗。

（3）乳腺脂肪肉瘤

极为少见，肿物多为单发，质地坚硬，边界清楚，可活动，生长迅速。分化好

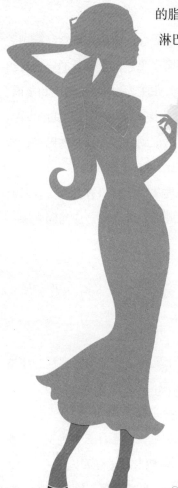

的脂肪肉瘤可以行单纯乳腺切除术，分化差的，容易发生淋巴结转移，应当行根治术。

（4）乳腺恶性淋巴瘤

可以是全身性恶性淋巴瘤的乳腺局部表现，也可以是乳腺原发的恶性淋巴瘤。全身恶性淋巴瘤的乳腺表现，除局部肿块外，应当有全身多部位（如腋窝、锁骨上窝、腹股沟、腘窝等）淋巴结肿大，肝脾肿大，伴全身发热，和肿块局部疼痛。发病迅速，肿物增长快。乳腺原发淋巴肉瘤，常可伴有全身淋巴结肿大表现。病理组织活检是鉴别诊断的关键。

无论全身淋巴肉瘤的乳腺表现还是乳腺原发淋巴瘤，都是全身性疾患，很容易早期发生广泛转移。因此，治疗应当首选全身化疗。对原发性乳腺恶性淋巴瘤可以在控制病情后，行乳腺单纯切除术或放疗。

（5）乳腺癌肉瘤

是起源于上皮的癌和起源于其他组织的肉瘤的混合病变。极为少见。治疗以手术切除为主，术后应辅助放疗。

## 哺乳期乳房保健应特别注意些什么

哺乳期是一个特殊的生理时期，做好哺乳期乳房的保健，对母婴二人的健康均意义重大。哺乳期母亲需特别注意以下一些问题：

（1）哺乳期母亲应保证充足的营养，以满足母婴二人的生理需要，否则，可能造成少乳、缺乳，而影响婴儿的生长发育；亦可能使体内的脂肪消耗过多，形体消瘦，日后易造成乳房萎缩。

（2）哺乳期母亲应保持良好的精神状态，心情愉快，生活规律，睡眠充足，避免因各种精神刺激及不良情绪的影响，使乳汁分泌及排泄不畅。

（3）哺乳时，应尽量将乳汁排空，每次哺乳若婴儿不能完全将乳汁吸完，则应用吸奶器将其吸净，避免乳汁淤积，否则易引起细菌感染而致急性乳腺炎。

（4）哺乳时，左右两侧交替喂奶，避免因过多地喂某一侧而引起乳房不对称。

（5）哺乳时注意卫生保健，避免因积乳、外伤、乳儿咬破乳头等引起乳房部的急性炎症；哺乳期母亲应避免接触苯、铅、汞、有机磷等有毒物质及 X 线、同位素等各种放射性物质，慎用或不用各种药物。

（6）哺乳过程中，应佩带柔软的棉布乳罩，因哺乳期乳房肥大，受重力的作用容易下垂，用乳罩能起到一定的固定、托起的作用，从而防止乳房发生下垂；用棉布乳罩是因为可以防止化纤织品的纤维尘粒进入乳腺导管，避免由此导致的乳汁分泌、排泄障碍。

（7）哺乳时间不要超过 1 年，一般以 6 个月到 10 个月为宜，避免因哺乳时间过长而引起卵巢功能抑制，造成乳腺过度萎缩退化，且性欲减低。

## 母乳喂养对母亲的乳腺有何好处

我们现在大力提倡母乳喂养，那么，母乳喂养究竟有哪些好处呢？母乳喂养不仅对小婴儿有利，而且对母亲也是十分有利的。众所周知，母乳是婴儿的最佳食品，其营养价值高，富含抗体，容易消化吸收，且温度适中，食用方便而经济，对婴儿的健康成长发育十分有益。每 100mg 母乳中含有蛋白质 1.2g，脂肪 3.5g，糖 7.5g，而且这些营养物质都是比较容易被人体消化吸收的。此外，母乳中还含有维生素 D 及钙、磷等无机盐成分，这些也是婴儿生长发育所必需的。特别是初乳，即在产后 10 日以内产生的母乳，内含丰富的营养物质及许多抗体，能帮助小儿抵御感染，是新生儿期最理想的食品。

除此之外，对母亲而言，哺乳有利于产后的子宫收缩复旧，对乳房有很好的保护作用。有学者认为，经哺乳后，体内催乳素水平会有较大幅度的下降，从而会有

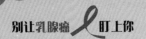

效地降低乳腺癌的发生概率。因此，母乳喂养可使母亲的乳腺终身受益。

## 乳腺癌患者能像常人一样结婚、生育吗

乳腺癌患者只要病情允许，也可以享受常人的家庭幸福，过正常的婚姻生活，并拥有自己的孩子。和谐、幸福的婚姻生活不仅不会引起疾病加重，而且还会使患者心情愉快，加速疾病的康复进程。那么，何谓病情允许呢？一般来讲，35岁以下的病例腋淋巴结转移率较高，预后较差，而老年患者肿瘤生长较慢，出现淋巴结转移较晚，预后较好。未婚女青年患乳腺癌以后，病情进展可能相对比较迅速，其中一部分患者可能于较早期即已出现了淋巴或血行转移，而预后不良。这些患者在病情得以控制之前，一般不宜考虑结婚，即使结婚也不宜生育，因为在肿瘤正在发展的过程之中，结婚生育对患者不利，妊娠期间可能还会使病情进展呈急进性，放、化疗等对胎儿的生长发育也会带来损害。如果在发现肿瘤时是较早期，而且未发现有明显的肿瘤转移，经手术及术后各种辅助治疗，病情稳定，已进入临床缓解期，此时考虑结婚生育是可以的。

乳腺癌患者应在婚前认真进行全面的体格检查，未发现有肿瘤复发及其他严重疾病方可结婚；婚后的性生活不要过于频繁，同房时不要过于激动，且在各种治疗后的体虚之时应暂时停止性生活，待体力逐渐增强后再恢复性生活，要采取有效的避孕措施，避免因怀孕促发肿瘤的转移与复发；实在想要孩子，则应在做好充分的生理、心理准备的前提下，在认真听取专科医生的意见后，并在医生的监控下进行整个孕期的保健。一般来讲，乳腺癌伴有腋淋巴结转移者，其术后妊娠预后较差；而无腋淋巴结转移者则预后较好。妊娠期间乳腺癌又有复发倾向时，应根据情况遵医嘱决定孩子的去留。

# 第2章

# 我真的患了乳腺癌吗

## 乳房疼痛一般的原因

一般来讲，如果乳房部出现突然的、持续性的、比较剧烈的疼痛，且伴有明显触痛者，则考虑为乳房部的各种急性感染性疾患；如局部出现搏动性疼痛，则可能为局部已化脓。如果乳房部疼痛为发作性的，且常以月经前乳房开始疼痛或经前疼痛加重，经后可缓解或消失，疼痛为胀痛或针刺样，有时可牵及同侧腋下或肩背部，局部有轻到中度触痛者，则考虑为增生性病变。如果哺乳期乳头部剧烈疼痛，乳头破碎、裂开，则可能为乳儿吸吮咬伤乳头造成的乳头皲裂。如果乳房部疼痛仅为轻度隐痛或钝痛，发作无明显规律性，仅为偶发或阵发，有些为持续性，因疼痛不明显而常常被忽略，须知这样的乳房疼痛也可能是早期乳房部恶性疾患的信号，应引起足够的重视。甚至有时，乳房部尚无明显疼痛感，而仅表现为一侧腋下或肩背部疼痛，则也有恶性病变的可能，对这些细微变化均不应轻易放过。如果乳房部出现剧烈的持续性烧灼样疼痛，进行性加重，难以自行缓解，且伴有局部肿块破溃坏死或手术创口处及周围皮肤破溃者，则为恶性病变晚期的乳房疼痛，此时因其他恶性病变的症状体征已很明了，找到疼痛的原因已非难事。此外，还有些女性在胀奶时也会出现乳房疼痛，这是生理情况，应注意与疾病造成的乳房疼痛相鉴别。

总之，出现了乳房疼痛，既不要惊慌失措，也不可麻痹大意，认为乳房疼痛不是什么大不了的事情，挺一挺就过去了；还有些女性比较害羞，觉得乳房疼痛难以启齿，不好意思去看病，等等，这些都是不正确的认识。应重视乳房部的变化，哪怕是极轻微的乳房疼痛，因为乳房疼痛可能是许多乳房疾病的症状，甚至是乳房恶

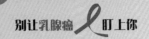

性肿瘤的征兆。

## 腋下或肩背疼痛不适也可能与乳房有关吗

您也许会问，腋下或肩背疼痛不适与乳房有什么关系呢？殊不知，一些良、恶性乳房疾病有时常常伴有腋下或肩背疼痛不适，有些甚至乳房部尚无明显不适感，而仅仅表现为腋下或肩背疼痛不适。正是因为不知道这一点，所以许多患者总以为自己的腋下或肩背疼痛不适是肩周炎或其他问题，而没有想到可能是因乳房病造成的，有些则因此而延误了检查治疗。

那么，为什么乳房病变会影响到腋下或肩背部呢？什么情况下乳房病变会造成腋下或肩背疼痛不适呢？在前面我们已经提到了乳房的血管供养、淋巴回流及神经分布，这些因素决定了乳房病变有时会牵及附近的肩背部及同侧腋窝。比如乳房部的急性感染性疾患，炎症可能会经淋巴管至同侧腋下淋巴结，导致淋巴结肿大、疼痛；乳腺的增生性疾患，由于腺体及间质的周期性充血、水肿等变化导致的疼痛会通过神经反射而达同侧胸胁及肩背部，故常可表现为乳房胀痛，并向肩背部放射；乳房的恶性肿瘤，最初的转移往往就是经淋巴转移至同侧腋下，而且有时甚至乳房的原发肿瘤极小，临床尚不能触及乳房肿块时，腋下已发生淋巴转移，患者是在因腋下肿块为主诉就诊时发现患了乳腺癌的。所以，提醒我们的患者及专科医师，别忘记非乳房症状为主诉的情况下仍有患乳腺疾病的可能。

## 绝经后又出现乳房疼痛可能是什么原因

绝经后由于体内雌性激素的大幅度减少，乳房作为雌性激素的靶器官，其随月经周期而出现的增生与复旧的周期性变化不复存在，从而进入了相对"平静"的时期。因此正常情况下,绝经一段时间以后的乳房由于缺乏雌性激素的刺激而逐渐萎缩，腺体逐渐退化，被脂肪组织所代替，表现为乳房体积变小、松软下垂，皮肤皱襞增加等，而且原有的乳房部良性病变造成的乳房肿块亦可随正常腺体的萎缩而有不同程度的缩小，周期性的乳房胀痛等症亦应随之消失。如果绝经以后又出现乳房疼痛，打破了乳房应有的"平静"，可能有以下几种情况。首先，在绝经之前的更年期，由于内源性雌激素的分泌处于一种迅速减少的变化过程之中，乳腺组织对这种激素分泌的变化尚不能适应，乳腺各部位对激素减少的反应也不均一，可能会发生一些相应的变化，如局部的疼痛、结节或腺体增厚等。这种反应可在绝经后停止，也可在绝经后的相当一段时间仍存在。由于它只是一种某生理时期的特殊反应，因此无须害怕，只要遵医嘱定期检查，必要时服用一些治疗妇女更年期综合征的药物亦可收效。还有一种情况应特别引起注意，那就是在已绝经数年后又出现乳房疼痛，可能仅呈隐痛，乳房可触及肿块，也可无肿块触及而仅有腺体增厚感，此时常需警惕早期乳癌的可能，切不可大意。由于绝经后的老年妇女从年龄上已进入乳腺癌高发人群，所以要加强监控，发现绝经后乳房疼痛的患者，必须予以高度重视。

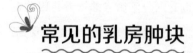

## 常见的乳房肿块

乳房肿块是乳房疾病中最主要的临床表现之一，也是患者就医最常见的主诉。许多乳房疾病都有乳房肿块，如乳腺增生病、乳房囊肿、乳腺纤维腺瘤、乳腺癌等。如何确定乳房肿块的性质，从而做出准确的诊断，是患者和临床医生共同关心的问题。全面了解病史、细致认真的体格检查及合理使用有关辅助检查是对乳房肿块的性质做出正确判断的关键。首先，对乳房肿块发现的时间及方式（因疼痛而发现还是体检时或无意间发现；妊娠哺乳期还是非妊娠哺乳期；是否发生在外伤后）、肿块的生长速度（缓慢生长还是迅速长大）、肿块的伴随症状（是否伴有疼痛、乳头溢液等局部症状及发热等全身症状），以及患者的年龄、婚育史及乳腺癌家族史等详尽的情况均应充分了解。在体格检查中，应对乳房肿块的位置（乳头乳晕部还是其他部位）、形态（是否规整，边界是否清楚）、大小（是否巨大）、数目（单发还是多发）、质地（柔软还是坚硬）、表面光滑度（是否光滑）、活动度（是否活动，与周围皮肤及组织有否粘连）、腋窝淋巴结（有肿大或无）等进行认真检查。如果通过体格检查仍难以明确诊断，则应进行有关的辅助检查，如乳腺钼靶 X 线摄片、肿块细针穿刺细胞学

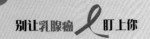

检查等，必要时可行切除或切取活组织检查，以最终明确肿块的性质。

## 为何有些乳房肿块会时而大、时而小

有些细心的患者也许会发现，自己的乳房肿块会时而大、时而小，肿块大了时会很恐慌，害怕自己是不是得了癌；而过几天肿块又小了，甚至摸不到了，便以为是肿块已经没有了。其实，这正是说明您所患的乳房肿块是由于乳腺的增生性改变造成的。前面我们已经介绍过，乳腺组织在一个月经周期中会发生增生与复旧的变化，在这个周而复始的变化中，如果由于内分泌的紊乱而影响了其自然变化过程，造成了增生过度而复旧不全，久而久之则导致乳腺增生病，临床上就表现为乳房肿块，伴有乳房疼痛等。由于乳房肿块也受内分泌激素的影响，因此在每一个月经周期中，肿块都会随着整个乳房的变化而改变，表现为经前期肿块较大、变硬，触痛明显，严重时甚至不可触碰；月经过后，肿块又有所缩小、变软，触痛也大为减轻。

另外，还需说明的是，有些患者的乳腺增生病或乳腺纤维腺瘤等良性乳房肿块，在妊娠期、哺乳期，由于体内雌性激素水平的骤然升高，可能会在较短的时间内突然增大，妊娠期、哺乳期过后，又会有所缩小。但需警惕良性乳房肿块恶变的可能。一般来讲，如果肿块呈急进性增长，甚至直径逾 5 ~ 6cm 仍不停止生长，则应考虑予以手术切除。

## 不伴疼痛的乳房肿块不要紧吗

有些患者对乳房病的认识有一个误区，认为自己乳房上长一个"小疙瘩"，不疼不痒，不用去管它，只有觉得疼痛了才是生了病，其实这是错误的。与此相反，临床上，愈是不痛的乳房肿块，愈应予以重视。因为无痛性的乳房肿块恰恰是乳腺癌的特征之一。一般来讲，炎症性的乳房肿块，常常伴有较剧烈的乳房疼痛，肿块局部还伴有明显的红、肿、热、痛等炎症反应，肿块可化脓破溃，经抗炎治疗加局部引流后，炎症消退，肿块可消失；增生性的乳房肿块，常常伴有经前期的乳房胀痛，月经过后疼痛可减轻，肿块亦可随之有所缩小，肿块常为多发性的，质地柔软或韧实，局部可有轻到中度的触痛，经药物对症治疗后可有不同程度的好转；而乳腺癌的乳房肿块，较早期时通常无明显疼痛不适感，所以往往一经发现就已经很大，只有到晚期局部皮肤出现溃烂、浸润，才会出现疼痛，肿块常呈进行性增大，具有单发、质硬、活动度差等恶性肿块的特征。当然，乳腺纤维腺瘤的肿块也没有疼痛感，也常常于无意间发现，但纤维腺瘤通常好发于青年女性，而且可呈多发性，肿块多为规则的圆形，质地韧实，边界清楚，活动度大，一般直径不超过 3 ~ 4cm，几乎从不发生皮肤的溃烂浸润，这些都是与恶性肿块的主要不同之处。

总之，无论您通过何种途径发现了不伴有疼痛的乳房肿块，应给予高度重视，请立即到专科医生处就诊，以期尽快明确诊断。

## 常见的乳头溢液有哪几种

一般来讲，如果为双侧乳头溢液，则可能是生理性或全身性病变，如新生儿刚出生时，从母体血中带来的雌激素水平较高，在出生后的 1 ~ 2 周内可以有少量的乳汁分泌；成年人由于下丘脑垂体病变导致的溢乳 – 闭经综合征等。如果为单侧乳头溢液，则可能是病理性改变，并多为局部病变，如乳腺导管良性病变及乳腺癌等。如果为多孔溢液，可见于生理性的，亦可见于病变范围较大者，如乳腺导管扩张综合征、乳腺增生病等；如果为单孔溢液，可见于某一支导管的病变如导管内乳头状瘤、导管内乳头状癌等。如果溢液为自行溢出，则通常说明导管内积存的液体较多，并仍在不断分泌，以范围较大的病理性溢液可能性大；如果溢液为挤压而出，则说明导管内积存的液体较少，而挤压某部位后溢液常可提示该部位可能为病变所在。

仔细观察、辨识乳头溢液的性状，对于寻找溢液的原因意义重大。一般来讲，乳汁样溢液常表现为非哺乳期双侧多孔自行溢出，其色泽和性状犹如脱脂乳汁，多为下丘脑功能紊乱，血中催乳素水平异常升高引起；浆液性溢液常为挤压而出，少数亦可为自行溢出，经常将衣服染湿，可发为单侧或双侧，溢液呈稀薄透明微黄色或棕褐色或呈黏稠状，多为良性乳腺病引起，如乳腺增生病、乳腺导管扩张综合征及导管内乳头状瘤等，少数浆液性溢液可因乳腺癌引起；水样溢液常为单侧发病，溢液呈稀薄无色如清水样，常因肿瘤而引起，有学者指出，约有 50% 左右的水样溢液可能为癌；脓性溢液常发为单侧，自行溢出或挤压而出，多呈绿色或乳黄色，浓稠，脓样，可带血液，多见于炎性乳房疾病，如乳腺导管扩张综合征；血性溢液常发为单侧，自行溢出或挤压而出，溢液呈鲜红、淡红、浅褐色或咖啡色，多为导管内乳头状瘤引起，亦可见于乳腺癌、乳腺增生病或乳腺导管扩张综合征。由于恶性病变更易引起血性溢液，故临床对于血性溢液患者更应警惕恶性病变的可能。

此外，还需分清乳头溢液是真性溢液还是假性溢液。真性溢液是指由乳腺导管经乳头开口处排出的；而假性溢液通常是指那些由于乳头表浅糜烂或因乳腺导管瘘继发感染而引起的乳头部的炎性渗液。我们这里所说的乳头溢液一般是指真性乳头溢液。

总之，如果出现了乳头溢液，无论是何种方式、何种性状的溢液，均应引起重视，因为非哺乳期的乳头溢液绝大多数是各种乳房疾病的表现。特别应说明的是，如果男性患者发生乳头溢液，则以乳房恶性肿瘤的可能性为大，更不可轻视。

## 怎样对乳头溢液进行鉴别诊断

既然乳头溢液可见于许多良、恶性乳腺疾病和一些全身性疾病，那么，临床如何对乳头溢液进行鉴别诊断呢？应结合病史及溢液的溢出方式、溢液的性状等进行综合分析，必要时需作乳腺导管造影、溢液涂片细胞学检查及其他特殊检查，以明确诊断。

## 乳头血性溢液一定是癌吗

患者及专科医生对乳头血性溢液一般都比较重视，认为乳头血性溢液中乳腺癌较为多见，这是对的，但是也不必见到血性溢液就恐慌，认为一定是得了癌。乳腺癌以乳头血性溢液为唯一症状者并不多见，常同时有乳房肿块存在。

乳头血性溢液可见于以下几种情况：乳管内乳头状瘤，特别是位于乳房中心部位的、较大导管内的乳头状瘤，如果其增长速度较快，乳头分枝较多且质地较脆者，常容易发生出血；乳腺癌，发生在大导管内的乳头状癌或浸润性癌，在病变先露部有毛细血管扩张和出血变化，则可有血性溢液；少数乳腺增生病、乳腺导管扩张综合征及乳房部的炎症亦可引起血性溢液。

因此，不要将所有的血性溢液都视为癌症，需经过全面的检查之后，方可作出最后诊断。乳导管造影、溢液涂片细胞学检查可为诊断提供必要的诊断依据。

## 乳头及乳晕部瘙痒、皮疹也可能是癌的征兆吗

有些患者乳房部可能还没有发现明确肿块，仅仅是乳头及乳晕部瘙痒、皮疹，看起来像湿疹一样，其实这也可能是患了一种特殊的癌，即 Paget's 病，也就是湿疹样乳癌。所以，不要忽略了这个小小的皮肤上的变化。

当然，乳头乳晕部的湿疹样改变，不一定都是癌，其中有些就是单纯的湿疹。那么，什么样的情况应引起特别警惕呢？一般来讲，如果单侧的乳头乳晕部发生湿疹样改变，且经久不愈者，则湿疹样癌的可能性大。其主要表现为初起乳头奇痒或轻度灼痛，继之乳头乳晕的皮肤发红，出现轻度糜烂，表面常有黄褐色或灰色的鳞屑状痂皮附着，病变区域皮肤粗糙，增厚而坚硬，与周围分界清楚，以后还可发生患侧乳头凹陷或糜烂腐蚀，或于乳房内可触及质硬之肿块。

在湿疹样乳癌的较早期，即病变仅仅局限于乳头乳晕部，乳房内尚未触及肿块时行患侧乳房单纯切除，则治疗效果尚好；而若是待乳房内肿块已经形成，则预后就较差了，必须行乳癌根治术。因此，在病变尚处于乳头乳晕的湿疹样改变的初期，

即予以及时诊断治疗，是获得较好预后的关键。临床对经治疗 2 周以上无效的乳头乳晕部的皮肤损害应考虑作活检，以明确诊断。

## 为何会出现一侧乳头抬高或回缩

通过自我检查，或在专科医生处检查时发现新近出现的一侧乳头抬高或回缩，应该引起高度重视，因为单侧的乳头抬高或回缩通常是恶性病变造成的。

当乳腺癌病灶侵犯到乳头或乳晕下区时，乳腺的纤维组织和导管系统可因肿瘤侵犯而缩短，牵拉乳头，使乳头偏向、回缩或凹陷。有时，因乳房内纤维组织的挛缩，使整个乳房抬高，两侧乳头则不在同一水平线上。当上述体征不明显时，可作弯腰试验，即嘱患者上身前倾，两臂向前伸直，使乳房下垂，则可见到患侧乳头由于纤维组织牵拉而抬高。

如果肿瘤病灶位于乳头深面或距乳头较近时，较早期即可出现乳头回缩；而如果肿瘤位于乳腺的边缘区域或位于深部乳腺组织内，因癌瘤侵犯大乳管，使大导管出现硬化、挛缩，从而引起乳头出现抬高、回缩，甚至固定，说明乳腺癌已至较晚期。

## 乳房皮肤出现小"酒窝"或"橘皮"样变时意味着什么

乳房部皮肤有时会出现一个小凹陷，就像一个小酒窝一样，我们称之为"酒窝征"。有时乳房部皮肤还出现许多小点状凹陷，就像橘子皮一样，我们称之为"橘皮征"。那么，"酒窝征"与"橘皮征"是怎样出现的呢？这种皮肤改变意味着什么呢？

前面我们已经讲过，乳腺位于皮下浅筋膜的浅层与深层之间。浅筋膜伸向乳腺组织内形成条索状的小叶间隔，一端连于胸肌筋膜，另一端连于皮肤，将乳腺腺体固定在胸部的皮下组织之中。这些起支持作用和固定乳房位置的纤维结缔组织称为乳房悬韧带或 Cooper 韧带。当乳腺癌侵犯 Cooper 韧带时会使该韧带缩短而牵拉皮肤，使皮肤下陷，出现"酒窝征"。"酒窝征"虽然也是肿瘤侵犯皮肤的结果，但并非都是乳腺癌晚期的表现，如发生在末端导管和腺泡上皮的乳腺癌，与皮肤较近，较易出现这种现象，可为乳腺癌较早期的临床表现之一。当肿瘤较小时，引起极轻度的皮肤粘连，由于十分轻微而常常被忽略，此时需在良好的光照下，用手轻轻托起整个乳房，使乳房皮肤的张力有所增加，并可轻轻移动乳房肿块，在病灶的上方即可见到轻微的皮肤皱缩、牵拉引起的微小凹陷。这种早期乳房部出现的轻微皮肤粘连，常常是鉴别乳腺良、恶性肿块的重要依据之一。

当乳房皮下的淋巴管被癌细胞堵塞，或位于乳腺中央区的肿瘤浸润而引起乳房浅淋巴液回流障碍时，皮肤的真皮层会出现水肿，由于皮肤在毛囊处与皮下组织紧密连结，毛囊处会出现多个点状凹陷，毛孔清晰，使皮肤出现橘皮样外观，即"橘皮征"。出现了乳房部皮肤淋巴水肿形成的"橘皮征"，是比较典型的乳腺癌晚期的表现，说明乳腺癌的癌组织已呈浸润性生长。一般情况下，此时肿块已经很大，"橘皮征"亦非常明显，已不难凭此做出诊断。

## 乳房病病史的特殊性

如果您是一名乳房病患者，在去看专科医生时，病史叙述是否准确、完整，将对医生的诊断产生一定的影响。对于一个临床医生而言，认真、全面、客观地查询病史，对乳腺疾病的诊断与鉴别诊断具有十分重要的意义，特别要有意识地重点采集乳房病相关病史，才能最终做出正确的诊断，不致遗漏一些重要的信息。

由于乳房病患者主要为女性，所以除了一般病史之外，还有其特殊性，如患者的发病年龄及其他发病情况，月经婚育及哺乳史、乳房病家族史、既往乳房病及其他相关疾病史及其治疗用药经过等，这些病史均应重点采集。

（1）发病年龄及其他发病情况

由于乳房的发育在各个不同生理时期有其特点，所以乳房病发病也与各年龄段密切相关，如8岁以前出现的乳房肿块多为性早熟性乳房发育症；青春期出现的乳房肿块多为乳腺纤维腺瘤；急性乳腺炎好发于妊娠哺乳期；乳腺增生病好发于中青年女性；乳腺癌的高发年龄则为45～55岁。低于25岁的女性极少患乳腺癌；绝经后女性出现乳房不适、乳房肿块、乳头血性或水样溢液则应高度疑为乳癌。因乳房周期性疼痛而发现乳房肿块后就诊者多为乳腺增生病；无症状而于无意间自己发现或体检发现的肿块则以乳房良性或恶性肿瘤可能性大。男子出现乳头溢液则有较大的可能性为乳腺癌。

（2）月经婚育及哺乳史

应了解月经初潮年龄、平素月经情况、绝经年龄及月经周期中乳房有何变化；了解是否已婚、结婚年龄及婚姻状况；了解有否生育史、有否人工流产及自然流产史、初次妊娠年龄、妊娠次数、生育次数等；了解有否哺乳史、哺乳时间、乳汁分泌情况、哺乳期内是否患过急慢性乳腺炎、曾用何种回乳措施等；了解口服避孕药应用的种类、时间及反应等。一般来讲，月经初潮早、绝经晚，独身或结婚迟、婚姻维持时间短，35岁以上未育或35岁以上生育第一胎、初产前早期流产等因素常会增加患乳腺癌的危险性。哺乳对乳腺有明确的保护作用，而口服避孕药是否会增加乳腺癌危险性尚有争议。以上因素有助于临床做出正确诊断。

（3）乳房病家族史

了解母系亲属中有否乳房疾病史，特别是乳腺癌家族史对诊断很有意义。所谓母系亲属即指母亲及姐妹，如果有母系乳癌家族史，则患乳腺癌的危险性显著升高，尤其是家族成员发生乳腺癌较早或患双侧乳腺癌者，则家族倾向更为明显。

（4）既往乳房疾病史及其他相关疾病史

了解以往是否曾患良、恶性乳房疾病，曾接受何种治疗；了解其他相关疾病史，如生殖系肿瘤史、甲状腺或其他内分泌疾病史等。一般来讲，既往良性乳腺疾病史、乳房疾病手术史及一侧乳腺癌病史者，患乳腺癌的危险性明显增加。因某种原因摄入外源性雌激素会增加患乳腺癌的相对危险性。垂体肿瘤可能导致溢乳－闭经综合征的发生。肝脏疾病及肾上腺疾病等可引起男性乳房发育症。因此，了解这些病史对诊断很有意义。

## 乳腺纤维腺瘤的临床表现是如何的

乳腺纤维腺瘤最主要的临床表现就是乳房肿块，而且多数情况下，乳房肿块是本病的唯一症状。乳腺纤维腺瘤的肿块多为患者无意间发现，一般不伴有疼痛感，亦不随月经周期而发生变化。少部分病例乳腺纤维腺瘤与乳腺增生病共同存在，此时则可有经前乳房胀痛。

乳腺纤维腺瘤的肿块好发于乳房的外上象限。腺瘤常为单发，亦有多发者。腺瘤呈圆形或卵圆形，直径以 1～3cm 者较为多见，亦有更小或更大者，偶可见巨大者。表面光滑，质地坚韧，边界清楚，与皮肤和周围组织无粘连，活动度大，触之有滑动感。腋下淋巴结无肿大。腺瘤多无痛感，亦无触痛。其大小性状一般不随月经周期而变化。肿块通常生长缓慢，可以数年无变化，但在妊娠哺乳期可迅速增大，个别的可于此时发生肉瘤变。

## 何谓乳腺癌

乳腺癌是发生在乳房腺上皮组织的恶性肿瘤。是一种严重影响妇女身心健康甚至危及生命的最常见的恶性肿瘤之一。乳腺癌男性罕见。乳腺癌是乳房腺上皮细胞在多种致癌因子作用下，发生了基因突变，致使细胞增生失控。由于癌细胞的生物行为发生了改变，呈现出无序、无限制的恶性增生。它的组织学表现形式是大量的幼稚化的癌细胞无限增殖和无序状地拥挤成团，挤压并侵蚀破坏周围的正常组织，破坏乳房的正常组织结构。

由于乳腺不是人体生命活动的重要脏器，原位乳腺癌从理论而言并不致命，可以通过手术切除方法达到治愈。但因为乳腺细胞发生突变后便丧失了正常细胞的特性，组织结构紊乱，细胞连接松散，癌细胞很容易脱落游离，随血液或淋巴液等播散全身，形成早期的远端转移，给乳腺癌的临床治愈增加了很大困难。全身重要脏器的转移如肺转移、脑转移、骨转移等都将直接威胁人的生命，因此乳腺癌是严重危及人体生命的恶性疾病。

乳腺癌的防治原则同所有癌症一样，应当争取早期发现，早期治疗。在日常生活中，坚持科学的乳房保健、乳腺自我检查和定期接受医疗专业人员的检查是十分必要的。

# 乳腺癌发病率愈来愈高了吗

据国际抗癌协会（IARC）公布的统计资料表明，乳腺癌在全世界大多数地区的发病率有逐年增高的趋势，现在已经成为女性发病率最高的恶性肿瘤。

1985 年 Channel Islands 乳腺癌学术会议汇总的资料表明，全世界每年乳腺癌发病率上升的幅度为 0.2% ~ 8%，其中增长最快的地区是亚洲、中欧、南美洲的一些国家。在一些低发国家如中国、日本、新加坡等，35 ~ 50 岁年龄段的妇女增加明显。同时还表现为受生存环境因素变化影响的，某一年龄段妇女高发的"出生队列现象"。这种环境作用会持续终生。

尽管我国与其他国家和地区相比较，尚属于乳腺癌低发地区，但是乳腺癌的发病率也处于上升阶段。

尤其引人注意的统计数字是：50 岁以下年龄组人群的发病率增加更为明显。

有意义的统计数字表明：尽管近年来全世界大多数地区的乳腺癌发病率逐年增高，但是乳腺癌的死亡率却并未相应显著升高。说明，在普及乳腺癌防治教育、宣传，乳腺癌早期普查，以及乳腺癌综合治疗的基础上，人类是可以逐步战胜乳腺癌对女性健康的威胁。

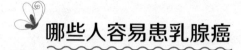

## 哪些人容易患乳腺癌

流行病学专家通过对长时期追踪观察的统计资料作回归性分析，总结出乳腺癌发病的人群特点是：居住在城市；所在地区的纬度偏高（或在北美、北欧地区长期生活）；年龄在 35 岁以上（尤其是老年妇女）；无婚姻史；未生育或初次生产的年龄在 30 岁以上；形体肥胖；月经初潮年龄小于 12 岁，或绝经年龄晚；有乳腺其他良性肿瘤史；乳腺组织增生；有乳腺癌家族史；长期多次或一次大剂量 X 线照射史；长期的精神压抑或剧烈精神刺激。

在日常生活中，乳腺癌的高发人群大多与多种致癌相关因素的长时间多次反复刺激有关，或者接受了超剂量的致癌因素的作用（如大剂量 X 线照射）。单一因素和偶然的弱性刺激与乳腺癌发病没有相关性。因此，只要在日常生活中注意科学养生、避免和减少不良生活习惯、保持良好的精神状态，积极治疗乳腺的良性疾病，是可以减少乳腺癌发生概率的。

## 男子也会得乳腺癌吗

男性也会得乳腺癌，但是非常罕见，约占乳腺癌的 1% ~ 2%。

男性与女性相比，体内性激素存在着相反的差异——雄性激素占主导。由于男性的乳房组织得不到必要的雌性激素刺激，尤其是乳房结构中乳腺叶和腺上皮处于萎缩状态，因而发育不足。所以，男性发生乳腺癌的可能性很小。

尽管男性患乳腺癌的可能性很小，但事实上仍然不断有新的患者发生。由于男性乳腺具有体积较小、组织中淋巴管较短等解剖学特点，临床上男性发生乳腺癌时容易早期发生转移和浸润扩散。另外在临床上发现，男性乳腺癌的晚期进行睾丸切除的疗效比女性乳腺癌晚期进行卵巢切除的疗效要好。因此，男性发现在乳房内长了肿块时，应及时找医生诊治，以免延误了诊断，造成不良后果。

## 儿童也会得乳腺癌吗

人在儿童期的乳房处于尚未发育状态。女性只是到了青春期后，体内雌性激素水平才不断增高，伴随着第二性征的出现，乳房腺体组织才开始发育。因此人在儿童期患乳腺癌是非常罕见的。1967 年全国乳腺癌防治协作组统计了 2931 例原发单侧女性乳腺癌，仅发现 2 例儿童期乳腺癌，年龄分别为 6 岁和 15 岁。

有些儿童的乳房出现硬结或者肿块，常常是受到发育期内分泌紊乱、某些内分泌器官发生肿物或类雌激素样药物等因素的影响。例如：有些新生儿出生后可以发现乳房有硬结，这是由于胎儿在子宫内接受了母亲雌激素的影响，一般在出生 1 ~ 2 周后，随着体内残存雌激素代谢消失，可以自行消退。

儿童期乳腺发育和儿童期乳腺炎时会出现乳房肿块，一般常伴有发热、疼痛、局部红肿等表现，较容易区别。只有在乳晕区触及边界不清、质地较硬的肿块时，才考虑儿童乳腺癌的可能，此时须到医院就诊。

## 乳腺癌的地区分布有何特点

乳腺癌的发病有比较明显的地区性分布特色。从全球分布看，地理纬度越高发病率越高。大多数亚洲、非洲国家属于低发地区；南部欧洲、南美洲属于中发地区；北美洲、北欧属于高发区。我国的乳腺癌发病率属于低发地区。

在同一国家或同一纬度地区，其发病率也不全相同，一般而言城市高于农村。据我国不完全的统计资料显示：上海、北京、天津三大城市乳腺癌发病率和死亡率几乎是西藏、青海地区的 3 ~ 4 倍。

国外学者研究了同种族移民的乳腺癌发病率，发现同一种族人群，乳腺癌发病率可因移居而发生变化。移居美国大陆和夏威夷群岛的中国人及日本人乳腺癌的发病率，在第二代、第三代明显高于仍然生活在原国籍的妇女，接近移居当地人的水平；

出生在欧洲和美洲的犹太妇女乳腺癌发病率比所在国出生的妇女高，而出生于非洲、亚洲的犹太妇女其乳腺癌发病率则较低。从高发区移居低发区，或从低发区移居高发区，在第二代、第三代后裔身上均可体现出乳腺癌发病率向移居国当地人的平均水平方向发展。上述这些资料表明，不同地区的环境因素对乳腺癌发病有着重要的影响。

通过以上资料可以看出，除了地理位置所具有的磁场、气候等因素的影响之外，地区的生活环境和生活习惯也是与乳腺癌发病率直接相关的重要因素。因此，改变某些不良生活习惯和改善不良生活环境对降低乳腺癌的发病具有重要的意义。

## 乳腺癌的临床表现

尽管乳腺癌在临床上的表现不尽一致，但仍有一定的规律可循。大体上可以总结为"块、痛、皱、缩、血"这几个特征，主要表现在乳房、乳头、局部皮肤以及淋巴和远处转移等几个大的方面。

（1）乳房肿块：由于癌症是以大量幼稚细胞无限制增生为其病理特征，因而肿块和占位就成为大多数癌症的临床主要表现之一。据不完全统计，临床上大约有80%的乳腺癌患者是以乳房肿块为主诉前来就诊的。乳腺癌的肿块具有什么样的特征呢？

①部位：为了便于对乳房肿块进行描述，在医学上人为地规定：以乳头为中心，用垂直和水平两条直线垂直相交，将乳房划分为"内上、内下、外上、外下"四个象限。乳腺癌的好发部位首先在外上象限（即靠近腋窝的部分），其次为内上象限。

②数目：乳腺癌以单侧乳房的单发肿块为常见，其次为双侧或单侧多发肿块也

较为常见。

③大小：没有特定的界限。常常与发病时间的长短以及被发现的早晚有关。

④表面及边界：乳腺癌一般多为不规则的球形肿块，边界不清，有时也可以呈扁片状。表面结节感，无清楚的边界。但应对那些肿块比较小、边界清、有时也可呈扁片状、表面光滑等很像良性肿块的单发结节提高警惕。

⑤硬度：乳腺癌多为实性肿块，因此触诊时往往感觉较硬或坚如岩石。但个别也有囊性改变。有些老年人或肥胖人的乳腺肿块容易被脂肪组织包绕，不容易被早期发现。

⑥活动度：患病初期，肿块较小，活动度较大，但这种活动度的特征是，肿块及其周围软组织一起活动，与良性纤维腺瘤的那种广泛推动的性质不同。晚期肿瘤时，乳腺癌常常与胸壁粘连而完全固定。

⑦疼痛：乳腺癌的肿块通常是无痛性肿块，仅有 10% 以下的患者自觉患处轻微不适，个别病例即使肿块很小，也可以出现疼痛。晚期癌肿侵犯神经时则出现疼痛。

（2）乳头溢液：引起乳头溢液的原因很多，据文献报告，有乳头溢液的病例，乳腺癌的发生率为 1% ~ 45%，平均为 143%。乳腺癌有乳头溢液临床表现者在 18% ~ 104%，平均为 40%。

因此综合各家材料的结果，认为乳头溢液伴有以下因素者为高危人群：①患者年龄在 40 岁以上，特别是超过 59 岁；②溢液为血性或水样；③单侧、单孔导管溢液；④伴有乳房肿块。

乳头溢液伴有以下因素者良性可能性大：①患者年龄在 40 岁以下；②乳头有滤泡或脓性液；③双侧、多孔溢液；④无乳房肿块。

值得注意的是乳头溢液在乳腺导管癌可以不伴有乳房内肿块，因此可以认为是导管癌早期的表现。在临床尚未形成肿块之前，乳腺局限性腺体增厚可以认为是肿块的一种表现形式。其特点是可触及"一片膜"状肿块，无清楚边界，肿块范围难以确定测量。尤其当这种局限性腺体增厚，伴有结节感和明显扩大趋势，且发生在 50 岁以上伴有乳腺癌高危因素时，尤其要警惕，切不可当作乳腺增生病而误诊。

（3）皮肤异常：乳房表面皮肤的改变与乳腺癌位置的深浅、侵犯的程度及肿瘤发展密切相关。

①皮肤粘连：是指肿瘤侵犯腺体和皮肤之间的韧带而使之缩短，牵扯皮肤所形成的皮肤凹陷，状如"酒窝"。这种现象的出现可为乳腺癌的早期临床表现之一。

②皮肤浅表静脉曲张：常见于生长较快或肿瘤体积较大时。肿瘤表面的皮肤菲薄，其下浅表血管特别是静脉迂曲、扩张。

③皮肤红肿：是炎性乳腺癌常出现的一种体征。伴皮肤水肿、颜色由淡红到深红。开始局限，不久就扩展到大部分乳腺皮肤。

④皮肤水肿：乳腺癌的皮肤水肿被形容为"橘皮样变"。即皮肤表面毛囊处形成许多点状小孔，看上去像橘子皮一样，这往往是乳房皮下淋巴管被癌细胞所阻塞，或位于乳腺中央区的肿瘤浸润使乳房淋巴液回流受阻所致。橘皮样变往往属典型的晚期表现。

⑤皮肤溃疡：皮肤破溃形成溃疡，呈菜花样，经久不愈。病灶周围可出现卫星结节。小结节相互融合，形成暗红色弥漫片时，往往是乳腺癌晚期皮肤改变之一。

⑥乳头改变：乳腺癌的乳头异常主要有乳头脱屑、糜烂、回缩、固定等。

（4）**淋巴转移**：乳腺癌最多见的淋巴转移部位为同侧腋窝淋巴结，其次为同侧内乳区淋巴结，晚期可扩散至同侧锁骨上淋巴结，甚至对侧锁骨上淋巴结。淋巴转移的临床表现可见转移部位淋巴结肿大、质硬、甚至融合成团、固定。腋下淋巴结的晚期可压迫静脉，影响上肢的淋巴回流而致上肢水肿。如锁骨上淋巴结转移，可在锁骨大窝处扪及数个散在或融合成团的肿块，直径在05～5cm大小不等。转移初期，淋巴结小而硬，融合时有"沙粒样感觉"。

（5）**远处转移**：癌细胞通过血液循环转移到远处组织或器官时，可出现相应的症状、体征，是乳腺癌的主要致死原因。常见的转移部位有胸内脏器（肺、胸膜、纵隔）、骨、肝和脑。

①肺转移，早期多数无临床表现，仅在胸部X线平片发现单发或多发的结节阴影，以双肺多发为多见。转移晚期才出现胸痛、干咳、咯血等症状，可以出现胸腔积液、伴呼吸困难、气管移位，胸部叩诊实音的胸膜转移，还可以见有呼吸困难，进食阻挡感或声音嘶哑的肺门、纵隔转移。

②骨转移：可见有转移部位的骨疼痛，压缩性骨折等表现。

③肝转移：多发生在晚期病例。当出现肝区疼痛、肝肿大、肝功能障碍、黄疸、

腹水等症状和体征时，往往已伴有全身转移。

④脑转移：常伴有剧烈头痛，同时有相应的神经损害症状和体征。

总之，一旦发现有乳房的异常表现，应当主动到医院请医生进行专业检查。在确诊为乳腺癌，接受其他抗癌治疗时，应当注意转移征象的早期发现。无论是早期还是晚期，及早发现病情的变化，对争取有效的治疗都是十分必要的前提。

## 乳腺癌的肿块一般常见于什么部位

以乳头为中心，用横竖两条相互交叉的直线，可将乳房分为 4 个象限，即内上、内下、外上、外下象限。乳晕为单独的一个区。外上象限另有腋尾部，含有的乳腺组织最多，是乳腺癌最常发生的部位，50% 的乳腺癌发生在此区。乳晕下区是乳腺导管汇聚部位，发生在这里的乳腺癌占总数的 18% 左右。发生在内上区的乳腺癌占15%，外下区和内下区的乳腺癌分别占 1% 和 6%。从组织学上考虑，湿疹样癌好发与乳晕和乳头部位；导管内乳头状癌和腺癌，其肿块常在乳晕区；硬癌、单纯癌和髓样癌，则常在乳腺的边缘部位。

## 黄豆粒大的肿块也会是乳腺癌吗

临床上大约有 80% 的乳腺癌患者是以乳房肿块作为主诉，而到医院就诊的。肿块的大小与肿块的性质并没有直接的关联，要确定肿块到底是什么，需要做一些必要的辅助检查，直至组织活检。

医学上确立乳腺癌的概念，是指乳腺上皮细胞在多种致癌因素的长期反复作用下发生了基因突变，上皮细胞嬗变为单个或多个癌细胞，新生的癌细胞进而发生无限制的恶性增殖，产生了人们可以触摸或者发现的癌肿块，甚至播散到全身。但是在正常情况下，有相当一部分乳房良性疾病也可以产生肿块，如：乳腺增生病、乳腺纤维腺瘤等等。因此，单凭肿块的大小和性状并不能肯定鉴别乳腺癌与其他乳腺良性疾病。但对乳腺发现的肿块应当给予必要的重视，及早就诊，及早治疗。

有人依照癌细胞的微小体积推算，$1cm^3$ 大小的癌块，大约是由 $10 \times 10^{9 \sim 10}$ 个癌细胞组成的。按照细胞动力学的癌倍增时间推算，大约需要 2 ～ 10 年时间才能形成这么多数量癌细胞的积累。因此临床上一般对直径小于 10cm 及触摸不到的癌肿称为肿瘤的亚临床状态。这部分患者的肿瘤体积很小，癌细胞很少突破腺体基底膜形成局部浸润，癌细胞脱落侵入淋巴道或血管形成癌转移的可能性也较低，临床称之为"原位癌"阶段，是早期根治的良好时机。

因此重视对乳房小肿块的诊治，是乳腺癌早期发现、早期治疗，提高治愈率的重要环节。现代医学界主张对育龄妇女每年定期进行乳房体检，就是期望能够及早发现这类小癌肿灶，进而提高乳腺癌患者的治愈率。

## 乳房里摸不到肿块却得了乳腺癌是怎么回事

临床上经常发现有些患者以乳头溢液、腋窝 / 锁骨下淋巴结肿大或乳房皮肤出现橘皮样皱缩等改变而就诊，尽管没有触摸到肿块，还是被诊断为乳腺癌而收入医院手术治疗。手术中和手术后的病理都证实，医生的诊断是正确的。

这种临床上触摸不到肿块的乳腺癌，在医学上被称之为"肿瘤的亚临床状态"，又称为"隐匿性乳癌"或"$T_0$ 癌"，用一句通俗的话解释，就是癌肿已经在患者的体内出现，只是还没有长大到人们可以摸到的程度。

临床上尽管有大约 80% 的患者是以乳房肿块而确诊肿瘤的，但仍有 20% 的患者是以乳腺癌的其他症状而被发现的。例如：某些乳腺癌细胞在早期就侵犯了乳房韧带，可以在早期出现一侧乳头翘起而被诊断；部分导管腺癌的患者，可以是由于乳头溢出血样液体而被诊断；还有一些低分化癌的患者，由于肿瘤出现早期转移的迹象，如在锁骨下区或在腋窝发现有肿大的淋巴结，经活检确诊为转移性腺癌而被诊断。

从理论上讲，只要在人体内发现有癌细胞，就应该被诊断为癌症。而癌肿块是由许许多多个癌细胞构成的，当癌细胞组成的组织团块小于 0.5cm 时，临床上不容易被触摸检查到，因而被称为癌的亚临床状态。亚临床状态，不等于不是癌，只是说在临床上还不能够通过一般的方法检查出来而已。

# 乳腺癌的皮肤表现是如何的

乳腺癌的皮肤改变与癌细胞对皮肤组织的直接损害和间接影响有关。直接损害是由于乳腺癌细胞直接侵犯皮肤，在皮肤形成了癌性病变，可出现湿疹样变、癌结节、肿块和溃疡等表现；间接影响是由于乳腺癌细胞通过对维持皮肤正常生理状态的血管、淋巴管、皮肤支持韧带的侵犯而形成的特有表现，如酒窝样变、橘皮样变、炎性样变、静脉曲张等。

（1）间接影响

①酒窝样变：是指在乳房检查时，自然状态下或在增加皮肤张力时，出现局部皮肤凹陷的一种现象。这种现象的发生，常见于比较浅表的癌肿。另外在皮肤与腺体之间有一些支撑韧带，解剖学称之为 Cooper 韧带。一旦肿瘤侵犯或挤压韧带，使之缩短，牵拉皮肤，也会发生凹陷。观察"酒窝样变"，应在良好的光照下，轻轻推动乳房，仔细观察肿块表面的皮肤有无轻微的牵拉、皱缩和紧张现象。这种早期的皮肤表现常常是鉴别良性肿瘤与恶性肿瘤的重要体征之一。

②橘皮样变：临床上发现在乳房皮肤表面形成许多麻麻点点的小孔，像橘子皮一样。这是因为乳腺癌细胞阻塞了乳房皮肤下的淋巴管，引起乳房皮下淋巴回流受阻，造成乳房皮肤水肿。由于皮肤毛囊处组织致密，对皮肤牵张形成点状小孔呈"橘皮样"改变。继而皮肤增厚、变硬、变色，可陆续出现多数硬癥块，皮肤表现为铠甲状。淋巴回流阻塞性水肿一般属于晚期表现。

③炎性样变：皮肤红肿和皮温升高是其主要表现。皮肤开始呈炎性改变，颜色由淡红到深红，逐渐扩展到大部分乳房，同时伴皮肤水肿和疼痛。触诊时可感到皮肤增厚、粗糙和表

面温度增高，范围常常大于肿块边界。这种典型的炎性乳腺癌，是由于乳房皮下淋巴管中充满了癌栓，继发皮下癌性淋巴管炎。这是一种病情发展迅速的乳腺癌临床类型，同橘皮样变一样，属于已经出现淋巴转移的晚期表现。

④静脉曲张：某些生长较快和体积较大的乳房肿瘤，在肿瘤表面可发现局部皮肤菲薄，浅表血管充盈曲张。多见于乳腺的巨纤维腺瘤和叶状囊肉瘤。

（2）直接损害

①湿疹样变：临床上称之为湿疹样乳腺癌、乳头癌性湿疹、乳头湿疹样癌或Paget's病。是一种特殊的乳腺癌类型。比较少见，约占乳腺癌患者总数的0.7% ~ 3%。乳头及乳晕反复糜烂是其典型症状之一。此病在乳头及乳晕皮肤有湿疹样改变：临床见乳头及乳晕部位皮肤发红，轻度糜烂，有浆液渗出，局部皮肤增厚、变硬，边界清楚，多数患者感到乳头局部奇痒或有轻度灼痛。最终诊断必须经活组织病理检查判定。鉴别诊断的要点是，经2周以上治疗无效或反复发作者，应进行病理检查确诊。单纯湿疹样癌发展慢，尤其临床无肿块及淋巴结转移者，预后好。但单纯的湿疹样癌极少，往往伴发有导管癌或其他浸润癌，预后情况与其他癌肿类型有关。

②癌结节：又称为皮肤卫星结节，是癌细胞在皮肤形成的散在转移灶。临床可见沿主病灶周围形成散在分布的结节，结节与皮肤固定、发红、变硬。是乳腺癌的晚期表现。

③肿块和溃疡：是乳腺癌患者失于诊治，癌肿不断发展的晚期结果。这个过程表现为，乳腺癌局部皮肤红肿发亮，继而癌肿直接侵出皮肤，形成肿块，肿块增大破溃形成溃疡。大溃疡的边缘往往高于皮肤，基底凹陷不平，创面渗血、出血。

一般而言，皮肤损伤是乳腺癌中、晚期的临床表现。因为这种皮肤表现往往是由于癌细胞增殖，形成局部扩散和转移的反应。酒窝样变，在乳腺癌的早期临床诊断中具有重要的意义。

## 乳腺癌乳头的改变

乳头的改变是乳腺癌临床诊断的重要方面之一。由于乳腺癌细胞的浸润和破坏，使乳腺腺管和韧带发生缩短、硬化等变化，牵扯乳头使之向癌肿方向回缩、固定。这也是临床上发现乳腺癌的常见体征之一。湿疹样癌可以在乳头形成脱屑、糜烂，导管腺癌可以形成乳头溢液。

# 乳腺癌常见的转移方式

转移是所有癌症的重要病理变化之一。依照癌细胞移动的途径不同，可分为4种方式：局部浸润、种植转移、血行转移、淋巴转移。"局部浸润"是指癌细胞发生恶性增殖，突破了原发器官周边组织的限制，癌细胞从原发灶直接侵入邻近组织器官。"种植转移"是指发生在胸腔、腹腔等部位脏器（如肺、胃、肝等）的癌肿突入腔体，癌细胞脱落到体腔内并在其他脏器表面种植，形成广泛播散。"血行转移"是指癌细胞进入血管内，随血液循环播散到全身。"淋巴转移"是指癌细胞进入淋巴管内，随淋巴液回流转移的过程。

由于乳房是体表器官，含丰富的淋巴管和血管，因此乳腺癌的转移方式主要有局部浸润、血行转移和淋巴转移。

（1）局部浸润：乳腺癌细胞大部分起源于乳腺导管上皮，癌细胞早期沿腺导管蔓延生长。癌灶进一步发展则突破腺上皮的基底膜，沿筋膜间隙浸润扩展，侵犯皮肤、淋巴管和胸廓深部肌肉组织。癌肿侵犯韧带，可使乳房悬韧带缩短而出现"酒窝样"皮肤凹陷；癌细胞侵入淋巴管并形成癌栓，可阻塞淋巴回流引起皮肤水肿，出现典型的"橘皮样"皮肤改变；淋巴管内癌细胞继续发展，可成为皮肤"卫星结节"；癌细胞侵犯深部小血管，使局部血流受阻，可形成"炎性癌"、"毛细血管扩张样癌"、"丹毒样癌"。癌肿块增大后局部供血不足，肿瘤中心处发生坏死，可形成癌性溃疡。

（2）淋巴转移：乳腺癌的淋巴转移概率很高，最多见的淋巴转移部位是同侧腋淋巴结，其次是同侧内乳区淋巴结，晚期可累及同侧锁骨上淋巴结，甚至对侧锁骨上淋巴结。癌淋巴转移的主要表现为在转移途中所经过的淋巴结肿大变硬，甚至融合成团、固定。晚期可出现肿大淋巴结压迫血管和神经的表现。由于淋巴道最终都将经过胸导管注入腔静脉，因此淋巴道转移还可与血行转移一并构成乳腺癌的远处脏器（肺、肝、脑等）转移。

（3）**血行转移**：血行转移主要引起远处组织和器官的转移癌，可出现相应脏器病变的症状和体征。如肺转移可出现 X 线胸部平片的多发性结节阴影；骨转移可在骨放射线核素扫描中发现有多发的放射性聚积影；脑转移可出现精神和体征等方面的病变。

由于乳腺癌有早期转移的特点，因此在诊断和治疗过程中，缩短中间等待时间，对患者的预后有重要的意义。

# 如何知道乳腺癌发生了淋巴转移

乳腺癌淋巴转移最常见的表现是局部淋巴结肿大、变硬、融合成团和固定。人体的乳房具有丰富的淋巴管网，在淋巴管网的汇集途径中，有重要的过滤结构——淋巴结，其担负着吞噬杀伤细菌和清除人体蜕化、衰变和破碎细胞的防卫清洁功能。人体一旦发生了细胞癌变，癌细胞脱落后非常容易进入淋巴回流中，而被淋巴结拦截，癌细胞停留在淋巴结，由于免疫方面的种种原因，癌细胞不能够被淋巴细胞杀伤，反而存活生长形成淋巴转移。

乳腺癌的淋巴转移，主要表现是腋淋巴结肿大、锁骨上淋巴结肿大和对侧锁骨上淋巴结肿大。在转移初期，淋巴结小而硬，触诊时可有"砂粒样"感觉。部分病例可触不到明显肿块，仅有腋窝或锁骨上窝"饱满"感觉，少数患者可以有轻微疼痛等不适感。随着癌细胞的增殖，可越来越清楚地触及肿大的淋巴结，并感觉到"石头"一样的硬度；进一步发展，可出现多个肿大淋巴结相互融合成团，淋巴结的位置也完全固定。此时还可出现局部神经和静脉受压迫的症状和体征，如同侧上肢水肿或疼痛等等。

在临床上,确诊淋巴结转移的重要方法是进行活组织病理检查。经过多年的探索,针吸活检被认为是最简便有效的方法之一,其次是完整的淋巴结摘除活检。而淋巴结部分切取活检则由于可能促进癌细胞转移和刺激局部浸润扩展,应当予以避免。

总之,无论是在同侧或对侧乳房发现有肿块,一旦在腋窝和锁骨上窝发现有肿大坚硬的淋巴结,都应当及时接受专科医生的检查和诊断,必要时应当进行组织活检。

## 如何知道乳腺癌已转移到肺

乳腺癌的肺转移多由于血液循环途径形成。癌细胞随乳房静脉进入静脉血流,流经肺脏,在肺毛细血管中停留并生长,进而穿透血管壁,进入肺组织形成癌的肺转移灶。由于转移癌不直接侵犯肺的气道黏膜上皮,因此临床表现往往不同于原发性肺癌,在转移的早期多无临床症状和体征。多数患者只是在进行常规X线胸部摄片检查时,才发现在肺内有多发大小不等的结节样阴影,病变以双肺同时并发多见。临床上在排除其他感染疾患的情况下,结合乳腺癌原发灶表现即可以确诊。

乳腺癌肺转移的晚期常侵犯胸膜,可产生胸痛和胸腔积液;侵犯肺大支气管时,可产生干咳或痰中带血等症状;侵犯肺门或纵隔淋巴结时,可产生呼吸困难、进食有阻挡感等压迫症状;少数患者癌肿可压迫喉返神经,出现声音嘶哑。少数病例也可出现癌性淋巴管炎,在临床上表现为明显的咳嗽、气急、紫绀,早期X线无异常或仅有肺纹理增多,应注意与间质性肺炎相鉴别,以免误诊。

## 如何知道乳腺癌发生了骨转移

骨转移是乳腺癌血行转移中第二位多见的继发病症。骨转移早期,可以没有任何症状和体征。在骨转移晚期,当癌细胞较大面积破坏骨组织,侵犯骨膜或形成病理性骨折时可产生剧烈疼痛。骨转移的疼痛常表现为部位固定、疼痛剧烈、进行性加重的特点。长骨转移时可形成病理性骨折；脊椎转移时癌肿可突入髓腔或形成病理性压缩性骨折，最终都压迫脊髓造成截瘫。

骨转移常见部位依次为：胸椎、腰椎、骨盆、肋骨、股骨等。多数为溶骨性病变，少数是成骨性改变。据文献报道，在临床辅助检查方法中，骨的放射性核素扫描较X线平片对骨转移癌的早期发现更为敏感，平均可提前3个月发现有骨转移的征象。因此在乳腺癌患者出现持续性固定部位疼痛时，尽管X线平片可能并没有发现阳性改变，但只要骨扫描发现有转移征象，即可予以确诊。

对骨转移引起的癌性疼痛，放射治疗可达到比较满意的局部姑息止痛作用。由于骨转移是血行途径转移，在发现第一个病灶时同时已经有全身其他部位的转移播散（尽管尚未表现出来）。因此，骨转移一般不采取手术清除的方法治疗。

# 早期乳腺癌的临床特征

如前所述，目前认为早期乳腺癌从临床角度来讲，是指那些微小癌或 $T_0$ 癌，也就是说，是指直径 <1cm 的癌瘤或临床根本触摸不到的癌瘤。那么，早期乳腺癌究竟有哪些临床特征呢？当发现哪些情况时应及时就医呢？一般来讲，有些早期乳腺癌患者可以没有任何不适感，由于肿块极小甚至尚无肿块可及，所以极易将其忽视。因此不要因为乳房部没有异常症状而放弃体检。也有些早期乳腺癌患者虽然在乳房部尚未能够触摸到明确的肿块，但总是局部有不适感，特别是绝经后的女性，有时会感到一侧乳房轻度疼痛不适；或一侧肩背部发沉、酸胀不适，甚至牵及该侧的上臂；或一侧乳头溢出血性或浆液性的液体；或于乳头乳晕部有小片湿疹样皮损，乳头糜烂，乳晕轻度水肿等；或乳房部触及腺体有小片增厚区；或乳房部皮肤有小的凹陷如小"酒窝"；或患有良性乳腺病于近期症状体征上有明显变化，如乳房肿胀疼痛的周期性消失而代之以持久存在的、无明显周期性变化的肿块，且有进行性增大的倾向；或腋窝部触及小肿块等。上述这些变化都可能是乳房部发生一些病变的征兆，应该引起高度重视。特别是当您属于乳腺癌的"高危人群"，即有以下情况中的一种或几种时，

如月经初潮早、绝经迟；35 岁以上未育或 35 岁以上生育第一胎；母系（母亲、姐妹、女儿、外祖母等）乳癌家族史；良性乳腺病史；对侧乳房乳癌史等，对上述微小症状体征上的改变更要加倍警惕。因为一般认为，"高危人群"患乳腺癌的危险性比普通人群要高 2 ~ 4 倍，所以，更需格外重视。

# 乳房长"酒窝"警惕乳腺癌

王女士已过不惑之年，一日自觉左侧乳房外侧皮肤上似乎有一处凹陷，下方还能摸到一个小硬块，一种不祥之兆笼罩心头。次日，去看医生，被诊断为乳腺癌，及时进行了手术根治切除。乳房上出现了凹陷，因形状酷似酒窝，故人们形象地称之为"酒窝征"。这是由于乳腺癌在病变早期，乳房内部出现圆形或椭圆形无痛性单发小肿块。之后，随着病情的发展，瘤体周围的组织出现反应性增生。当癌瘤组织浸润到连续腺体和皮肤的纤维韧带（医学上叫"Cooper 韧带"）时，便会引起韧带的收缩。但是，这种韧带并不随癌瘤一起增大，致使肿瘤表面的皮肤受到牵拉而出现凹陷，这样所形成的浅表性的皮肤凹陷，即是"酒窝征"。早期发现、早期诊断、早期治疗是治愈乳腺癌的关键。这就要求广大妇女提高自我保健意识，经常进行自我检查。具体方法是：平卧于床，用手指掌面触摸乳房。右手检查左侧，左手检查右侧。要是触摸到单个无痛性肿块，再看看有无"酒窝征"出现。有时候，早期的"酒窝征"显示不清，这时可身体直立，两臂举过头，上半身前倾，使乳房下垂，或者用手抬高乳房，"酒窝征"的凹陷就能看得比较清楚了。

应强调的是，乳腺肿块不能等到出现"酒窝征"才就诊，因为此时的乳腺癌已属中期了。因此，在出现无痛性肿块时便就诊才是最佳的求医方法。

第**3**章

# 为什么乳腺癌会找上门

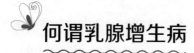

## 何谓乳腺增生病

乳腺增生病既非肿瘤，亦非炎症，而是乳腺导管和小叶在结构上的退行性和进行性变化。关于乳腺增生病的命名，由于国内外许多学者根据本病的病变特征及病理变化采用了不同的病名，所以其命名颇为混乱，如慢性纤维囊性乳腺病、乳腺良性上皮增生病、乳腺小叶增生症、乳痛症、乳腺腺病、乳腺结构不良症等等。以上这些病名反映了本病病理变化的不同方面和不同程度，但其基本病理变化均为乳腺上皮细胞数目不正常及非生理性增加。为了避免这种命名上的混乱，使本病名称趋于一致，1978 年全国肿瘤防治研究办公室将其定名为"乳腺增生病"。

乳腺增生病是最常见的乳房疾病，其发病率占乳腺疾病的首位。有报道认为，在城市妇女中，每 20 人就有 1 人可能在绝经前发现此病。乳腺增生病可发生于青春期后任何年龄的女性，但以 30 ~ 50 岁的中青年妇女最为常见。其主要临床特征为乳房肿块和乳房疼痛，一般常于月经前期加重，行经后减轻。由于乳腺增生病重的一小部分以后有发展成为乳腺癌的可能性，所以有人认为乳腺增生病为乳腺癌的"癌前病变"。

乳腺增生病属于中医的"乳癖"范畴。有关本病的描述最早见于《中藏经》，以后历代医家多有论述，对其病因病机、临床表现及治疗均有详尽的阐述。"乳癖"是形容气机不畅，在乳房部出现胀满疼痛，时缓时剧，疼痛时轻时重等特点。《疡科心德集》中是这样描述的："有乳中结核，形如丸卵，不疼痛，不发寒热，皮色不变，其核随喜怒而消长，此名乳癖……"既描述了肿块的特点，又指出了乳腺增生病与情志变化的关系。关于中医是怎样对乳癖辨证论治的，我们将在后面的问题中介绍。

## 乳腺增生病是如何引起的

乳腺增生病的发病原因主要是由于内分泌激素失调所致，这一点已得到了学术界的共识。但是究竟是哪些激素在什么样的环境下发生了怎样的失调，尚无统一而明确的认识。

比较经典的病因学说是，雌激素与孕激素平衡失调，表现为黄体期孕激素分泌减少，雌激素的量相对增多，致使雌激素长期刺激乳腺组织，而缺乏孕激素的节制与保护作用，乳腺导管和小叶在周而复始的月经周期中，增生过渡而复旧不全，从而导致乳腺增生病的发生。近年来，许多学者认为，催乳素升高也是引起乳腺增生病的一个重要因素。此外，有研究表明，激素受体在乳腺增生病的发病过程中也起着重要作用。

那么究竟是何种原因导致的内分泌激素紊乱呢？一般认为，神经、免疫及微量元素等多种因素均可造成机体各种内分泌激素的失衡。人生存的外部环境、工作及生活条件、人际关系、各种压力造成的神经精神因素等均可使人体的内环境发生改变，从而影响内分泌系统的功能，进而使某一种或几种激素的分泌出现异常。比如，在长期的紧张焦虑状态下，阿片能张力增高，神经传递介质环境改变，发生雌激素 / 多巴胺不协调，则导致 PRL 分泌增加，而可能引起或加重乳腺增生病。

中医认为肝肾两经与乳房关系最密切，其次是冲任两脉。肝郁气滞、情志内伤在乳癖的发病过程中有重要影响。平素情志抑郁，气滞不舒，气血周流失度，蕴结于乳房胃络，乳络经脉阻塞不通，不通则痛而引起乳房疼痛；肝气横逆犯胃，脾失健运，痰浊内生，气滞血瘀挟痰结聚为核，循经留聚乳中，故乳中结块。肝肾不足，冲任失调也是引起乳癖的重要原因。肾为五脏之本，肾气化生天癸，天癸激发冲任，冲任下起胞宫，上连乳房，冲任之气血，上行为乳，下行为经。若肾气不足，冲任失调，气血滞，积瘀聚于乳房、胞宫，或乳房疼痛而结块，或月事紊乱失调。

# 什么是乳腺导管或小叶的非典型增生

非典型增生是一个病理学上的概念。一般认为，从正常细胞发展到肿瘤细胞，都要经历一个这样的过程，即：正常——增生——非典型增生——原位癌——浸润癌，而非典型增生则是从良性改变到恶性改变的中间站，是由量变到质变的关键点，因此，将非典型增生称之为"癌前病变"。有资料表明，乳腺小叶或导管上皮的非典型增生患者罹患乳癌的机会是正常女性的 5 ~ 18 倍。但是，这并不意味着非典型增生就一定会发展成癌。如果对非典型增生进行积极的治疗与监控，其中的许多会停止发展，也有可能会发生逆转而恢复正常。所以，对非典型增生这一重要的病理阶段应给予足够的重视。

非典型增生的组织学特征是，在上皮细胞高度增生的基础上，导管或腺泡上皮增生继续发展而形成乳头状、实性、筛状或腺型结构，且导管变粗，管腔扩大，细胞呈现一定的异型性，体积增大，细胞极性有不同程度的紊乱或消失，细胞的双层结构不明显。

非典型增生的程度可分为轻、中、重度，或称为Ⅰ、Ⅱ、Ⅲ级。随着程度的加重，细胞极性的破坏及异型性也相应增加，其癌变的概率也随之增高，至重度非典型增生时（即Ⅲ级非典型增生），已与原位癌非常接近。

乳腺的非典型增生，可分为"异型导管增生（ALA）"或"异型小叶增生（ALB）"。前者指起源于末梢导管，包括小叶内、外末梢导管以及小叶内末梢导管连接处的异型增生；而后者是指来源于小叶内末梢导管以下最小末梢盲管腺泡的异型增生。无论是异型导管还是异型小叶，均与乳腺癌关系密切，是乳腺增生病的一种特殊类型，是公认的癌前病变。

目前，不经过活检尚无法从普通的乳腺增生病患者中发现那些具有非典型增生的病例，因为通过临床体检及除病理之外的辅助检查，只能提供肿块影像学的证据，但没法提供组织学证据。通过免疫组化等方法研究乳腺非典型增生的生物学行为，可能为乳腺癌癌前病变的研究提供一些帮助。

# 乳腺增生病与乳腺癌的关系怎样

乳腺增生病与乳腺癌之间有无关系、何种关系、关系的密切程度，一直存在着争议。就大多数的研究结果来看，患有乳腺增生病的妇女，以后发生乳腺癌的危险性较正常人群要大，特别是有乳腺癌家族史则更是大大增加了这种危险性。因此，可以说乳腺增生病与乳腺癌之间存在着确切的联系。

（1）共同的流行病学特征：乳腺增生病与乳腺癌在流行病学上有许多共同的特征，两者发病的危险因素相同之处多于不同之处，如月经初潮早、绝经迟、首胎年龄大、胎次少、受教育程度高等。说明两者之间确实存在着一些内在的联系。

（2）中医病因病机的联系：中医认为，乳腺增生病（乳癖）与乳腺癌（乳岩）的病因病机具有相同的部分，如冲任不调，肝气郁结，气滞血瘀痰凝，经络气血阻塞，结于乳房而成肿块等，只是两者有程度上的不同。《外科真诠》指出，"乳癖，年少气盛，患一二载者，可消散；若老年气衰，患经数载者不治。宜节饮食，息恼怒，庶免乳癌之变"。因此，从中医防病治病的角度讲，患有乳癖者应积极治疗，调整机体的气血阴阳，防止疾病进一步发展而成乳岩。

（3）临床联系：乳腺增生病与乳腺癌在临床方面的联系首先表现为两者在发病上的联系，如乳腺癌患者中的一部分以往曾患有乳腺增生病，这可能说明乳腺癌由乳腺增生病恶变而来；亦可能是同一患者先患有乳腺增生病，而随着年龄的增长以后又患了乳腺癌。两者在临床表现上也具有一定程度的联系，如均可表现为乳房肿块或腺体增厚，乳头溢液等。有研究发现，乳腺增生病中的乳房肿块较大者及双侧乳房发病者患乳腺癌的危险性增加。由于乳腺增生病与乳腺癌的临床症状体征在某些不典型的病例，表现极其相似，可能会难以鉴别，因此，需要临床医生细心诊断，避免发生误诊。如果将乳腺癌误诊为乳腺增生病，则会使很多乳癌患者贻误早期治疗的时机而影响预后；如果将乳腺增生病误作乳腺癌予以切除，则使患者遭受不必要的手术创伤。

（4）病理上的联系：研究表明，乳腺增生病与乳腺癌在组织学上有一定的联系。其中，上皮增生特别是导管和小叶的非典型增生，是乳腺组织的正常上皮发展到癌的一个必经之路，因此两者之间在组织发生上具有相关性。此外，一些学者在乳腺原位癌旁找到异型小叶和导管，也为两者组织学上的联系提供了很好的证据。但是，多数学者认为，乳腺增生病中的小叶增生及腺病，不伴有明显的上皮增生者，一般不会发展为癌。

总之，乳腺增生病中的一部分可发生恶变而成乳腺癌，对此应给予足够重视。其中，乳腺增生病中肉眼可见的大囊肿病，重度不典型性小叶或导管增生，导管上皮的汗腺化生，多发性导管内乳头状瘤（导管内乳头状瘤病）等恶变为乳腺癌的危险性大，故有人称为癌前期病变。因此凡患有乳腺增生病中的上述类型者要注意定期复查，必要时应行手术治疗。

## 何谓乳腺纤维腺瘤

乳腺纤维腺瘤是发生于乳腺小叶内纤维组织和腺上皮的混合性瘤，是乳房良性肿瘤中最常见的一种。乳腺纤维腺瘤可发生于青春期后的任何年龄的女性，但以18 ~ 25 岁的青年女性多见。本病的发生与内分泌激素失调有关，如雌激素相对或绝对升高可引起本病。临床上以无痛性乳房肿块为主要症状，很少伴有乳房疼痛及乳头溢液者。至于乳腺纤维腺瘤是否会发生恶变，一般认为，有少数病例可发生纤维成分的肉瘤变，而极少有发生上皮成分的癌变者。

乳腺纤维腺瘤中医称之为"乳核"。以往也曾称其为"乳癖"，所以在许多中医书中见到的"乳癖"，有一部分指的是乳腺增生病，还有一部分则指的是乳腺纤维腺瘤。为了避免两者命名上的混乱，现已将其规范为"乳核"的范畴。中医认为，乳核是由于肝气郁结或血瘀痰凝所致。《外科大成》指出，乳中结核"如梅如李，虽患日浅，亦乳岩之渐也"，已认识到乳核中的少数年深日久则可能会恶变为乳岩。

乳腺纤维腺瘤最有效的治疗手段就是手术。手术可以将腺瘤切除而使之治愈，但部分病例可于原手术部位复发或在乳房其他部位再生新的腺瘤。中医认为，疏肝解郁、活血化痰中药可调整机体内分泌状况，消除乳房部的肿块，治疗腺瘤可取得较好的疗效。

# 乳腺纤维腺瘤会发生癌变吗

乳腺纤维腺瘤是否会恶变，是许多患者最关心的问题，也是临床医生所关心的问题，因为这直接关系着疾病的预后与临床对策。一般认为，乳腺纤维腺瘤发生恶变的概率很低，仅有约 0.2% 的病例会发生恶变。恶变常易于妊娠哺乳期发生，或于年龄较大、病史较长的病例发生。

乳腺纤维腺瘤的恶变以发生肉瘤变者为多，而发生癌变者较少见。多数学者认为，乳腺癌的发生与乳腺纤维腺瘤无关；亦有学者认为当乳腺增生病患者同时再患有纤维腺瘤时，则增加了患癌的危险性；还有学者指出，绝经后的女性发生纤维腺瘤，则癌变倾向增加。

因此，一般来讲，如果患了乳腺纤维腺瘤，不必过于紧张，特别是 20 岁左右的年轻女性，更是没有必要为纤维腺瘤而苦恼，只需在临床医生的监控下进行观察，如果医生认为必要，可服药治疗一段时间；如果发现近期腺瘤持续长大，则可择期手术；如果准备妊娠，亦可考虑在妊娠之前将其手术切除。

尽管乳腺纤维腺瘤中仅有极少的恶变比例，但临床处理时，还是应提高警惕，特别是对于那些发病年龄在 35 岁以上，且肿块在 2cm 以上者，原则上应予手术切除。

# 乳腺癌病因性危险因素

（1）内分泌因素：流行病学研究表明，性别、年龄、月经、婚姻、生育、哺乳等状况与乳腺癌的发生密切相关，说明内分泌激素的水平及活性在乳腺癌的发生中起重要作用。大量的研究结果提示，卵巢内分泌激素、垂体分泌的催乳素、雄激素、肾上腺皮质激素及甲状腺激素等激素分泌量及节律的改变，以及激素之间比率的失衡等可能与乳腺癌的发生有关，但其作用环节、作用程度等尚不清楚。

（2）遗传因素：乳腺癌的发生具有明显的种族差异，如美国同一地区白人女性较黑人女性乳腺癌发病率高；乳腺癌也具有明显的家族聚集性趋势，如乳腺癌患者的亲属罹患乳腺癌的危险性是正常人群的4～9倍，亲属患癌的年龄愈小，危险性愈大；受累人愈多，危险性愈高。

（3）临床因素：既往有良性乳腺疾病史可使以后患乳腺癌的危险性增加，特别是乳腺增生病中的非典型性增生与乳腺癌的发生关系密切。乳腺或其他脏器原发癌史也可能增加患乳腺癌危险性。特别是一侧患乳腺癌后，另一侧患乳腺癌的危险性增加5倍以上。患乳腺癌后，体内发生其他肿瘤的概率也相应增加。另有报道各种原因引起的乳腺疤痕较易发生乳腺癌。

（4）病毒因素：病毒因素可能与乳腺癌的发生有关，但目前有关病毒在人乳腺癌发生上的作用尚存在着争议。

（5）其他因素：如环境行为因素、精神因素、肥胖和高脂肪饮食、电离辐射及化学制品等等，均与乳腺癌的发生有直接或间接的联系。

以上仅仅是专家们在分析乳腺癌患者的流行病学调查结果的基础上，总结出的与乳腺癌发病表现出密切关联的因素。但是迄今为止，乳腺癌的真正病因仍未明了。相信随着现代科学技术的发展，许多新的方法应用于肿瘤学研究，可能会有助于揭示乳腺癌发生发展的机制，找到引起乳腺癌发生的直接病因。只有找到了疾病的直接病因，才能最终完全战胜疾病。

# 乳腺癌的发生与月经、婚姻、生育及哺乳等因素有何关系

专家们普遍认为：月经初潮年龄越早，绝经越晚，乳腺接受雌激素作用的时间越长，因而发生乳腺癌的机会也越多。统计数据表明，月经初潮年龄每提前4～5岁，患乳腺癌的概率就增加1倍；初潮年龄在13～15岁以上者，患乳腺癌的机会要比

12 岁以下者少 20%。绝经期在 55 岁以下者,乳腺癌的发病率则较低。结婚年龄较早、婚姻维持时间较长者,比独身、结婚迟、婚姻维持时间短者发病率低。生育过多的妇女比未生育过的妇女患乳腺癌的危险性小。35 岁以上首次生育的妇女或 35 岁以上未育的妇女患乳腺癌的机会较多。此外,有学者认为初产前的早期流产可能增加患乳腺癌的危险性。哺乳次数和时间少的妇女患乳腺癌的机会要比经常哺乳者为高。

## 乳腺癌的发生与哪些内分泌激素有关

现代医学研究发现:雌激素对人乳腺上皮细胞有刺激增生作用,乳腺细胞的生长和发育是受雌激素调节控制的。在乳腺细胞膜的表面具有特定的雌激素受体,循环中的雌激素可以与这些受体形成专一性的嵌和,影响乳腺细胞的增生和分泌。大量研究结果证明:在相当一部分乳腺癌细胞的膜表面可以检测到雌激素受体。这部分乳腺癌细胞仍然具有正常乳腺细胞所有的激素靶效应的生物行为,因而雌激素对这部分癌细胞也具有相应的促进或抑制作用。流行病学研究发现,乳腺癌的危险因素涉及生育方面的因素很多,如卵巢功能是否完整、能否生育、初潮年龄、绝经年龄、初产年龄、产次、哺乳等等,这些都表明乳腺癌的发生与雌激素有直接的关系。

另有实验表明,催乳素参与了乳腺癌形成的始动阶段和促发阶段。在始动阶段,催乳素增加乳腺上皮细胞对致癌剂的敏感性;在促发阶段,催乳素对细胞转变有促进作用。催乳素加速动物乳腺肿瘤生长的能力依赖于雌激素的存在。

由此可见,雌激素及催乳素等内分泌激素与乳腺癌的发生关系密切。及时调节治疗妇女的内分泌功能紊乱,对预防乳腺癌的发生具有积极的意义。

## 口服避孕药会导致乳腺癌的发生吗

据 1982 ~ 1984 年联合国世界卫生组织(WHO)进行的世界性肿瘤与甾体激素关系的协作研究发现,口服避孕药与乳腺癌有一定的相关性:

（1）在35岁以前服用的比35岁以后服用者乳腺癌的发病率为高；

（2）乳腺癌低发区服用药物的妇女较高发区危险性为高；

（3）生育者服用避孕药比不生育者相对危险性高；

（4）服用避孕药的低社会阶层妇女比高社会阶层妇女发病率高；

（5）第一次服用后再间隔若干年，不增加乳腺癌的危险性；而持续服用或近期服用者则增加危险性。

**此项研究发现**：发病率在35岁以前这种趋势有所上升。在低发区还首次观察到：服用避孕药后，随着停药时间的延长，乳腺癌危险性也在下降；但是妇女在第一胎分娩之后，服用避孕药时间愈长，患乳腺癌的危险性愈高。

尽管以上结论是在对长期服用避孕药物的妇女追踪性调查基础上得出的，但由于观察的人数少和地区局限等问题，并不能真实地反映客观的全部情况，所反映的仅仅是一种趋势。大多数学者并不认为避孕药物对乳腺癌的发病有直接影响。

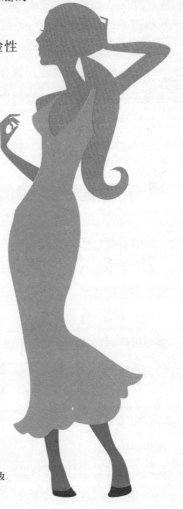

## 良性乳腺病将来会发展成乳腺癌吗

乳腺增生病是因内分泌功能紊乱引起的良性病变，绝大多数乳腺增生并不是癌前病变。其本质既非炎症，又非肿瘤，而是乳腺正常结构的错乱，仅有极少数病例可以演变成肿瘤性增生。乳腺纤维腺瘤一般极少发生恶变。因此，患有乳腺良性疾病的患者，只要在医生的指导下，积极调整内分泌功能，治疗良性乳腺病，大部分可以治愈，很少有发展成乳腺癌者，因此不必顾虑重重。如果思想负担沉重，会加重内分泌的紊乱，反而给治疗增加了不必要的困难。

但是值得注意的是，患有不典型性乳腺增生、乳腺导管内乳头状瘤病以及乳房大囊肿等乳房疾病时，应高度警惕其恶变的可能，因为这些病变被学术界公认具有较高的恶变率。

## 乳腺癌会遗传吗

随着流行病学研究的深入，肿瘤与遗传相关的证据越来越多。人们发现在一些人群及家庭中，存在着所谓的癌家庭或某种癌的家族聚集性。随着肿瘤细胞分子生物学研究的进展，逐渐证实在这些家庭成员中存在有一种癌倾向性——抑癌基因杂合性的丢失。这种现象使得这些特定人群的机体细胞要比其他人更加容易在致癌因素和促癌因素的多重作用下发生癌变。

乳腺癌具有一定的家族遗传倾向。乳腺癌在某些家族中的聚集现象，在一级亲属中发病危险性高达50%，家族中较远的亲属发病危险性小。流行病学调查发现：乳腺癌患者的一级亲属与一般人群相比，患乳腺癌的危险性增加2～3倍；在其母亲和姐妹中有一人患乳腺癌的妇女，患该病的危险性更高。这种遗传倾向还表现出：双侧乳腺癌患者比单侧乳腺癌患者的亲属发病率高。绝经前患乳腺癌，患者的一级亲属发病危险性增加9倍；绝经后患乳腺癌，患者的一级亲属发病危险性增加4倍。从乳腺癌患者发病的年龄分析，年龄越小，亲属患癌的危险性越大；受累的人群越多，亲属的危险性越大。

尽管对遗传基因的研究目前已取得了很大进展，但更多的研究表明肿瘤是一种多原因、多阶段和多次突变所致的多因子疾病，绝不仅仅是某单一内在因素（如遗传基因缺陷等）或单一外在因素（如致癌环境等）单独引起，而是多种因素交替、交互作用的结果。应当说遗传因素与致癌因素、促癌因素的多重作用才最终形成了癌变。

总之，乳腺癌的家族聚集倾向，可能与遗传因素和环境因素都有关，用单一的遗传因素或者环境因素都不能圆满地解释乳腺癌在家族中的聚集倾向。但对在一级亲属中有患乳腺癌的妇女，经常性的乳房检查是必要和稳妥的。

## 病毒与乳腺癌的发生有关吗

在乳腺癌的发病过程中是否也受到病毒的影响呢？早在 1939 年，英国的科学家 Bittner 发现患乳腺癌的小鼠乳汁中存在一种致癌物质，并可以通过乳汁传给下一代。但是从那以后近 20 年，再没有新的证据说明病毒和乳腺癌的关系。从目前的研究看，即使是小鼠乳腺癌病毒诱发肿瘤发生，也必须以有雌激素的作用为先决条件。

病毒能否诱发人患乳腺癌尚缺乏客观依据，还仅仅是作为一个问题有待人们做进一步的研究和发现。

## 饮食因素与乳腺癌的发生有关吗

流行病学研究发现，乳腺癌的死亡率与该地区的人均年脂肪消耗量呈正相关。动物实验也证实，给动物饲养高脂饮食，不管这些动物原先有无乳腺癌，都使乳腺肿瘤发病率增加。增加饮食中的饱和脂肪酸和不饱和脂肪酸含量，都有相应的效应。这种变化与饮食中的其他成分和总热量无关。研究发现：脂肪可以强化雌激素 $E_1$ 的转化过程，增加雌激素对乳腺上皮细胞的刺激。

一项对比性调查研究发现，在一些发达国家中，饮食构成中脂肪总消耗量高的国家，乳腺癌发病率亦高。

另外饮酒对那些绝经后的妇女，饮酒量每日 ≥ 15g，或者是曾用雌激素的妇女，均有增加乳腺癌危险性的报道。咖啡饮料与乳腺癌有无关联研究的结论不一，多数研究认为它们之间没有关联。

究竟是体重影响乳腺癌危险性，还是脂肪过量影响乳腺癌危险性，现在还不十分清楚。但是老年妇女适当控制体重，少食肉类、煎蛋、黄油、奶酪和动物脂肪，总是有益无害的。

通过对乳腺癌低发地区的人群饮食构成的研究发现，其中鱼类蛋白、维生素 D 可能对乳腺癌有保护作用。Lscovicl 等运用病例对照的方法专门研究整个食谱对乳腺癌影响的相关性。研究的种类很多，有肉类、蔬菜、水果、饮料等。结果证明食物中有肉类、煎蛋、黄油、奶酪、谷物、甜食、动物脂肪可增加乳腺癌危险性；而绿色蔬菜、水果、鲜鱼、奶制品可减少乳腺癌危险性。

# 环境因素与乳腺癌的发生有关吗

人类的生活环境是指人们长期生活居住的生存空间条件。从大的方面讲包括有地理位置、地域条件、光照、温度、湿度、空气洁净度、水资源和人文生活习惯等等。

1990 年 Gorham 等报道，乳腺癌的发病率与接受太阳光的照射强度呈负相关。就是说受到太阳辐射越强的地区，乳腺癌的发病率较低；而接受太阳辐射热能越少的地域，乳腺癌的发病率反而较高。

环境因素与乳腺癌的关系还表现在生活水平上，生活条件也与乳腺癌发病率有一定的关系。总的来讲，经济发达地区高于贫困地区，城市高于农村。在我国上海、北京、天津三大都市女性乳腺癌发病率和死亡率几乎是西藏、青海的 3 ～ 4 倍。经济发达地区和生活水平高的人群的乳腺癌发病率高，可能与其摄入脂肪饮食过剩有关。

目前已经肯定的事实是接触电离辐射可以增加肿瘤发病率。肿瘤是人和动物在接受射线照射后最严重的远期病理变化。从乳腺暴露射线到发生乳腺癌通常有 10 ～ 15 年的潜伏期，最短潜伏期为 5 年。一般来讲，年轻人受到照射后发生乳腺癌的潜伏期较老年人长。

最近的研究使人们更详细地了解二者之间的联系。女性的乳腺在其一生中有两个放射敏感期：第一个敏感期是妇女初产前期，这个时期刚好是初潮年龄即 10 ～ 19 岁；第二个敏感期是哺乳期。在第一次妊娠时暴露于射线的危险性比在此之前和之后要高。未生育的妇女乳腺暴露于射线而产生的乳腺癌的危险性要比曾生育的妇女高。总之，经期、妊娠期对放射线均敏感，应尽量避免。

另一方面辐射的危险程度还取决于接受射线的剂量。多次小剂量暴露的危险性与相同剂量一次暴露的危险性相同。因为低剂量多次暴露在射线中有辐射剂量的积累效应。

环境是人类赖以生存的空间，对人的健康起着至关重要的作用。影响环境变化的因素，既有天然因素（如火山爆发、地震等），也有人为因素（如化学污染、放射线污染等）。为了全人类的健康，人们应当努力改善生存环境，养成良好的生活习惯，减少恶劣环境给人体造成的影响和破坏。

## 精神因素与乳腺癌的发生有关吗

在讨论癌症病因的各种因素中，精神因素往往是最常见的重要因素之一。因为人体是一个特殊的有机体——有思想、有感情，心理活动极其复杂；人赖以生存的空间是一个错综复杂的环境，自然空间和人类社会对人体产生着多种多样的刺激。人们对这些刺激的反应也千差万别，有的人积极进取，巧妙排解；有的人激愤怨天，怒发冲冠；有的人踌躇忧郁，悲观厌世。心理学研究发现，各种不同的精神反应都会对人体抗御疾病的能力产生影响，良好情绪能够提高人体内的脏器协调和抗御疾病的能力；反之，不良情绪会诱发脏器功能紊乱和降低抗御疾病的能力。神经系统是通过调节自主神经功能来维持人体的基本生理活动。内分泌系统是通过"大脑皮层—下丘脑下部—脑垂体—内分泌腺体"这个复杂的反馈调节系统，完成对机体生命活动的控制和调节。当遭到严重的精神刺激等心理打击时，人体将发生一系列变化导致神经内分泌系统的平衡失调，体内各个系统中的神经递质如儿茶酚胺、去甲肾上腺素、多巴胺、5-羟色胺、乙酰胆碱等代谢产物在体内积聚，体内内分泌激素的分泌水平和比率也将发生相应的变化，这些结果都将影响机体防御癌变的功能。免疫机制是机体的防御系统，在抗御外来病原体、监视体内细胞突变、清除破损细胞等方面发挥重要作用，一旦失控，便会给癌细胞留下发生和发展的空隙。

在众多的乳腺癌患者中，不难发现有相当多的患者在心理、性格上存在有一定的缺陷和不同程度的病态表现：这些人在癌症发病前往往有精神创伤或长期处于情绪压抑、郁闷忧愁、精神压力过大的状态。有些人性格内向，好生闷气，脾气古怪，多疑多虑。有些人长期夫妻不和或离异独居，或因亲人病故，或生活上、事业上屡遭挫折，工作及生活极度紧张、劳累等等。尽管每个人的经历和情感各不相同，但精神负荷过重，长期郁闷、压抑都是其基本特征。从乳腺癌发病率的趋势看，城市多于农村，知识妇女多于一般职业女性。分析这种发病的特点，在去除生活环境、饮食习惯等因素的影响外，不难发现与这些女性的生活节奏快，精神压力大，经常处于紧张、焦虑的情绪状态之中相关。临床上也存在着一种现象：在发生乳腺癌的患者中，性格开朗、"想得开"的患者往往预后较好；而精神压力大，忧心忡忡的患者往往生存率低。

精神因素与癌症的关系越来越受到人们的重视。随着生物医学模式向"生物 – 心理 – 社会医学模式"转变，精神因素与癌症的关系越来越受到人们的普遍重视。无论从预防还是从治疗的角度看，保持良好的心理状态、培养良好的心理素质、积极治疗各种心理创伤是预防乳腺癌和所有癌症，以及防治各种疾病的重要手段。

## 何谓乳腺癌癌前病变

癌瘤的形成往往要经历一个漫长的演变过程。在癌瘤充分形成之前，局部组织必定有某些形态改变，作为前驱表现，由轻到重，逐步积累，终于发展成具有明显的恶性特征的肿瘤表现。这种发生于癌瘤之前的局部组织形态异常，但又不足以诊断为恶性肿瘤的病理变化，病理学上称为癌的前驱表现，临床上习惯称为"癌前病变"。

关于乳腺癌癌前病变的概念，迄今为止并不十分明确。以往，通过临床前瞻性研究，发现乳腺增生症患者其后发生乳腺癌的比率较一般妇女高，从而认为乳腺增生症属于乳腺癌癌前病变。然而近年来，国内外学者大多认为单纯的乳腺增生症并不发生癌变，主要是在导管上皮高度增生及非典型增生的基础上发生癌变，因此，将上皮高度增生及非典型增生视为癌前病变。但也有人认为凡患有良性乳腺病有上皮增生者，不论其是否有不典型变，因其可使患乳腺癌危险性升高，均应予以严格监控。尽管有学者至今认为，没有足够的、过硬的证据表明上皮非典型增生就是癌前病变或就是癌变的信号，但有一点认识是共同的，那就是应将患非典型增生的妇女作为高危人群来长期监控。另外，也有一些学者认为导管内乳头状瘤及乳腺大囊肿亦有较高的癌变率。因此，可以认为乳腺癌癌前病变是指乳腺小叶或导管系统上皮细胞的高度增生及非典型增生性病变。

## 研究乳腺癌癌前病变的意义

目前，控制癌瘤有三大策略：即预防、早期发现和治疗。多年来，尽管乳腺癌的治疗方法有不少演变，但死亡率并无明显下降趋势。因此，人们开始愈来愈重视乳腺癌的预防和早期发现。加强乳腺癌癌前病变的研究，"不治已病治未病"，将癌瘤扼杀于萌芽阶段，是实现乳腺癌的预防和早期发现的积极有效途径之一。

研究乳腺癌癌前病变可以揭示乳腺癌的发生机制，从而有效地防止乳腺癌的形成。乳腺癌的病因及发生机制是十分复杂的，尽管许多学者做了大量的研究工作，但目前仍未发现足以成为乳腺癌直接病因的单一或复合因素。有学者认为，既然上皮高度增生是癌前病变，那么研究它的病因学就非常重要，因为这类研究有助于探讨乳腺癌的病因并为防癌开辟道路。由于癌前病变是乳腺癌的初始阶段，所以前者的高危因素也应该是后者的高危因素，从这一角度研究乳腺癌的病因学是可能的。近年来，愈来愈多的学者重视研究在癌变过程中，癌前病变的生物学行为及遗传学特性，从分子水平深入探讨癌变的规律，从而揭示乳腺癌的发生机制。从乳腺癌癌前病变发展到乳腺癌，是一个在致癌因子的长期作用下，由量变到质变的过程。这一过程的早期，是量的积累阶段，病变的转归取决于致癌因子是否继续存在并对乳腺上皮细胞发生影响，一般而言这个时期的病变是可以延缓甚至是可以逆转的；而当这种量的积累达到了一定程度，出现了质的飞跃，癌变已经形成时，病变就不可逆转了。乳腺非典型增生发生癌变所需的时间尚不十分清楚。有人认为从良性增生阶段至临床癌出现约需 15 ~ 35 年。如何在这一漫长的癌变过程中，有效地减少和防止癌的发生呢？有学者提出可望通过以下三种机制来实现：①减少或改善环境和行为中的高危因素；②使用能预防癌发生的药物以阻滞这一过程；③早期发现于癌前阶段并积极治疗以防止或延缓癌变过程。如寻找对抗上皮非典型增生的药物，积极治疗这一癌前病变，使其发生退变，停止向癌的发展，则可以防止乳腺癌的形成。用药物来预防乳腺癌可能比实施预防性乳房切除术更易被患者接受。

## 癌前病变一定能发展成癌吗

癌前病变一定能发展成癌吗？这个问题在学术界一直存在着争议。有学者认为，"癌前病变只是与癌的发生可能有联系，并不意味着不可避免的变化顺序"；也有学者则认为，癌前病变是"浸润性癌应有的前驱性病变"。这种对癌前病变的不同认识直接影响着临床决策的制定：如果该病变必然转变为癌，则应尽一切力量切除它；如果它只是有时转变为癌，那么通常就不一定需要立即予以治疗。在对乳腺非典型增生与乳腺癌的关系的研究中，学者们发现，乳腺癌演变途径为：腺病——上皮增生——不典型上皮增生——原位癌。从而认为乳腺不典型上皮增生是乳腺癌演变过程中的一个重要阶段，是癌前病变。因此，研究乳腺癌癌前病变可以帮助医生更好地决策。对于一个临床医生而言，他最感困惑的是：这些患有上皮非典型增生的患者中，哪些会发生癌变？哪些仅停留在原状态甚至会发生退变？这个问题迄今为止没有得到很好的解答。那么，临床医生根据什么来做出决策呢？乳腺癌癌前病变的研究结果可以提供一定的帮助。首先，通过组织形态学研究，对癌前病变进行病理分级。有学者研究表明，非典型增生程度愈高，发生癌变的危险性也就愈大。当非典型增生程度较高与早期癌难以鉴别时，有学者指出，肌上皮细胞有无非典型增生可能有一定鉴别意义。他们发现在乳腺癌组织中肌上皮都有明显的异型性，而在腺上皮出现非典型增生时，增生的肌上皮细胞却未见不典型性。这种现象提示当增生的肌上皮细胞无不典型性时，良性病变可能性大。也有学者认为，必须把病理诊断与流行病学及临床资料结合起来，才能制订出最为适当的治疗方案。对于那些乳腺非典型增生患者伴有乳腺癌高危因素者均应予以严格地、长期地监控，特别是那些伴有乳腺癌家族史者。此外，有学者对乳腺 X 线实质分型来预测发生乳腺癌的危险性，其中 Wolfe 分型法中的 $P_2$、Dy 型、徐氏分型法中的 Ⅲ c、Ⅳ c 型乳腺均为危险类型，亦应对病理诊断为非典型增生而 X 线实质分型属上述类型者进行重点随访。近年来，肿瘤标记物的研究也为识别那些有可能转变为癌的癌前病变提供了新的思路和方法，是大有前景的。

## 诱发乳腺癌的八大危险

**家族遗传**：患有遗传性乳腺癌家族史可表现为两种形式：一种为母亲患乳腺癌，女儿亦好发乳腺癌，发病年龄轻，常发生在闭经前，多为双侧性，另一种为母亲未患过乳腺癌，但在一个家庭中，至少有两个姊妹患乳腺癌，这种家庭中乳腺癌的发病率要比无家族史的家庭中乳腺癌发病率高 2 ～ 3 倍，且这种乳腺癌多发生在闭经后，常为单侧性。

**月经因素**：月经初潮年龄早于 12 岁，发生乳腺癌的危险性比初潮 17 岁者大 2.2 倍；绝经期晚于 50 岁者，比 45 岁后绝经者患乳腺癌的危险性增加 1 倍左右。

**流产过多**：正常自然流产不增加患乳腺癌的危险性，而反复人工流产，或 18 岁以前多次做人工流产者，易引发乳腺疾病，增加患乳腺癌的危险性。

**人工喂养**：母乳喂养是预防乳腺癌的最佳天然手段之一，哺乳可使生乳腺癌的危险减少 20% 至 30%。

**性生活质量差**：乳腺疾病和性生活密切相关，女性的性压抑可以增加乳腺小叶增生与乳腺肿瘤的发病概率。国内有关调查显示，患有乳腺小叶增生的妇女 86% 的人在性生活中从未达到过性高潮；初婚年龄越大，乳腺癌发病率越高。

**抑郁情绪**：在独身女子、留守女士、公关小姐、退休女工和一些中学教师中，患乳房疾病的较多，乳腺癌发病率也高。由于这些女性极易产生紧张焦虑、孤独压抑、悲哀忧伤、苦闷失望，急躁恼怒等抑郁情绪，长期受不良情绪刺激，机体生命节律发生紊乱，神经内分泌系统功能失调，进而导致内环境失衡，免疫力下降，可使胸腺生成和释放的胸腺素减少，淋巴细胞、巨噬细胞对体内突变细胞的监控能力和吞噬能力下降，容易发生癌肿。

过度肥胖：肥胖与乳腺癌密切相关。女孩肥胖易性早熟，为日后患乳腺癌埋下祸根。肥胖者乳腺癌等癌症的发生率高于非肥胖者 3.45 倍，因为脂肪堆积过多，雌激素的生成便增加，多余的雌激素被脂化后贮存于脂肪组织内，并不断地释放进入血液，对乳腺组织产生刺激，久而久之，易引起乳腺癌。再有，肥胖者大都有高胆固醇血症和高胰岛素血症，体内胆固醇升高后，淋巴细胞、巨噬细胞等细胞膜的胆固醇含量升高，抑制了免疫功能。

不良生活习惯：以吸烟、酗酒为"时髦"，去夜总会，歌舞厅，通宵达旦地沉浸在灯红酒绿之中、喜吃煎炸食品和各种糕点甜食，而对粗粮、蔬菜却从不沾口，独身、或过了 30 岁才结婚生育，生了孩子不愿喂奶；还有些女子佩戴乳罩过紧或过松，失去保护乳房的作用。

## 便秘与乳腺癌

国外医学界研究表明，长期便秘会引起妇女的乳腺癌。美国加利福尼亚大学的医学专家曾对 1418 名妇女进行乳汁分泌物检查，结果表明，每天大便一次的妇女，20 人中有 1 人乳房细胞发育异常，而每周大便少于 2 次者，10 人中便有 1 人乳房细胞发育异常。这一种发育异常的乳房细胞常表现为乳腺和导管上皮的不典型增生，而这种增生往往是乳癌前期病变。

长期便秘为什么易发生乳癌呢？加拿大多伦多癌症研究所的专家发现，便秘者的粪便中存在一种致突变原。经测定，该突变原与目前已知的几种癌物质类似。这种致突变原经肠道吸收后，可随血液循环进入对其相当敏感的乳腺组织，这样，发生乳腺癌的可能性就明显地增加了。

为了预防便秘的发生，妇女在平时应注意合理进食，减少脂肪摄入量，多吃新鲜蔬菜水果等含粗纤维较多的食物。每天清晨饮一杯温开水或淡盐水，有助于排便。蜂蜜、芝麻、大枣等对妇女来说，不仅有滋补、美容的功能，还能起到润肠通便作用，可适量食用。经常性便秘的妇女，可在医生指导下适当服些润肠药物，中药番泻叶有缓泻作用，可每日用 3 ~ 5 克代茶饮用。用胖大海 2 ~ 3 枚浸泡后加糖少许炖服，对缓解便秘也有一定效果。

# 九种人易患乳腺癌

**乳房异常**：乳房密度高，质地较坚实的妇女易患乳腺癌。

此外，青春期乳房异常肥大，未成年时过多地抚摸乳房，或者是为了保持乳房丰满和外形美在乳房内填充一些不恰当的物质来做乳房整形等，也是发生乳腺癌的原因之一。

**体形特殊**：腰部以上特别肥胖，腰围与臀部相近，或绝经期前身体十分瘦弱的妇女。

**精神创伤**：据调查，性格内向，早期生活不幸福，是导致癌症的重要因素。

**饮食偏嗜**：研究表明，高脂肪低纤维饮食可使乳腺癌发病提高 4 倍以上。

**经常饮酒**：一个年轻妇女每周饮酒 3 ~ 6 次，每次按 250 毫升的啤酒或 185 毫升的烈性酒计算，其日后患乳腺癌的危险将增加 30% ~ 60%。

**未哺乳者**：据研究表明，未哺乳的妇女患乳腺癌的危险性比哺乳妇女大 1.5 倍以上。

**从未生育或生育过晚**：据有关资料表明，从未生育的妇女患乳腺癌的危险性比已生育的妇女高 30%；35 岁以上的妊娠初产者患乳腺癌的相对危险性是 30 岁以下妊娠初产者的 3 ~ 4 倍。

有癌症家族史：据资料证实，有癌症家族史，特别是其父母和姐妹曾是乳腺癌患者，发生乳腺癌的可能性比其它人大 30% 左右。

乳腺良性疾病：据研究表明，乳腺囊性增生、乳腺单纯增生、乳腺纤维瘤等病变有可能恶化成癌变。

## 壮汉患乳腺癌可能与乱吃药品和保健品有关

男性乳腺病患者在临床上十分少见。中大医院接诊为数不多的男性乳腺病患者中，年龄最大的 77 岁，最小的才 26 岁；16 名患者中有 15 人检查证实为乳腺增生，另一名男性乳腺癌患者年仅 38 岁。

一名 29 岁的男子半年前感到左侧乳房胀痛，左乳明显比右乳大，起初并未引起重视，后来不见好转，遂来到医院乳腺中心检查，发现左侧乳腺增生，为良性病变。经过专家对症治疗病情方才好转。

专家分析，这些男性患上乳腺病的主要原因可能与其长期或过量服用含有雌激素的药品以及保健食品有关。专家说，虽然男性乳腺癌仅占乳腺癌患者总数的不到 1%，但是也要注意预防，建议男性慎食含有雌激素的有关药物和保健品。

## 女性发胖可能预示乳癌

美国癌症学会一份最新研究报告指出，女性体重增加很可能是将来患乳腺癌的"强烈信号"。这次研究是迄今为止关于体重与乳腺癌关系的最大规模研究之一，共涉及 62756 名女性志愿者，其中有 1934 名女性为乳腺癌患者。

美国癌症学会高级流行病学家希瑟·费热尔松介绍说，研究表明，中学毕业（18 岁左右）之后体重平均增加 9 到 14 公斤的女性，与那些能够保持体重的女性相比，患乳腺癌的危险要高出 40%。如果体重增加达到 30 公斤以上，患乳腺癌的概率更是要加倍上升。

# 第4章

## 如何确诊乳腺癌

## 怎样对乳房疼痛做出诊断及鉴别诊断

对于临床医师来讲，面对一个以乳房疼痛为主诉的患者，如何做出准确的诊断呢？如何鉴别由不同原因引起的乳房疼痛呢？这里，我们认为，综合分析病史，结合其他症状体征来寻找疼痛的原因，对做出正确的临床诊断是非常有益的。如急性乳腺炎患者，大多发生于哺乳期，其疼痛在疾病的初起、成脓及溃后三个不同的时期常有不同的表现，同时也各有其不同的全身及局部症状体征：在疾病之初，疼痛常为持续性的胀痛或搏动性疼痛，触痛明显，可伴有怕冷发热、乳房局部红肿灼热等，随着疾病的发展疼痛逐渐加重，甚至辗转反侧、夜不成寐；至成脓期，疼痛至极后，脓肿自行破溃或切开排脓，随着局部脓液得以引流，疼痛可明显减轻，仅为轻刺痛，全身发热等症亦逐渐减轻；至后期，脓肿创口逐渐向愈，疼痛仅为轻度隐痛，并逐渐减轻，最终得以完全缓解，全身症状也随之消失。由此可见，结合整个疾病演变进程中乳房疼痛变化的规律，可以很好地做出临床诊断。其他乳房疾病也同样如此，如乳腺增生病的乳房疼痛，常有两侧乳房多发的大小不等的结节，局部可有触痛，而且其乳房胀痛常可随月经周期而变化，于月经前期乳房胀痛出现或加重，而月经过后则可明显减轻甚至消失。浆细胞性乳腺炎患者，发病多在非哺乳期，其疼痛常为突然发生，初起为局部的隐痛或刺痛，很快发展为明显的局部疼痛，但其疼痛一般不像急性乳腺炎那样剧烈，且追问病史，多数患者有先天性的一侧或双侧乳头完全或不完全性凹陷；在疼痛出现之前，常有少量、间断性的乳头溢液，出现疼痛时，常可同时发现乳晕部肿块；以后，肿块成脓破溃后，可形成通向输乳孔的瘘管，经

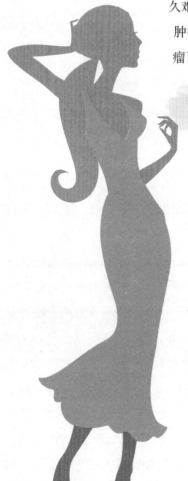

久难愈，瘘管期乳房疼痛常为隐痛或轻刺痛。乳房良性肿瘤通常无明显疼痛感或其他不适感，较大的纤维腺瘤可于经前有轻度胀痛或酸痛。乳房恶性肿瘤早期常无明显疼痛等自觉症状，有些仅有轻度不适感，因此常于体检或无意中发现，而一旦出现了乳房疼痛，大多为肿瘤晚期局部浸润、溃烂所致的疼痛，诊断已不困难；如果是炎性乳癌，多发生于青年女性，尤以妊娠及哺乳期多见，常表现为乳房烧灼样疼痛，病变发展迅速，短时间内整个乳房迅速增大、变硬，皮肤水肿、充血、变红或变紫，可有触痛，一般不伴有全身炎症反应，肿瘤可很快发生转移。

此外，还有一些非乳房因素造成的乳房部疼痛，如肋软骨炎、隐性带状疱疹及心脏病等，有时也可表现为以一侧乳房疼痛为主诉，应注意其鉴别诊断，避免将其视为乳房病而误治。

由此可见，单凭乳房疼痛这一个症状是难以做出诊断的，临床必须综合病史及伴随症状，根据不同疾病演变过程中乳房疼痛的特点及变化规律，判断疼痛的原因，做出正确的诊断及鉴别诊断。

## 何时去看医生最合适

也许您会问，去医生那里看病去就是了，还要分什么时间吗？是的。由于乳房病具有一些特殊性，所以应该选择最佳就诊时间去医生那里看病。对于绝经期以前的女性，因为在一个月经周期的不同时相中，受各种相关内分泌激素的影响，乳腺会发生一些生理性的增生与复旧的变化，造成乳腺组织处于不同程度的充血、水肿，继而消退的动态变化之中，这些变化可能会对检查真正的乳房肿块的位置、大小、性状等造成一定的干扰，从而影响乳房肿块性质的判断。一般认为，在月经来潮的第10天左右是检查乳房的最佳时机。因为此时雌激素对乳腺的影响最小，乳腺处于相对静止状态，乳腺的病变或异常最易被发现。对于绝经期以后的女性，由于已不再有月经，故可选择自己和医生都方便的时间来就诊即可。另外，应提醒您注意的是，在乳房自我检查或普查中，或在做其他检查时无意中发现了乳房病变，均应及早就诊，不要因为工作忙等而忽略了看病。还要注意在看过一次病以后，一定要遵医嘱继续复诊，包括坚持治疗及定期复查。有些患者在良性乳腺病临床缓解后，很长时间不再做定期复查，以致于若干时间后原有的良性病变发生了恶变，失去了在恶变发生之前予以监控及采取必要的防范措施的时机。还有些肿瘤患者，在术后不能坚持到医院做定期复查及必要的放、化疗等，有时肿瘤已出现复发或转移患者都未必知道。由此可见，尽早就诊应成为一个重要的原则，而选择最佳就诊时间是提高体格检查诊断正确率的重要手段。

## 乳房病体格检查的内容

乳房体格检查主要是通过视诊及触诊来检查乳房的形态、乳房皮肤表面的情况、乳头乳晕的情况、乳房肿块、乳头溢液等情况，最后，勿忘记区域淋巴结检查及全身检查。

（1）乳房形态：需检查乳房外观、大小及位置是否对称。

（2）乳房皮肤表面的情况：需检查乳房皮肤的色泽及有无水肿、皮疹、溃破、浅静脉怒张、皮肤皱褶及橘皮样改变。

（3）乳头乳晕情况：需检查乳头有无畸形、抬高、回缩、凹陷、糜烂及脱屑；乳晕颜色有否异常，有无湿疹样改变等。

（4）乳房肿块：需检查乳房肿块的位置、形态、大小、数目、质地、表面光滑度、活动度及有无触痛等。主要通过触诊来检查。一般来讲，双侧多发并伴有周期性乳痛的肿块以良性病变可能性大；而单侧单发的无痛性肿块则有恶性病变的可能。

（5）乳头溢液情况：需检查乳头有否溢液，并详查其是自行溢出还是挤压后而出、单侧还是双侧、溢液的性状如何等。

（6）区域淋巴结情况及全身情况：由于乳腺癌常易发生腋下及锁骨上区淋巴结转移，故乳房部的体格检查应常规检查上述区域的淋巴结的大小、质地及活动度等。

## 进行乳房体格检查应特别注意些什么

在进行乳房病体检时，应特别注意以下几点：

（1）注重乳房病病史的特殊性，特别是月经婚育史、既往乳房疾病史及乳腺癌家族史等，因这些病史对有倾向性的体检及进一步检查具有重要意义。

（2）重视乳房体格检查，避免因过分依赖影像检查，忽略了具有诊断价值的临床体征而误诊，或大撒网似地开出许多检查，使患者因不恰当的辅助检查而承受不必要的各种负担。

（3）对初诊的乳腺疾病患者，如体格检查不甚满意时，可嘱患者配合，在最佳体检时间再行检查，如在月经周期的第 10 天左右检查，以避免因月经周期中乳腺生理变化而造成的干扰。

（4）检查时应光照充分，避免微小病变引起的体征被忽略。

（5）注重乳房的对称性，遵循两侧对比、先健侧后患侧的原则；注重检查的全面性，遵循先视诊后触诊、先乳房后全身的原则，不遗漏每一个体征、每一个细节，不遗漏腋窝淋巴结。

（6）必要时应用一些增强体征的特殊方法，以确认某一重要体征。如乳头凹陷回缩的检查，为确认两侧乳头是否在同一水平线上，可作弯腰试验，即嘱患者上身前倾，两臂向前伸直，使乳房下垂，此时患侧乳头可因纤维组织牵拉而抬高。另外，为了与先天性及良性乳房疾病造成的乳头凹陷相鉴别，可用手轻轻向外摩挲，先天性及良性病变的乳头凹陷常可复出，而乳腺癌造成的乳头凹陷则多不能复出。又如皮肤粘连的检查，由于乳腺癌侵犯 Cooper 韧带而致皮肤下陷形成的"酒窝征"，有时也需经加强体征才能确认，可在采光较好的室内，用手轻抬乳房，并嘱患者高举双臂，使皮肤张力增强，此时可在病灶上方见到皮肤凹陷。又如肿瘤与胸壁粘连的检查，可行胸大肌试验，即嘱患者两手叉腰，用力使胸肌收缩时，与胸肌发生粘连者则乳房活动受限，放松时活动度增加。

（7）在有关辅助检查结果出来后，如仍难以确诊，则应回过头来再细致地对病灶部位检查，在综合分析各种检查结果时，体格检查所得的重要体征对最后诊断的形成意义重大。另外，还需说明的是，在询问病史和体检时，应注意保护患者的隐私。

# 何谓乳房X线摄影

20世纪60年代中期，国外有学者首创了钼靶软组织X线机及将干板摄影用于乳腺疾病的诊断，目前，乳房X线摄影已广泛地应用于乳腺疾病的普查及临床诊断中。乳房钼靶X线摄影是利用X线的物理性质及人体乳房组织不同的等密度值，将乳房的二维图像投影于X光胶片之上，并进行观察的诊断方法。乳房干板摄影（即硒静电摄影）是利用X线透过乳房组织在硒板表面留下的多层次的静电潜影，经炭粉喷雾显影形成肉眼可见的图像，据此进行诊断的方法。临床以钼靶X线摄影的应用更为广泛。

**乳房X线摄影具有以下几方面独特的价值：**

（1）它可作为一种相对无创性的检查方法，能比较全面而正确地反映出整个乳房的大体解剖结构。

（2）利用X线检查可以观察各种生理因素（如月经周期、妊娠、哺乳、经产情况及内分泌改变等）对乳腺结构的影响，并可以作动态观察。

（3）可以比较可靠地鉴别出乳腺的良性病变和恶性肿瘤。

（4）利用X线检查，可以比较早期地发现和诊断出乳腺癌，有时甚至能够检查出临床上未能触到的所谓"隐匿性乳癌"和很早期的原位癌。

（5）根据X线检查，可发现某些癌前期病变，并可以进行随访摄片观察。

（6）对于乳腺癌患者进行放疗、化疗后的病变情况进行随访检查，观察疗效，并对健侧乳房进行定期监测。

由于乳房X线摄影对乳腺疾病具有较高的诊断价值，特别是在鉴别良、恶性病变及早期诊断乳腺癌方面具有明显优势，所以临床常将其作为除临床体检之外首选的影像学诊断方法。

## 何种情况下应定期进行X线检查

定期进行乳腺X线检查的目的主要是早期发现乳腺癌。美国"国立癌症研究院"及其他医疗联盟建议：每位年龄在35～40岁之间的妇女要做一次乳房X线摄影，可与未来做的乳房摄影对照，以比较其中的变化，通常称作基准的乳房摄影。40～49岁的妇女每隔一年要做一次，50岁以上则需每年检查一次。根据我国乳腺癌的实际发病情况，结合我国的国情，乳腺癌的普查仍以临床检查及热图像检查为主，但为了不致遗漏早期病例，当遇到以下情况时，要考虑进行定期乳腺X线检查：

（1）35岁以上有母系（母亲、姐妹等）乳腺癌家族史者。

（2）高年（35岁以上）初产或从未生育的妇女。

（3）曾患乳腺良性病变（如良性肿瘤、乳腺增生病等）的妇女。

（4）曾患对侧乳腺癌的患者。

（5）临床或热图检查怀疑有病变者。

（6）绝经期较晚（>55岁）的妇女。

（7）乳房较大，临床触诊不满意者。

由于X线检查毕竟有一定的放射损伤，故乳腺的定期X线检查不宜过于频繁，其间隔时间一般情况下以1～2年左右为宜。

## 哪些情况不宜进行乳腺X线检查

乳腺X线摄影没有特殊的禁忌证，但因其操作相对复杂，价格较高，且有一定的辐射损伤，故年龄较轻、小乳房、致密型乳房的患者，临床体检或其他检查优于

X线检查。此外，妊娠哺乳期的患者、炎性肿块、男性乳房异常发育症或男子乳癌亦应慎用 X 线检查。距上次乳房 X 线检查时间尚不足 3 个月者，最好选用其他检查方法，以免短时间内接受过多的 X 射线。乳腺癌术后安装假体者，亦不宜用 X 线检查，应选用其他影像检查。

## 乳腺X线摄影会致癌吗

乳腺 X 线摄影就如同透视、CT 检查一样都要接触少量的 X 线射线，但由于现代乳房 X 线摄影装置的不断改进，已使受检查者的吸收剂量每次检查（包括侧位及轴位两个投照位置）低到 <1rad，这是能为人体所承受的，这个剂量的放射线致癌危险性已接近自然发病率。只要是按照医生的医嘱进行检查，一般是不会因放射线而得癌症的。

## 乳腺钼靶X线摄影操作应注意些什么

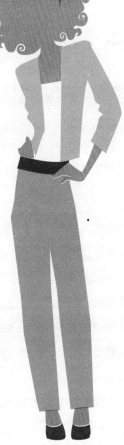

进行乳腺 X 线摄影时，应使患者处于既有利于投照，又相对舒适的体位。投照时要对乳房进行适当的压迫，使乳房前部和后部厚度差别减少，避免因呼吸或体位移动而产生的模糊，提高投照的清晰度。操作时应力求最大限度地显示乳房各部分。除斜位外，乳头应处于切线位置。应避免乳房皮肤产生皱褶而使其影像与皮肤局限性增厚相混淆。加压时应尽量压至最小厚度，但若疑为恶性肿瘤则不宜加压过重。哺乳期的乳房投照前要用吸奶器将乳汁吸尽，这样有利于均匀投照。另外，不能使用铝制 X 线暗盒，增感屏要置于胶片的背面。要根据乳腺的大小及其类型确定投照条件。一般来讲，青春期、妊娠期及哺乳期的妇女，多数未婚、未育或产后未曾哺乳的育龄妇女乳房组织较厚而致密，投照条件宜较高；月经期因腺泡增生，小叶周围充血、水肿，投照条件宜稍高；断乳后退化的腺体，因乳腺已为大量的脂肪组织或结缔组织所替代，投照条件宜较低。摄片时应注意两侧同时投照，每一侧均进行侧位及轴位投照，以便读片时两侧进行比较，准确判断病变性质及病变部位，同时，也有利于隐匿性乳癌的检出。因两侧乳房有时可由于生理或病理的原因失去了对称性，此时则应根据具体情况调整投照条件。除侧位及轴位以外，有时尚需特殊投照位置，如斜位、切线位、腋下位等。操作时应避免动作粗鲁，使患者精神放松，局部无痛苦。

## 正常乳腺钼靶X线片是什么样的

正常乳腺除乳头、皮肤外，主要由乳腺导管、腺体及间质（包括纤维组织、脂肪、血管及淋巴管等）三部分所组成。正常乳腺在 X 线片上表现为圆锥形，底坐落在胸壁上，尖为乳头。各种解剖结构在质地优良且有足够脂肪衬托的 X 线片上一般均可一一见到，它们是：

（1）乳头位于锥形乳房的顶端和乳晕的中央。在 X 线片上可呈勃起状态、扁平形或甚至稍有内陷而无任何病理意义。它的大小随年龄、乳房的发育及经产情况而异。一般呈双侧对称。

（2）乳晕呈盘状，位于乳头四周，乳晕区皮肤厚度约为 1 ~ 5mm，其表面可见微小的突起。

（3）皮肤覆盖在整个乳房表面，呈厚度均匀一致的线样影，平均约 1mm。一般双侧乳晕部及乳房下返褶处皮肤最厚。如有局限性的变薄或增厚，则应引起注意是否为病理性改变。

（4）皮下脂肪层表现为皮肤与腺体之间宽度约为 0.5 ~ 2.5mm 的高度透亮带，青年女性较薄，老年女性较厚。其中可以见到少许纤细而密度较淡的线样影，交织成网状。此层中还可以见到静脉影及 Cooper 韧带影。

（5）乳腺导管中较大的乳导管在 X 线片上表现为乳头下方呈放射状向乳腺深部走行的致密影，常常被称为"乳腺小梁"。X 线片上所见到的乳腺导管的数目、粗细等与年龄及 X 线的投照位置有关。一般可显示 3 ~ 5 条，正常时应为纤细而密度均匀的线样阴影。

（6）腺体表现为乳腺内部片状的致密阴影，其边缘多较模糊，其实质上是由腺体及其周围纤维组织间质所形成的影像。乳腺腺体 X 线表现与年龄等因素密切相关。年轻女性因为腺体及纤维组织多较丰富，故常表现为整个乳房呈致密阴影，而缺乏层次对比。到老年期，腺体影像可以完全消失，整个乳房表现为仅由脂肪、"小梁"（残留的结缔组织与乳腺导管）及血管组成。

（7）乳后间隙表现为侧位片上乳腺组织与胸壁之间的透亮线，其宽度一般不超过 5mm。

（8）血管表现为乳腺上部皮下脂肪层中线条状影，一般两侧等粗，多数为乳腺静脉的影像。乳腺的小动脉在 X 线片上一般不显示，但在老年妇女乳房 X 线片上有时可见到个别的圆形血管钙化影。

# 正常乳腺的X线片分哪几型

专业上乳腺的 X 线分型一般采用 WOLFE 氏法（1976），分为以下 5 种。

（1）N1 型：指乳腺结构全部或几乎全部由脂肪组织构成，在透亮的脂肪背景上可以看到"乳腺小梁"的表现。随年龄不同，其表现可略有不同。年轻的妇女有时可见到一些残存的致密区。在 30 岁以上的妇女人群中，呈此型表现者约占 41.4%。

（2）P1 型：指乳腺主要由脂肪组织组成，但在乳晕下或外上象限，可见念珠状或索条状导管影。它的边缘较模糊，大小自 1mm 至 3 ~ 4mm，范围不超过全乳体积的 1/4。在 30 岁以上的妇女人群中，约 26% 呈此型表现。

（3）P2 型：与 P1 型的表现大致相似，但其范围较广，超过全乳 1/4，甚至遍布全乳。念珠状阴影融合成较大的斑片，但其周围仍保持模糊的特征。在 30 岁以上的妇女人群中也占 26%。未曾生育过的妇女，到老年时常呈 P1 或 P2 型表现。

（4）Dy 型：以结缔组织增生为主的乳腺，乳腺实质的密度普遍增加。X 线上呈现大片致密区，占乳腺大部或全部。可在致密区间夹杂大小不等的脂肪岛影，也可密度均匀。组织学上此型常有韧带样纤维增生、腺病及小的囊性增生。30 岁以上妇女 7% 呈此型表现。

（5）QDy 型：X 线表现与 Dy 型相同，但年龄在 40 岁以下。青春期妇女多属此型。

除 WOLFE 氏法外，徐开聃等（1974）将正常乳腺分为 7 型：致密型、分叶型、团块型、束带型、串珠型、萎缩型及消瘦型。徐光炜等（1990）提出将正常乳腺分为 4 型：致密型、透亮型、索带型及混合型。这些 X 线分型方法是针对中国妇女提出的，在临床也被广泛使用。

在生长发育过程中，乳腺受各种因素的影响而不断发生变化，因此，各种分型也不是绝对的。随年龄增加或其他生理、病理因素的变化，此型可向其他型转变。

# 乳腺X线分型能预测乳腺癌吗

乳腺 X 线实质分型在乳腺癌预测中的作用，目前研究得还不够充分，但可以肯定是有一定帮助的。例如，在 WOLFE 分型法中，N1 型表示为正常导管、小叶及基质；P1 型则有显著的导管周围及小叶周围纤维化伴一些局灶性病损；P2 型类似于 P1 型，但有更为严重的纤维化及更多的终末导管小叶单位局灶病损，特别是不同程度的 A

型不典型小叶；Dy 型显示致密最明显及融合性纤维化，以及最大数目的、最大级的 A 型不典型小叶。根据大量资料的长期随访后，WOLFE 氏认为 P2 型及 Dy 型乳腺属于"癌危险组"，应被视为重点随访对象。徐光炜等分型法中将 4 种乳腺分型再分为若干亚型，认为其中透亮型中有慢性囊性乳腺病者、索带型中导管增生明显并有大导管相者及混合型中较严重的导管增生并呈棉絮样乳腺结构不良者，发生乳腺癌的危险性较高。乳腺实质的类型在妇女一生中可有改变，但 50 岁以后，即比较固定，极少再有改变。

乳腺 X 线实质分型及其发生乳腺癌的危险性的研究，有助于明确须重点予以监控的对象，对提高乳腺癌的早期诊断水平具有重要意义。

# 乳腺增生病的X线表现是如何的

乳腺增生病是最常见的乳腺疾病，由内分泌失调所致，一般认为是由于雌、孕激素平衡失调造成的。乳腺增生病的命名复杂，临床及病理学分型也其说不一。从影像学角度可将其分为纤维性增生和囊性增生两种。纤维性增生的 X 线表现为病变区一局限性致密阴影，无明确境界，较小时容易被忽略，较大时易被认为是腺体的一部分或腺体增生，X 线诊断比较困难。还有一种特殊的类型，X 线表现为弥漫性的纤维化，整个乳房表现均匀致密，无任何脂肪组织或仅有一薄层脂肪组织，X 线表现很典型。囊性增生多见于中年女性，主要症状是出现肿块，可单发或多发，能自由推动。X 线表现为囊性阴影，局限性或弥漫性遍布全乳，常呈球形，边缘光滑、锐利，密度近似腺纤维瘤，可均匀或不均匀。极少数因囊内含乳酪样物而表现为脂肪样透亮影。若囊肿较密集，则可因各囊肿之间相互挤压，使囊肿呈新月状表现，或在球形阴影的某一边缘有一弧形缺损。较大囊肿的囊壁上有时可见线样钙化。

# 乳腺纤维腺瘤X线征象怎样

乳腺纤维腺瘤是最常见的乳腺良性肿瘤，由乳腺小叶内纤维组织和腺上皮组成。

其病因为内分泌失调。单发的纤维腺瘤 X 线表现为圆形或椭圆形阴影，密度均匀，边缘光滑锐利。肿块周围由于脂肪组织的挤压，可出现细窄的透明晕。肿块经 X 线测量，其大小常较临床测量略大或等大。肿块生长过程中可出现变性、钙化、骨化等，但钙化较少见，可呈细沙状或粗颗粒状等，位于肿块内。多发的纤维腺瘤表现为大小不等、密度均匀一致的阴影。青春期致密型乳腺及 25 岁以下的青年，由于纤维腺瘤中乳腺组织成分较少，缺乏对比，往往肿块显示不良。巨纤维腺瘤的 X 线表现为孤立的、密度均匀的巨大肿块影，呈分叶状，周围有透亮环，多伴附近的血管增粗、曲张。若纤维腺瘤与癌肿并存时，病变征象多发生于周围部分，因此读片时需特别注意肿块的边缘区域，观察该处是否有微粒钙化、放射状毛刺及粘连等。

## 乳腺囊肿的X线表现

常见的乳腺囊肿有单纯囊肿、积乳囊肿等。单纯囊肿在乳腺囊肿中最为多见。主要是由于内分泌紊乱引起导管上皮增生，管内细胞增多，致使导管延伸、迂曲、折叠，折叠处管壁因缺血而发生坏死，形成囊肿。单纯囊肿的 X 线表现为圆形或椭圆形致密阴影，边缘光整，密度均匀；因囊肿挤压周围的脂肪组织而在囊肿壁周围常出现"透亮晕"；囊肿的密度与乳腺腺体相似或稍致密。单发囊肿常为圆形；多发囊肿常为椭圆形，以两侧者多见。积乳囊肿又称乳汁潴留样囊肿，较单纯囊肿少见，主要是由于泌乳期某一导管阻塞，引起乳汁淤积而形成囊肿。积乳囊肿的 X 线表现为圆形或椭圆形透亮区，直径约为 1 ~ 2cm 左右，偶有 3cm 以上者；囊肿密度与脂肪密度相同；囊肿可见于乳房的任何部位，以发生于乳房深部者最为常见。

## 乳腺癌的常见X线表现

乳腺癌患者于 X 线平片可以出现以下几种基本 X 线征象：

（1）直接征象：①肿块或局限性致密影。肿块为乳腺癌最常见、最基本的 X 线征象。其特点为多呈不规则形或分叶状块影，亦可为圆形或卵圆形；边缘多有毛刺，参差不齐，或有较为粗大的触角；密度较周围腺体增高；X线上测量的肿块大小要比临床触诊得到的结果为小，这是恶性病变的一个重要依据。局限性致密影也是乳腺癌的常见表现。有时因癌组织沿乳导管扩展而不形成明显的团块，或因癌周炎性反应较明显，将肿块遮掩。X线上大多较致密，病灶边缘可有毛刺或伪足样突起。②钙化。钙化征是诊断乳腺癌的一个重要X线征象。钙化的形态可多种多样，如可呈颗粒状、短杆状或蚯蚓状，圆形或椭圆形，或呈细沙粒样。一般不大于0.5mm，数目多在10粒以上，可多达无法计数，常常是三五个聚成一堆。钙化点不仅存在于肿块阴影之内，亦可存在于肿块阴影之外，有时可沿乳导管密集分布。对于1cm以内的微小癌，可无明显的肿块阴影，而特异性钙化点常常可作为唯一的诊断依据。

（2）间接征象：①血运明显增加。表现为单侧的血管管径较对侧明显增粗；病变周围出现多数小血管影；病变区出现粗大的引流静脉。这一征象多出现在乳腺癌中晚期。②皮肤增厚或局限性凹陷。③单侧乳头新近出现的回缩。④非对称性导管影增粗。⑤乳腺结构扭曲变形。⑥乳后间隙的侵犯。表现为乳后间隙透亮线局限闭塞或整个消失。这一征象要通过乳腺干板摄影才能显示。⑦乳内淋巴结或腋窝淋巴结侵犯。用较高的条件加摄腋窝部X线摄影，若有局部淋巴结转移，则X线上可以显示出来。

以上几种征象，以肿块、局限致密浸润、钙化、毛刺四种为诊断乳腺癌的主要依据。

## 乳腺的硒静电X线摄影（干板摄影）

乳腺硒静电X线摄影即干板摄影，也是一种常见的乳腺摄影方法。由于硒板是利用硒表面所带的电荷来达到显影目的，而电荷的体积比普通胶片的银粒要小得多，因此硒板的分辨率比细颗粒银盐的胶片要高。此外，静电潜影的电位差还可以加深不同密度组织之间分界面上的影像，形成"边缘效应"，使图像比较醒目，并有浮雕感，病变易于阅读。此种效应使得微小密度差也能清晰显示，从而使微小病灶易于检出，提高了早期乳癌的发现率。50 年代末期干板摄影技术开始在我国用于临床后，得到较快发展。其缺点为干板摄影的技术要求较钼靶摄影高，照片质量受环境、温度、湿度等的影响较大；而且，操作不当，易造成环境及工作人员的污染。

## 乳导管造影的适应证及操作要点

乳导管造影术是将造影剂注入乳导管后摄片以显示导管病变的检查方法。

乳导管造影的适应证为：任何非妊娠期、非哺乳期的乳头溢液，或乳头溢液超过正常哺乳期时间，X 线平片不能显示其病变者。对于某些乳腺癌患者，虽无乳头溢液，亦可行乳导管造影检查。

乳导管造影的操作方法为：对患乳乳头常规消毒，然后挤捏乳头找到溢液导管口，将导管口表面分泌物清除后，用 412 号注射器针头（尖端磨平）慢慢插入乳管内 1 ~ 1.5cm，缓慢注入 60% 泛影葡胺 0.5 ~ 3ml。针头拔出后立即行侧位及轴位摄片各一张，不加压或轻度加压，以免造影剂溢出。投照条件电压可比平片稍高。

乳导管造影时要注意病变导管口的选择必须正确，防止误插入正常导管而造成假阴性结果。操作时应谨慎，切勿将小气泡注入导管。若乳头溢液较多，在注入造影剂前务必将溢液抽尽，以免造影剂被冲淡。注射造影剂时应稍缓慢。针头进入导管，患者一般不会有剧烈疼痛感，缓慢注入造影剂后，患者可有轻度胀感。若有明显胀感甚至胀痛后，胀感突然消失，则可能为导管破裂，造影剂进入间质，故术者应避免过大过快增加压力。若造影时，术者发觉有阻力，患者发生剧烈疼痛，则表示插管不当，人为造成一假道，此时应立即停止注射，拔出针头。可重新仔细寻找导管口，并注意导管方向，半小时后重复检查。对仅有肿块而无乳头溢液者可多插几支乳管以提高阳性率。

## 如何根据乳导管造影表现判断

正常乳腺导管系统从乳头开始至分叉前为一级导管，包括输乳窦；分支后为二级导管；再分支为三级导管，三级以后即达腺泡。国内有学者积累的大量测量资料表明，一般一级导管平均为 1.28mm，二级导管为 0.93mm，三级导管为 0.59mm。导管正常形态由粗到细，输乳窦往往最宽，在每支导管分支处有轻度膨大，导管内壁光滑完整，形态如树枝状。如果导管突然中断，断端呈光滑杯口状，近侧导管显示明显扩张，有时为圆形或卵圆形充盈缺损，导管柔软、光整者，多为导管内乳头状瘤；若断端不整齐，近侧导管轻度扩张，扭曲，排列紊乱，充盈缺损或完全性阻塞，导管失去自然柔软度而变得僵硬等，则多为导管内癌。如果主要表现为小导管轻度扩张及一些小导管末端扩张呈囊状，而大导管无明显扩张者，多为囊性小叶增生症；若较大导管呈明显扩张，导管粗细不均匀，失去正常规则的树枝状外形者，则多为导管扩张症。如果导管呈弧形受压、迂曲，而导管本身并无病变存在，则提示为导管外良性肿瘤压迫所致。

## 何谓乳腺超声诊断

超声诊断于 20 世纪 50 年代起开始用于乳腺疾病的检测，70 年代以来，在我国已较为普遍地开展乳房病的超声检查，其探测技术不断改进，诊断水平也随之不断提高。超声诊断的原理为，利用超声仪将超声波发射到体内并在组织中传播，当超声波通过各种不同的组织时，会产生不同振幅的反射与折射，对这些回声信号进行处理，可获得声图像，根据声图像显示的病灶的大小、形态、轮廓边界、回声类型、回声内部情况及后方衰减情况等判断病变的性质。超声探头频率通常采用 5 ~ 10MHz 高频探头，能较清晰地显示乳房内部的细微结构。检查时，患者一般仰卧，充分暴露乳房及腋部，检查者持探头对两侧乳房依次进行检查，不要遗漏任何部位，并需注意观察两侧是否具有对称性。乳腺的超声检查能区别囊性和实质性的病变，以避免行不必要的活检；当乳腺钼靶 X 线摄影有可疑高密度影或可疑双侧不对称影，以及丰满乳房触诊可疑时，超声检查的意义更大。

超声诊断主要在下列情况时有一定的价值：

（1）对乳腺钼靶 X 线片上边界清楚的结节的评估。鉴别囊性或实质性病变是容易和准确的，有明显的优势。

（2）当体检所见和乳腺钼靶 X 线摄影之间有不一致的情况时，超声有助于分析病变的性质。如体检有所发现而乳腺钼靶 X 线摄影阴性时，尤其是致密乳房，超声常能显示有或无病变。

（3）超声有利于细察因解剖原因不能为乳腺钼靶 X 线摄影所显示的病变。

（4）超声引导下细针穿刺细胞学检查是一种快速准确的诊断方法，可直接获取细胞学资料。

（5）超声同样可用于触摸不到的乳腺病变行手术前的金属丝定位。

（6）超声优于乳腺钼靶 X 线摄影还在于评估硅酮乳腺植入物的状况，尤其是有破裂和漏出时。同样，还可用于导引细针穿刺在植入物附近检查触摸到和触摸不到的病变。

## 乳腺声图像良、恶性病变的鉴别要点

恶性乳腺病变多为不均质的弱回声团块，肿块内部常见较强不均匀的粗斑点状回声，周边不规则，多带回声晕带，纵径与横径之比一般大于1。而良性肿块内部回声均匀，周边较规则，纵径与横径之比一般小于1。有时，病程较长的厚壁囊肿、增生活跃的乳头状腺瘤、黏液性腺癌等，良恶性鉴别很困难，只能以病理学诊断为依据。

## 多普勒彩色超声也能用于乳腺检查吗

近年来，多普勒彩色超声也被用于乳腺疾病的检查。多普勒彩色超声可显示乳腺肿块及周围的血管情况，根据病灶的形态、血流量与脉冲多普勒频谱分析结果，判断病灶的性质，有效地鉴别乳腺良、恶性病变。有报道，该检查对乳腺癌的诊断具有较高的敏感性及特异性，可达 95% 以上。此外，多普勒彩色超声还可用于判断乳腺癌术后放、化疗的效果及乳腺癌的预后。

多普勒彩色超声良、恶性病变鉴别要点为：良性肿块的彩色血流信号较少，流向较规则；而恶性肿块的病灶周围彩色血流则明显增多，且内径较宽，流向不规则。

由于目前乳腺多普勒彩色超声检查的应用尚不十分广泛，故不作为乳腺疾病的首选检查方法。

## 何谓乳腺的冷光透照检查

冷光透照检查用于乳腺疾病的检查已有半个多世纪的历史，由于透照仪器的不断改进，对乳腺疾病的诊断能力也随之有所提高。特别是 20 世纪 80 年代以来，原来的普通光源透照法为电脑近红外线乳腺扫描所取代，实现了冷光源透照技术的突破性进展。其原理为利用更容易穿透乳腺组织的可见光加波长较长的近红外光进行透照，由于各类组织对近红外光的吸收作用不同而出现不同程度的透光，穿透后的光学信号经过计算机处理，形成透照图像，观察分析得到的图像对病变进行诊断。目前采用的近红外光源容易优先被乳腺癌组织所吸收，故恶性肿瘤光吸收的范围较良性者为大，据此可有效地鉴别乳腺良、恶性肿块。凡乳腺触及有肿块者，均可先用本法进行检查。检查时患者呈端坐位，赤裸上身，放松胸部，身体稍前倾。检测医师右手将近红外线扫描仪探头光源窗口紧贴乳房病变处下方，托起乳房，调节光圈，观察肿块吸光情况及血管变化。

透照检查无痛苦、无创伤，且操作简便、费用低廉。20 世纪 80 年代以来，国内外有许多学者著文，认为从透光图形颜色及形态可分辨良、恶性疾病，并能发现微小癌；但也有报道直径 1cm 以下的乳房深部肿块易出现假阴性。目前临床可作为门诊初步检查及乳腺癌普查时的初筛；另外，还可与其他方法配合使用，如常可与钼靶 X 线摄片、热图等互为补充，以提高诊断准确率。

## 乳腺疾病的近红外线图像表现

正常情况下近红外线透过乳腺，在荧光屏上呈现从光源中心向外依次为白、浅灰、灰、深灰、黑绿五种色环。若出现色调倒置，或在浅色区出现深色调，则表示异常。

应用近红外线检测乳腺疾病时，常出现以下五种类型：

（1）血管异常像，指病变处血管增多或增粗。

（2）单发或多发的灰色吸光团块影。

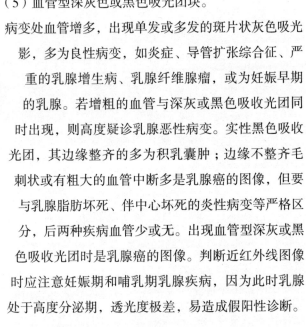

（3）外围型灰色或黑色吸光团块。

（4）实性黑色吸光团块。

（5）血管型深灰色或黑色吸光团块。

病变处血管增多，出现单发或多发的斑片状灰色吸光影，多为良性病变，如炎症、导管扩张综合征、严重的乳腺增生病、乳腺纤维腺瘤，或为妊娠早期的乳腺。若增粗的血管与深灰或黑色吸收光团同时出现，则高度疑诊乳腺恶性病变。实性黑色吸收光团，其边缘整齐的多为积乳囊肿；边缘不整齐毛刺状或有粗大的血管中断多是乳腺癌的图像，但要与乳腺脂肪坏死、伴中心坏死的炎性病变等严格区分，后两种疾病血管少或无。出现血管型深灰或黑色吸收光团时是乳腺癌的图像。判断近红外线图像时应注意妊娠期和哺乳期乳腺疾病，因为此时乳腺处于高度分泌期，透光度极差，易造成假阳性诊断。

## 近红外乳腺扫描良、恶性病变的鉴别要点是什么

近红外乳腺扫描主要是根据灰影的特点、血管的改

变及血管影与肿块的关系作出鉴别诊断。其中，血管是否异常是鉴别乳腺良、恶性肿块的主要依据。一般来讲，乳腺良性病变常无明显血管影或仅可见少量走向正常的血管影，灰影可为斑片状或结节状，密度均匀；乳腺癌常可出现血管形态及分布的异常，可见血管影模糊、僵硬，或血管影中断、分离，且血管影与肿块紧贴在一起，推压肿块时两者亦不能分离，肿块灰影常可为恒定的团块状，密度不均匀，阴影范围较实际肿块为大。

在进行近红外乳腺扫描时，应注意两侧对比，结合临床表现及体格检查来判断红外检查结果，不要草率地下结论，尽量减少假阴性或假阳性结果的出现。如某些良性病变对光也有吸收，可能被误以为是癌肿；某些恶性肿瘤则因对光吸收差，可能被漏诊，如黏液癌。

# 何谓乳腺的热图检查

热图检查自 20 世纪 50 年代始用于乳腺疾病的诊断，已有数十年的历史。热图诊断乳房疾病的依据是：用各种技术把人体表面温度分布转变成肉眼可见的图像，由于癌肿与周围组织相比，代谢旺盛，产热增加，向血管或直接向表面传导，由此可形成一个病理性热型，用热图型的温度和血管的变化可鉴别良、恶性肿块。目前热图方法有红外热图、液晶热图、磷荧光热图、微波热图及数字处理热图等。临床比较常用的为液晶热图和红外热图。

乳腺的热图检查是一种简便易行且无损伤的检查手段，临床常可用于乳腺癌普查及门诊的初筛。但在使用热图时，还应注意以下因素可能对热图检查结果形成一定的影响：外界环境如室温、触诊及外用药等因素；内部环境如不同年龄及生理时期的乳房变化、内服药物等因素；仪器性能、操作技术等对诊断也会造成一定的影响。诊断时应将这些因素充分考虑到，并综合病史、临床体检及有关影响因素等做出诊断，减少假阴性及假阳性的诊断率。

## 乳腺液晶热图像良、恶性病变的鉴别要点是什么

乳腺液晶热图像是利用胆甾型液晶具有灵敏温度效应的原理成像，即胆甾型液晶化合物分子重叠呈层状、螺旋状排列，温度变化时，其螺距起伸缩变化，螺距的长短引起对光的选择性色散，也就是因温度变化而产生不同的颜色变化，由低温到高温形成红、橙、黄、绿、紫、蓝等图像，用影色仪或影色照相记录，做出液晶热图。20 世纪 70 年代以来，我国开始将液晶热图用于乳腺疾病的检查。

正常乳腺的血管图形显示顺序为自上而下，上粗下细，外形对称，走形自然；良性乳腺病热图形与正常乳腺基本相似，或仅在病变部位有局限性热区，但温差较小，血管数量和分布可能无异常；患乳房恶性肿瘤时局部皮肤温度增高，血管增多、增粗，近肿瘤处更为明显，呈离心性走向。如出现血管中断于热点或血管狭窄，一端终止于肿块，多考虑乳腺癌的诊断。

## 怎样评价液晶热图的诊断能力

在临床应用中，液晶热图对以下情况有一定的诊断价值：①乳腺皮肤温度的高低受代谢水平及血管改变的影响，因此乳腺液晶热图像可作为对乳腺癌预后的测定之用，温度愈高者，说明癌肿代谢率愈高，局部血管增生明显，癌细胞分化程度低，生存率低；反之，则预后较好。②与乳腺钼靶 X 线摄片结果综合分析，用于动态观察乳腺的变化。③用于补充近红外扫描对乳腺疾病诊断的不足。

对液晶热图是否能有助于发现较小肿瘤或乳房深部肿瘤的评价尚存有争议，国内有学者曾报道，液晶热图对乳腺微小癌肿（≤ 10cm）的诊断，符合率为 80% 左右；但也有学者认为癌肿愈大符合率愈高，而对较小的早期癌则不太理想。

经对液晶热图的诊断能力进行广泛评价，目前大多数专家已不再单独使用液晶热图诊断乳房疾病，而是将它用于以下两方面：①用于普查及临床初筛，以发现高危人群，预测发生乳腺癌的危险性。②用于估计已确诊的乳腺癌患者的预后，为临床肿瘤治疗方案的确定提供参考依据。

## 乳腺良、恶性疾病的红外热像图

红外热像图是用红外热像仪将乳房表面辐射的红外线变成电信号，通过电缆线转送到显示器上，可以在荧光屏上显示图像并用感光胶片做记录。一般黑色为低温，白色为高温，灰色介于两者之间。由于乳房位于体表，肿瘤代谢旺盛产生的高温可以直接反映到表面皮肤，形成局限性热区；如果肿瘤位置较深，其热可传导至乳房的皮下浅静脉，而形成血管的异常。临床可据此对乳房的良、恶性疾患做出鉴别诊断。

一般来讲，乳房良性病变的热图型双侧对称性好，温度比较平均，偶有局限性热区，但温差通常小于1℃，其血管数量较少，分布相等；而恶性病变的热图型则双侧对称性差，温度不均，有局限性热区，且热区范围常大于肿块范围，温度显著升高，可高于对侧2℃，患侧血管数目增多，变粗，迂曲，呈树枝状，分布不均。此外，乳头乳晕部温度升高常有导管内癌的可能，应高度注意。使用红外热图检查进行诊断时，亦应注意排除其他影响因素的干扰，避免假阴性及假阳性诊断的出现。

## 何谓纤维乳管内窥镜（FDS）检查

由于乳腺癌是由乳管上皮发生的，直接观察、了解乳管上皮的性状对乳腺癌的诊断很有意义。20世纪80年代末日本学者研制了纤维乳管内窥镜，它是由光源、影像监视器、摄像记录器、光导纤维镜组成，其外径仅有0.45mm或0.4mm，可直视乳管上皮的变化，对于乳头血性或浆液性溢液而乳房部无肿物可及的乳管内微小病变的定性、定位诊断，具有划时代意义。纤维乳管内窥镜下，正常乳管管腔内壁光滑，毛细血管清晰可见；乳管内乳头状瘤表现为黄色或充血发红的实性肿物，表面光滑，呈桑椹状凸向管腔，或呈息肉样隆起，无凹凸不平现象；乳管内癌表现为沿管腔内壁纵向伸展的灰白色不规则隆起，瘤体扁平，癌的先露部位可有轻度出血；导管扩张症在乳窦角（乳窦至主乳管移行部的急剧变曲部分）部周边易出血。有报道用FDS对无肿瘤性乳头异常分泌病例观察其乳管内腔，结果为23例中有19例观察到乳管内腔，4例未观察到；23例中有7例进行了组织学检查，确诊乳癌3例，乳管内乳头状瘤 4 例。单独用 FDS 就能确定病变的准确位置和性状，从乳管开口到病变的距离及乳管内腔的微细变化，对微小乳癌的早期诊断具有重大的意义。目前国内尚未见到使用 FDS 的报道，FDS 本身也还有待于进一步完善。

## 动脉数字减影血管造影也能用于检查

动脉数字减影血管造影（DSA）属于有创类检查，它是将导管通过股动脉放置到靶器官的供血动脉处进行造影，并通过其血管的形态来判断该器官病变的性质。

DSA 近年来也用于乳腺疾病的诊断，特别是利用 DSA 来显示乳腺癌内异常血管结构，包括血管紊乱、肿瘤染色、血管湖形成等，对于乳腺癌具有较高的诊断与鉴别诊断价值，并可用于诊断局部淋巴结是否有转移。DSA 所显示的乳腺癌表现主要为染色团的密度不均匀，边缘不规则，其中有低密度区和血管湖混杂。这是由于乳腺癌多为结节状肿块，肿瘤和正常组织之间分界不清，肿瘤内间质分布不均，中间有坏死区或间有正常组织所致。此外，作为一种治疗手段，它还可以用于乳腺癌晚期不宜手术的患者，经动脉导管注射化疗药物治疗，肿瘤有所缩小后可再行乳癌根治术；即使经导管给药后仍不能够手术切除，亦可有效地起到缓解痛苦、延长生命的作用。

因 DSA 操作相对复杂，属有损伤性检查，且其他临床、影像学手段基本能够有效地诊断乳腺病变，故临床应用动脉数字减影血管造影进行乳腺疾病的检查并不十分广泛。

## CT也能用于乳腺组织检查吗

CT 即电子计算机断层扫描。于 20 世纪 70 年代末期开始用于乳腺检查。与普通钼靶 X 线相比，CT 具有更高的密度分辨率，可以获得扫描部位的横断面影像，清晰显示乳腺各层的解剖结构，对乳腺内囊肿、出血及钙化灶的显示率较高，特别是对于致密型乳腺，CT 检查可提供比普通钼靶 X 线摄片更多的信息。有报道认为 CT 在发现微小病灶方面优于 X 线摄影，可发现 0.2cm 大小的病灶。但也有人认为 CT 的空间分辨率不及普通 X 线摄影。

常见乳腺疾病的 CT 表现为：炎性病变常为轻度一致性密度增高，无明显边缘；良性肿块常为圆形或卵圆形肿块，密度均匀，边缘光整或有分叶，其中纤维腺瘤的 CT 值接近胸部肌肉，囊肿的 CT 值则为液体性的表现；恶性肿块常为一不规则的较高密度的肿块，密度可不均匀，周围的毛刺显示清晰，对于乳房细小钙化的显示率很高。

另外，CT 扫描在用于以下几种情况的检查时，对于诊断更有价值，如致密腺体内的肿瘤病变、乳腺根部的病变以及有无内乳、腋下及纵隔淋巴结转移等。乳腺癌在注射造影剂后病灶有强化，但随病变的类型不同强化的程度也不等，因此，CT 扫描不一定是鉴别乳腺良、恶性病变的最好手段。

由于 CT 检查价格较高，需要静脉内注射造影剂，且放射剂量较普通钼靶 X 线摄片要高得多，故一般不作为乳腺病变的常规检查手段，仅作为其他方法的补充。在某些特殊情况下，如观察乳腺癌有无肺内转移灶，却有很高的诊断价值。

## 核磁共振乳腺检查是怎么回事

核磁共振成像（MRI）是利用人体内的氢质子在静磁场中受高频电磁激发后产生共振现象，并产生能量的变化来成像的。核磁共振成像用于乳腺检查仅仅十多年。由于使用了特殊的技术和特制的高分辨力的表面线圈，使核磁共振成像质量有了很大的改进，能够显示较小的损害，并能显示乳腺的细微结构，对乳腺疾病的诊断有一定价值，因此，近年来用核磁共振成像检查乳腺疾病的报道逐渐在增加。

核磁共振成像主要是根据病灶的形态改变、信号特点和增强后的动态变化来诊断乳腺疾病。乳房囊肿、乳房内出血或血肿、妊娠哺乳期乳房疾病及观察乳房假体情况等均可行核磁共振检查。乳腺核磁共振图像良、恶性病变的鉴别要点为：良性病变病灶边缘光滑清楚，信号强度一般与周围导管相似，乳腺增生病则信号强度较邻近导管稍低；恶性病变的信号与邻近导管相比则更低，病灶边缘不清、不规则，可向周围浸润，并常与皮肤粘连。如用增强核磁共振，即静脉注射顺磁性造影剂后，动态观察信号增强的情况，可对良、恶性病变的鉴别诊断提供更为清晰明了的资料，即恶性肿瘤几乎总是较良性肿瘤增强快且更明显。用此可以很容易地区分良性还是恶性乳房肿块、乳腺癌复发还是乳房手术后疤痕等。另外，对手术假体植入的患者，核磁共振检查更具有优越性，可准确地判断乳房假体有无破裂、漏出等变化。

比起其他检查方法，磁共振成像对乳腺疾病的检查尚处于"婴儿"阶段，还有许多潜力有待开发。在一些方面核磁共振检查拥有明显优势，如可有效地鉴别乳腺良、恶性疾病，无放射损伤，可进行三维成像，对于钼靶 X 线摄片无法检查的患者，如乳房根部病变，腋窝部病变，尤其是病变接近乳房深部胸壁时，核磁共振均可显示。但由于其操作过程相对比较复杂，且费用昂贵，故目前尚不能作为乳腺的常规检查。

## 何谓乳腺细胞学检查

细胞学检查是运用采集器采集病变部位脱落的细胞，或用空针穿刺吸取病变部位的组织、细胞，或由体腔积液中分离所含病变细胞，制成细胞学涂片，做显微镜检查，了解其病变特征的一种检查方法。目前较常用的乳腺细胞学检查有以下两种：①乳头、乳晕部糜烂处脱落物或乳头分泌液涂片脱落细胞学检查；②肿块细针穿刺吸取细胞学检查。据报道，对乳头湿疹样癌乳头创面脱落细胞学检查的阳性率可达 70% ~ 80%；早期导管内癌引起的乳头溢液涂片细胞学检查，其诊断阳性率约为 50%；北京肿瘤研究所的阚秀等报道了 8129 例针吸检查，有病理证实者 1647 例，其中乳癌 1012 例，针吸细胞学检查的病理诊断符合率可达

82.2%。由此可见，细胞学检查对乳腺疾病的诊断具有重要意义。

## 溢液涂片及皮损处刮片操作

乳头溢液的采集要点为：如乳房内无肿块可及，则可沿乳晕周围轻轻作向心性挤压或按摩；如乳房内可触及肿块，则应于肿块之远端沿导管方向轻轻挤压或按摩。经以上操作后，当溢液在导管口外溢时，以载玻片承接并制成涂片。溢液应为新鲜者，因为陈旧的溢液，其细胞形态常常会发生退变，从而对正确诊断产生一定的影响，所以，应丢弃最初挤出的溢液，而取最新挤出的溢液。当然，如果溢液本来就极少，则不要轻易扔掉来之不易的一点溢液，没有溢液这项检查便无法进行。

乳头、乳晕部糜烂处脱落物的采集要点为：可将木制压舌板的一端用生理盐水浸湿，用之轻轻摩擦患处以刮取细胞作涂片。如果创面有痂皮或坏死组织覆盖，则应先将其清除，待露出新鲜创面后，取该处的脱落物行细胞学检查。

## 细针穿刺细胞学检查操作应注意些什么

细针穿刺细胞学检查自 20 世纪 70 年代以来开始用于乳腺癌的诊断，目前已成为公认的一种诊断乳腺癌的较好方法，可用于乳腺癌的普查及乳腺专科门诊的常规检查方法。

凡符合以下情形者均可做针吸检查：①乳房肿块，经临床体检、乳房 X 线钼靶摄片及其他影像检查难以确定其性质者；②乳房囊性肿块，需行诊断性穿刺者；③乳腺癌术后局部出现的孤立或多发的结节；④怀疑为肿瘤转移性淋巴结或皮肤结节等。

由于针吸检查是否成功很大程度上取决于术者的操作技术，所以要求医生要能熟练操作，提高诊断正确率，减少由于操作不当等人为因素降低诊断准确性的概率。针吸的操作要领为：首先，根据临床体检及 X 线摄片结果或 B 超结果准确定位。然后，以左手固定肿物，右手持 10 ~ 20ml 干燥注射器，6 ~ 8 号针头，常规消毒皮肤后刺入肿块。应使注射器与皮肤形成 45° 角，避免垂直刺入，以防止不慎刺入胸腔脏器。在进入肿块中心后，回拉针芯造成负压，吸取 2 ~ 3 次后缓慢退出至皮下，再改变方向二次吸取。抽吸完成后，在不带负压的情况下拔出针头，局部压迫片刻。将吸取物迅速推于清洁载玻片上，用推片或针头均匀推开，应避免来回摩擦。将带有吸取物的载玻片置于乙醇固定液，固定 5 ~ 10 分钟后进行染色，常用的染色方法有 H.E 染色、巴氏染色、姬姆萨染色及瑞氏染色。

值得注意的是，由于针吸细胞学检查具有一定的局限性，所以对其检查结果应进行客观的分析与评价，有保留地接受，特别是在肿块体积较小、部位较深时，往往易造成假阴性结果，诊断正确率不高，还需结合其他检查方可明确诊断。

## 乳腺针吸细胞学诊断的准确性及安全性

乳腺细针穿刺细胞学检查由于其价格便宜、设备简单、易于操作、不费时间等优点，目前，在国内外被广泛使用。

评价一种检查的准确性，应看其诊断的敏感性及特异性如何，其中敏感性也就是检出的阳性率，而特异性反映的是假阳性的情况。关于针吸检查的准确性问题，一般认为，针吸检查的诊断敏感性为 85% 左右，诊断特异性可达 98% 以上，其诊断假阳性率很低，只有不足 2%。因此，可以说针吸检查是一种较为理想的检查手段。

为了提高针吸细胞学检查的诊断正确率，减少假阴性及假阳性结果的出现，应强调临床医生的取材技术及病理医生的识别细胞特征的能力。当肿块体积 <1cm 时，需参照其他检查结果，避免假阴性结果的出现；当临床高度疑为恶性肿瘤而针吸检查结果为阴性时，应考虑进行活组织病理检查，以进一步明确诊断。

但是关于针吸检查的安全性问题，一直为学者们所关注。有人担心由于针吸的刺激，可能会引起肿瘤的迅速增大或肿瘤破溃，造成肿瘤细胞沿针道播散。实际上，许多临床研究表明，针吸检查引起肿瘤细胞沿针道种植传播是十分罕见的，针吸检查与外科活检的乳腺癌术后 5 ~ 15 年生存率是相同的。因此，现学者们普遍认为针吸检查虽然是创伤性的，但与其他活组织病理检查相比，其损伤小，癌细胞溢出转移的机会也少，基本上是安全的，不会降低乳腺癌术后5年以上生存率。

此外，亦有针吸细胞学检查合并血肿的文献报道，其发生率为1%～30%不等。一般认为，这是由于针吸时损伤乳房浅表血管或损伤肿瘤营养血管所致，因此，针吸后若出现局部血肿，常常提示病变有恶性的可能。

## 乳腺良、恶性病变细胞学鉴别诊断要点

乳腺良、恶性病变应根据细胞的数量、排列、形态及体积，细胞核形态，染色质及核仁特点等进行细胞学鉴别诊断。

乳腺病变的细胞学诊断是鉴别乳腺良、恶性病变的一个重要而可靠的手段。当通过临床体格检查及有关的影像检查仍不能确定病变的性质时，行乳腺细胞学检查是十分必要的。

## 何谓乳腺癌联合诊断的最佳方案

在临床上，将针吸检查与临床体检、乳腺钼靶X线摄影相结合，称之为乳腺癌联合诊断的最佳方案。因为乳腺癌各种检查方法如体格检查、各种影像检查及针吸检查等均各具所长，但又各有其局限性，在临床应用中，应将其适当组合，可以扬长避短。联合诊断可以大大提高乳腺癌的诊断水平，特别是可以提高早期乳癌的检出率。如有学者报道采用临床体检、液晶热图作为初筛，而后施行钼靶X线摄片及针吸检查，其术前诊断符合率可达92.6%；另有学者报道术前做钼靶X线摄片，据X线片上所显示的钙化区域用细针穿刺行细胞学检查，可以发现早期乳腺癌，甚至可以发现那些临床尚未扪及肿块的病例。将联合诊断与单项诊断方法比较可进一步证实前者的优势，如国外有学者报道，单用针吸检查，诊断正确率为80%；而将针吸与临床体检、X线检查相结合，则对乳癌的诊断正确率可高达99%，仅有1%的假阴性。因此，目前公认的乳腺癌联合诊断的最佳方案为临床体检＋乳腺钼靶X线摄片＋细

针穿刺细胞学检查，该方案可以大大提高乳腺癌的诊断正确率，值得推广使用。

## 何谓乳房活组织病理检查

活组织病理检查是指用局部切除、钳取、穿刺针吸以及搔刮、摘除等手术方法，由患者活体采取病变组织进行病理检查，以确定诊断的方法，简称活检。这是迄今为止一种应用最广泛、结果最可靠的方法。在发现乳房病变后，经其他方法检查仍不能明确诊断时，需行活组织病理检查。常用的乳房活组织病理检查包括针吸活检、切除活检和切取活检。针吸活检的操作为：在穿刺部位的皮肤局麻下作一小切口，用较粗的针头或带针芯的穿刺针刺入，吸出小块组织作病理检查；或用环钻取材亦可。针吸或环钻取材活检的优势为创伤小，但由于其取出的组织较小，故病理诊断的可靠性不如切除或切取活检。一般来讲，对肿块直径小于 2cm、良性可能性较大者，应行切除活检，即将整个肿块连同周围组织切除作石蜡切片检查；对肿块直径较大、高度疑为恶性者，可行切取活检，即在做好根治术的准备下，于肿块最硬处切取一部分组织作冰冻切片检查，并留存一部分做石蜡切片。操作中应注意：①切口部位要包括在以后可能实施的根治术的范围之内；②切除之标本要以纱布包裹；③将取下的标本用手术刀切开，肉眼观察其标本切面，并记录其大体标本的特征；④冰冻切片检查证实为恶性后，应重新消毒手术野，更换消毒手术巾、手套及手术器械，立即实施相应的根治手术；⑤石蜡切片检查证实为恶性后，应争取在 1 周之内做第二次手术。由于切取活检可能会因手术中部分切除肿瘤，而造成较大的肿瘤损伤面，增加了肿瘤播散的机会，故多数学者主张以切除活检为好，尽量不做切取活检。

另外，每一例活检经冰冻切片诊断后，均需行石蜡切片检查。因石蜡切片的组织固定好，形态学诊断的准确性比冰冻切片要高。千万不要只作了冰冻切片以后，就认为是完成了病理诊断而不再作石蜡切片检查了，那样有可能会造成误诊。特别是在鉴别是在乳头状瘤与乳头状癌时，冰冻切片非常困难，必须以石蜡切片的诊断为准。对于 30 岁以下的青年妇女，因其病变属良性者为多，故诊断恶性更应格外慎重，除非十分有把握，否则不要以冰冻切片诊断，而是应等待石蜡切片的结果。

由于临床医师对病理诊断的结果过分信赖，其临床决策完全取决于病理检查的结果，因此病理医师更应慎重地作出每一个判断，且不可随意地下结论。特别是病理诊断结果与临床诊断出入较大时，应再次核对临床病史、大体标本、并注意观察低倍镜视野，避免因错误的病理诊断导致了错误的临床决策，为患者带来终生的遗憾。

各种乳房疾病的病理特征我们将在下面的章节中分别介绍。

## 超微结构观察对于乳腺癌检测有什么意义

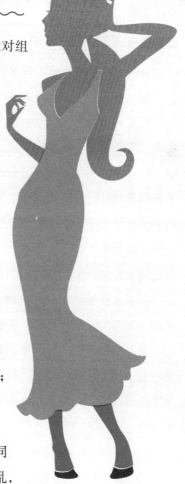

超微结构观察是指运用透视及扫描电子显微镜对组织、细胞及一些病原因子的内部和表面超微结构进行更细微的观察，即从亚细胞（细胞器）或大分子水平上认识和了解细胞的病变。由于电子显微镜的分辨能力较普通光学显微镜要高千倍以上，因此，对病变的形态学观察也要细致得多，是观察细胞形态最好的方法。用于肿瘤的诊断，可以帮助确定一些光学显微镜下难以确定的肿瘤；用于肿瘤的研究，可以将肿瘤细胞的形态学改变与代谢变化联系起来，如可以清晰地分辨凋亡细胞与坏死细胞等，从而加深了对肿瘤生物学行为的认识。

乳腺癌的超微结构主要表现为癌细胞核增大，而细胞浆变小，仅为薄薄的一层，围绕着核的边缘；核的形态不规则，严重畸形，核膜可从侧面内陷成沟；细胞核内染色质增多，还可见到一些特殊颗粒如核小体、染色质周围颗粒及核质间颗粒等。细胞浆内细胞器增多，特别是粗面内质网明显增多且出现不同程度的膨胀；线粒体变大，线粒体内嵴变少，排列紊乱，

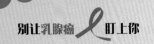 

甚至消失；还可见到蜂窝状分泌粒等。细胞膜上桥粒少且分化差；多无基底膜。

由于超微结构检查费用较高，操作相对比较复杂，且临床通过光镜检查已能比较准确地作出形态学诊断，故不宜作为乳腺癌的常规检查手段，目前仅作为研究之用。

## 为何乳腺病有时也需做血中激素水平测定

乳腺是内分泌腺的靶器官，其生理功能受到下丘脑－垂体－卵巢轴的综合调控。当各种因素造成体内的激素分泌与代谢失常、激素之间的比率失衡时，都可以成为乳腺病的重要原因。如一般认为，乳腺增生病的发生与激素失调关系密切，表现在月经周期的黄体期孕激素缺乏，雌激素相对或绝对增高，刺激乳腺组织所致。另有研究表明，乳腺增生病的激素失调不仅表现为卵巢激素的异常，而且垂体激素及雄激素也存在异常；不仅是激素分泌量的改变，而且激素分泌的节律也发生了改变。这些研究对于探讨乳腺增生病的内分泌失调规律，更好地治疗乳腺增生病具有重要意义。激素在乳腺癌发病中也占有重要地位。如一般认为，雌激素特别是其中的雌酮（$E_1$）、雌二醇（$E_2$）与乳腺癌的发生有密切关系。任何因素增加了乳腺上皮暴露于雌激素的时间和频度，其发生癌变的机会也随之增加。另外，近年来的研究表明，血中催乳素水平升高也是使乳腺癌危险性增加的重要原因。因此，检测乳腺癌患者血中的激素水平，可以了解患者内分泌激素的状态，探讨乳腺癌激素失调的规律，而且对于乳腺癌患者的综合治疗还具有一定的指导意义。

由于激素的分泌与释放以及多种激素之间的平衡是一个动态的、复杂的系统，受许多因素的影响，所以，目前各种激素在乳腺疾病的发病过程中有何作用、作用方式及影响的程度，都还没有非常确切的认识。从这个意义上讲，对乳腺疾病患者进行血中激素水平的测试，可以了解患者机体的内分泌状态，并从中探讨乳腺疾病激素失调的规律，对于阐释激素失调作为病因之一，在乳腺疾病发病中的地位意义重大。

# 为何应对切除的乳腺癌组织行激素受体检查

激素受体是一种蛋白质分子，它们较多地存在于靶器官的细胞内，可与激素发生特异性结合而形成激素－受体复合物，使激素发挥其生物学效应。

前面我们谈到，雌激素与乳腺癌的发生关系密切，那么，雌激素是通过什么途径作用于乳腺组织，使其组织细胞发生增殖以至于发生恶变了呢？其中一个重要的媒介物便是激素受体。雌激素只有与雌激素受体结合后，才能发挥其生物学效应。

雌激素受体（ER）是一种糖蛋白，分子量约为 35000 ~ 90000，具有特异性强、亲和力高和结合容量低 3 个特性。研究发现，当雌激素进入细胞后，与胞浆中的受体蛋白结合，形成激素－受体复合物，具有新的分子构型，能够进入细胞核内，作用于核内的染色质，影响 DNA 的转录，导致 mRNA 及新的蛋白质合成，如孕酮受体（PR），进而影响细胞的生理功能。用于乳腺癌的内分泌治疗的药物三苯氧胺，就是利用其自身结构与雌激素的相似性，可以与雌二醇竞争性地争夺雌激素受体，减少胞浆内雌激素受体的含量，阻断雌激素进入癌细胞，使雌激素无法进一步发挥其生物学效应，从而起到治疗作用。

对乳腺癌组织进行雌、孕激素受体检查，对于估计内分泌治疗的效果及判断乳腺癌患者的预后具有重要意义。雌激素受体的含量与内分泌治疗的疗效呈正相关，也就是说，含量愈高，疗效愈好；而 PR 的测定也是乳腺癌预后的重要参数之一，因为 PR 是代表 ER 的一个产物。人乳腺癌组织中雌激素受体含量的多少因人而异，也受取材及检测方法的影响，总体上来讲阳性者约占 50% ~ 70%。一般认为，ER 阳性者有效率（50%）比 ER 阴性者有效率（10%）高，预后好；如果 ER、PR 均阳性者有效率最高（70%），预后最好；而两者皆阴性者则疗效最低（0 ~ 5%），预后最差。但是激素受体检测结果对预后的意义尚有争议。目前在临床应用何种辅助治疗方法的选择时，受体检测结果也是参照的依据之一，特别是内分泌治疗及辅助性化疗的选择。

常用的雌激素受体检测方法有：①配基结合法，又称生化法，是经典的测定方法，可进行定量检测，是目前公认的最具权威性的方法，但操作繁琐。②亲和荧光法和亲和酶标法，可进行半定量检测，与生化法对照，符合率可达 80%，操作相对简便。

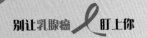

③其他如免疫组化及单克隆抗体法等。

## 检查血中肿瘤标记物能诊断乳腺癌吗

肿瘤标记物即肿瘤标志，是指肿瘤组织产生的可以反映肿瘤自身存在的化学物质或与肿瘤存在密切相关的物质。肿瘤标记物在肿瘤学诊断中的重要性已为人们普遍认识，也是近年来肿瘤学家们所热衷的研究课题。肿瘤标记物的检测不仅在肿瘤诊断、转移、疗效评价及判断预后等方面都具有重要意义，而且对肿瘤标记物的连续动态监测还有助于良、恶性病变的鉴别，对于癌前病变的监控也具有重要意义。

理想的肿瘤标记物应该具备以下条件：①高度特异性，主要作用于特定肿瘤；②高度敏感性，即使微小肿瘤亦可显示血中标记物的量变；③肿瘤细胞的减少与死亡直接影响血中标记物的含量；④方法简便，其效果可以重复。

可能应用于乳腺癌的标记物有 10 大类 20 余种。较常用的血中标记物有癌胚抗原（CEA）、铁蛋白、人绒毛膜促性腺激素（HCG）、降钙素、CA15-3 等等。

目前，尚未发现一种具备高度敏感性及特异性的可作为乳腺癌早期诊断的标记物，因此，检查血中肿瘤标记物可能对乳腺癌的诊断有所帮助，但尚不能作为诊断的依据，临床应正确使用并正确看待肿瘤标记物检测结果。尽管如此，积极寻找对乳腺癌特别是早期乳腺癌具有高度敏感性和特异性的标记物，已成为今后乳腺癌研究的一个重要方向。

## 乳腺癌免疫组织化学检测有什么意义

免疫组织化学（简称免疫组化）是利用免疫反应来定位组织或细胞中某些抗原成分的存在和分布的一门新的技术。将荧光素或酶标记抗体与组织切片中的相应抗原结合，在荧光抗体定位处可发出荧光，用荧光显微镜可检出抗原物质所处的部位；酶标记的抗体通过底物的显色反应，用普通光学显微镜可对被测抗原物质定性或准确定位。免疫组化的应用是肿瘤病理诊断技术的一次飞跃，它将形态学观察和抗原抗体反应的特异性以及免疫标记技术的敏感性相结合，可以在组织原位显示肿瘤所含的抗原成分，用于肿瘤诊断和鉴别诊断、病因和病变机制的研究。

免疫组化所用的抗体有多克隆抗体和单克隆抗体两大类。前者制备方便、敏感，可用于石蜡切片，但非特异性交叉反应多；而后者抗原特异性强，但使用时以新鲜标本和冰冻切片为好。

目前比较常用的免疫组化方法是PAP法（辣根过氧化物酶-抗辣根过氧化物酶法）和ABC法（卵白素-生物素法），而ABC法更为常用。ABC法是利用蛋清中提取的一种糖蛋白-亲和素（A）能与4个生物素（B）结合的能力，用2种抗体逐级放大。第一抗体（$Ab_1$）与组织中的待测抗原结合，第二抗体是生物素标记的兔抗鼠Ig（$Ab_2$），能与$Ab_1$结合，然后加入酶标记的亲和素，再加底物显色，形成$Ag-Ab_1-Ab_2-B-A-$酶-底物的反应模式，可对待测抗原进行定性和定位。

免疫组化检测显示以下标记物在乳腺癌中可以有不同程度的阳性表达：bcl-2、c-erbB-2、CathepsinD、Collagen Ⅳ、CyclinD1、Cytokeratin8、Cytokeratin18、Cytokeratin19、CD31、EGFR、EMA、ER、Ki-67、nm23、pS2、p16、p21、p53、PR、Rb、SMA、topoisomerase Ⅱ-α 等。以上标记物有些可作为乳腺癌诊断指标，有些可作为乳腺癌治疗及预后判断的指标。用免疫组化方法进一步研究这些乳腺癌标记物，对于研究乳腺癌的癌变过程及其生物学行为具有重要意义。

## 流式细胞分析术检查对乳腺癌有什么意义

流式细胞分析术（flowcytometry，FCM）是现代分析细胞学的主要研究方法之一，通过FCM可以获得细胞成分和细胞生化代谢的定性、定量资料。FCM是应用一个激光源和有关的光学检测器组成检测系统来收集信号，快速、准确地检测通过检测区域液流中的细胞、大分子、乳胶滴或其他粒子，将检测结果以直方图形式表示出来，并能分选出你所感兴趣的细胞或粒子亚群。

在肿瘤研究中，流式细胞分析术在程序性细胞死亡（又称细胞凋亡，apoptosis）的细胞学研究中具有重要应用价值。细胞凋亡是指为维持内环境稳定，由基因控制的细胞自主的有序的死亡。研究细胞凋亡不仅有助于了解在肿瘤发生发展过程中细胞死亡的规律及其机制，而且有可能在不久的将来导致肿瘤新疗法的出现，近年来已成为肿瘤细胞学及分子生物学研究的热点。流式细胞分析术在细胞凋亡的研究中，能够在实验系统中鉴定出发生死亡的细胞，同时可对死亡的细胞进行定量分析，如在 DNA 直方图上，凋亡细胞出现二倍体峰（$G_1$ 细胞）的减少，$G_1$ 峰左侧出现亚二倍体细胞群的峰型，据此可与细胞坏死相鉴别。流式细胞分析术还可以对肿瘤细胞在治疗早期发生凋亡的情况进行监测，从而提供了一个对肿瘤早期治疗反应的评价指标。已知雌激素拮抗剂多米酚可以诱导乳腺癌的细胞凋亡过程，但其分子生物学机制尚未得以阐明。另外，发现 c-myc 的表达可促使肿瘤细胞对细胞凋亡诱导因素更加敏感。

除应用于细胞凋亡研究外，流式细胞分析术在肿瘤预后的评估及早期诊断方面亦有重要价值。有学者用流式细胞分析术研究乳腺癌组织细胞 DNA 倍性与雌激素受体状况及组织学分级的关系，结果提示 DNA 倍性可作为估价乳腺癌预后的又一个指标，将其与雌激素受体的测定结合应用，有可能进一步改善乳腺癌的内分泌治疗。流式细胞分析术还可用于对乳腺癌癌前病变的监控，有报道乳腺上皮非典型增生细胞 DNA 含量随增生程度加重而递增，据此可以发现非典型增生中的早期癌变者。

# 癌基因、抑癌基因及其产物的检测对乳腺癌有什么意义

肿瘤的发生是由于细胞增殖与分化出现异常，表现为细胞的过度增殖与分化减低，从而出现未分化的终极细胞的恶性生长现象。正常情况下，细胞的增殖受到许多信息的调控，异常的增殖常由调控失衡引起。在细胞的增殖与癌变的发生中，癌基因与抑癌基因直接参与了这一过程。癌基因是指在自然或实验条件下，具有潜在诱导细胞恶性转化的基因。实际上，原癌基因在正常细胞中都有适度的表达，而且这种表达是维持细胞正常的生长与分化所必需的。当各种致癌因子作用于人体时，原癌基因发生获得启动子、点突变、基因扩增及基因易位等变化，导致肿瘤的发生。

抑癌基因是指存在于正常细胞的一种抑制肿瘤发生的基因，当这种基因缺失或变异时，则失去其抑瘤功能，肿瘤才会发生。

近年来，分子生物学检测技术有了很大发展，DNA 提取及杂交技术、PCR 技术、RFLP 连锁分析等基因诊断技术的应用，使肿瘤的基因诊断水平有了很大提高，基因及其产物在癌变过程中的作用更多地被发现。

目前发现的与乳腺癌发生可能有关的癌基因及蛋白产物有：bcl-2、c-erbB-2、c-myc、cyclinD1 等；抑癌基因及蛋白产物有：P53、RB、BRCA1、BRCA2、P16、P21 等。这些癌基因、抑癌基因及其蛋白产物的结构与功能的变化，通过影响细胞生长因子的调节，加速细胞分裂与增殖。近年来，癌基因、抑癌基因及其蛋白产物对肿瘤细胞周期调控和细胞凋亡的作用也愈来愈引起学者们的关注，已取得了一些初步研究结果。

# 乳腺癌患者在手术后还需做哪些检查

乳腺癌患者在手术后放、化疗期间，首先应定期检查血象、肝功能等。因为放、化疗均有较大的细胞毒性，不仅仅对肿瘤细胞，而且对正常细胞也有毒性，可能会引起骨髓抑制而使白细胞严重下降，还可能对肝细胞造成损害等，所以在治疗过程中，要严密监测、定期检查血象及肝功能情况。如果出现白细胞严重下降，肝功能受损明显，则应考虑更改治疗方案。

乳腺癌患者还应定期拍胸片，以监测肺部有无转移灶；定期做腹部 B 超检查，以观察肝脏的情况，因为乳腺癌患者可能会出现肝脏的转移；如出现腰痛、肢体疼痛等症，则应做同位素骨扫描检查，以观察有否骨转移；如出现头痛，且疼痛剧烈，进行性加重，则应做脑电图或脑 CT 检查，以明确是否已发生脑部转移。

另外，特别需强调指出的是，患有一侧乳腺癌的患者，其对侧乳房患乳腺癌的危险性大大提高，因此，应注意对侧乳房的定期检查。一般认为，当对侧乳房无乳腺增生等良性病变时，应每半年做一次对侧乳房的体格检查，每一年做一次钼靶 X 线摄片；当对侧乳房患有乳腺增生等良性病变时，则应积极治疗，由专科医生根据

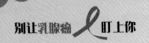 

情况决定进行各种检查的时间。

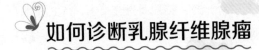

## 如何诊断乳腺纤维腺瘤

由于乳腺是位于体表的器官，所以发生在乳腺的纤维腺瘤的诊断相对比较容易。乳腺纤维腺瘤的诊断依据为：

（1）本病好发于青少年女性，以 18～25 岁最为常见。

（2）肿瘤多发生于一侧乳房，常为单发，且以乳房外上象限为多见。肿块常呈圆形或卵圆形，大小不一，质地坚硬，表面光滑，境界清楚，活动度大，不与周围组织粘连，无疼痛和触痛。生长缓慢，不会化脓溃烂。与月经周期无关。

（3）钼靶 X 线摄片及其他影像检查，可帮助诊断。必要时可作肿块针吸细胞学检查或活组织病理检查，以最终明确诊断。

另需说明的是，如果 35 岁以上的女性，特别是绝经期以后的女性，出现乳房肿块，即使乳房肿块的性状非常像乳腺纤维腺瘤，亦不可轻易下此诊断，需在排除了乳腺癌的可能之后再下纤维腺瘤的诊断，并且宜首选手术治疗。

## 乳腺纤维腺瘤需与哪些病进行鉴别诊断

乳腺纤维腺瘤的乳房肿块应与其他同样以乳房肿块为主要临床表现的疾病相鉴别，如乳腺增生病、乳腺囊肿及乳腺癌。

（1）乳腺纤维腺瘤与乳腺增生病：两者均可见到乳房肿块，单发或多发，质地韧实。但乳腺纤维腺瘤的肿块以单侧单发者较为多见，多呈圆形或卵圆形，边界清楚，活动度大，肿块无痛感及触痛，与月经周期无明显关系，发病年龄以 30 岁以下者多见；乳腺增生病的肿块以双侧多发者较为常见，可呈结节状、片块状或颗粒状，质地较软或硬韧，肿块常有明显痛感及触痛，且可随月经周期而发生变化，月经前整个乳房常有胀感，经后可缓解，发病年龄以 30 岁以上者多见。必要时可行有关辅助检查予以鉴别，如乳房钼靶 X 线摄片，乳腺纤维腺瘤常可见到圆形或卵圆形密度均匀的阴影，其周围可见有一圈环行的透明晕，据此可与乳腺增生病相鉴别。

（2）乳腺纤维腺瘤与乳腺囊肿：两者均可见到无痛性的乳房肿块，多为单侧单发，边界清楚，表面光滑。但乳腺纤维腺瘤的肿块质地较囊肿稍硬韧，无囊性感，活动度较囊肿为大，且发病年龄以 18 ～ 25 岁最为多见；乳腺积乳囊肿的肿块有囊性感，活动度不似腺瘤那样大，且多发于妊娠哺乳期，乳腺单纯囊肿则除囊肿外尚有乳腺增生病的临床特征。此外，可行肿块穿刺予以鉴别，腺瘤为实性肿块，无液体；而囊肿则可抽出乳汁样或浆液性的液体。

（3）乳腺纤维腺瘤与乳腺癌：两者均可见到无痛性乳房肿块，多为单发。乳腺纤维腺瘤的乳房肿块呈圆形或卵圆形，质地韧实，表面光滑，边界清楚，活动度大，肿块生长缓慢，一般以 1 ～ 3cm 大者较常见，超过 5cm 者少见，同侧腋窝淋巴结无肿大，发病年龄以 30 岁以下者为多见；乳腺癌的乳房肿块可呈圆形或卵圆形，亦可呈不规则形，质地坚硬如石，肿块表面欠光滑，活动度差，易与皮肤及周围组织发生粘连，肿块可迅速生长，可呈无限制地生长而长至很大，同侧腋窝淋巴结常有肿大，发病年龄以 35 岁以上者多见，尤以中老年妇女多见。乳房钼靶 X 线摄片，纤维腺瘤可见圆形或卵圆形密度均匀的阴影及其周围的环行透明晕；而乳腺癌可见肿块影、细小钙化点、异常血管影及毛刺等。必要时针吸细胞学检查及活组织病理检查可提供组织学证据进行鉴别。

# 乳房外伤性脂肪坏死与乳腺癌的鉴别要点

乳房外伤性脂肪坏死是由于外伤引起的乳房部脂肪组织的坏死，好发于中老年妇女，尤其是乳房肥大者。

乳房外伤性脂肪坏死与乳腺癌均可见到无痛性乳房肿块，而且两者的肿块均可表现为质地坚硬而固定，并可与皮肤发生粘连，特别是在脂肪坏死的肿块出现之初，亦可一度表现为肿块逐渐增大，因此，临床常易将乳房的外伤性脂肪坏死误诊为乳腺癌。

临床鉴别要点为：①追问有否乳房外伤史。②观察乳房局部皮肤有否瘀斑，或追问是否曾有局部瘀斑。③外伤史不明确者，可随访观察。在随访观察的过程中，如果发现肿块在一度增大后又有缩小，有些甚至逐渐吸收而肿块消失，则为乳房外伤后脂肪坏死；如果发现肿块呈进行性增大，则考虑为乳腺癌。④对于外伤史不明确的中老年女性，特别是具有一个或几个乳腺癌高危因素，而症状体征酷似乳腺癌者，宁愿比较早地行切开活检，以免发生误诊而延误治疗时机。

# 乳腺癌的诊断依据

乳腺癌的诊断依据为：

（1）大多发生于 45 ~ 60 岁的女性，尤以未婚或婚后未曾生育者多见。

（2）一侧乳房内出现一乳房肿块，初期一般无明显疼痛及其他伴随症状，肿块多位于外上象限，质硬，表面多不光滑。以后肿块逐渐增大，呈进行性。乳房可出现不适感或疼痛。肿块与皮肤及周围组织出现粘连而固定，皮肤出现"酒窝样"或"橘皮样"改变，乳头内缩或抬高。至后期肿瘤可出现溃破，呈菜花样，经久不愈。患侧上肢出现肿胀。

（3）可出现乳头血性或水样溢液。

（4）发生淋巴转移时患侧腋下、锁骨上等处触及肿大的淋巴结，淋巴结质硬、固定，有融合趋势；转移至内脏可出现该内脏转移癌的表现；发生骨转移常可出现身体固定部位的疼痛或病理性骨折。并可出现发热、乏力、消瘦等全身症状。

（5）乳腺钼靶 X 线摄片、B 超等影像学检查及针吸细胞学检查，可有助于诊断。最终确立诊断需行活组织病理检查。

# 乳腺癌需与哪些病进行鉴别诊断

乳腺癌患者大多数是以乳房肿块、乳头溢液、乳房皮肤改变、腋窝淋巴结肿大等为主诉而首次就诊的。如何判断自己乳房上所长的肿块是不是癌？如何区别乳头溢液是良性疾病还是恶性疾病呢？这需要请有经验的专科大夫进行详细的鉴别诊断，分别与乳腺癌表现相类似的各种良性疾病进行鉴别，避免误诊误治。

一旦发现有乳房肿块时，需要与乳腺纤维腺瘤、巨纤维腺瘤相鉴别；出现乳头溢液时需要与导管内乳头状瘤相鉴别；有乳头糜烂时需要与乳头部腺瘤相鉴别。

（1）乳房肿块

①乳腺纤维腺瘤（乳腺腺纤维瘤）：是最常见的乳房良性肿瘤，由于激素水平、比率平衡失调引起，好发于15～35岁妇女，高峰年龄为20～25岁，绝经后妇女很少见。肿块为单发或多发，也可见出现双侧乳房多发性。触诊可发现肿块边界清楚，质地硬，能活动。组织标本肉眼可见肿瘤与周围组织有明显的分界，可有包膜，切面呈灰白色，质地较韧或呈黏液状。显微镜下可见上皮和纤维组织增生，不形成小叶结构。纤维腺瘤的腺上皮可以增生，并可出现非典型增生，甚至癌变，其纤维成分也可以发生肉瘤变。对于有非典型增生的患者，应当定期检查和建立随诊，以便早期发现癌变征象，争取早诊早治。

②巨纤维腺瘤：纤维腺瘤一般生长缓慢，但在妊娠或哺乳时可因激素等因素的刺激而急骤增长发展成巨纤维腺瘤，部分患者也可无特殊诱因而发展成巨纤维腺瘤。对此类患者，临床上可发现突然肿块急骤增大，局部疼痛或不适感。触及肿块可发现其质地硬，但边界清楚，可活动。应当采取局部手术切除治疗。通过对切除组织的病理学检查，可以做出正确诊断。

（2）乳头溢液

导管内乳头状瘤（囊内乳头状瘤、孤立性乳头状瘤）为来自乳腺大导管的良性肿瘤。多见于经产妇，以40～50岁为多。一般无自觉症状，往往因乳头溢液污染内衣而被发现。溢液多为浆液性，少数伴血性。肿瘤常为单发，体积较小，临床检查常触及不到肿块，少数患者可于乳晕附近触及小结节。肉眼可见导管扩张，管腔内有分泌物，肿瘤从导管内壁向管腔内凸出，常有蒂，表面呈灰白色乳头状。病理检查无癌细胞。本病的恶变机会少，手术切除后很少复发。孤立性导管内乳头状瘤，源于输乳管，多为孤立性，位于乳晕下区，癌变概率低。多发性乳头状瘤主要来源于末梢导管，多发，常位于乳腺的周围区。肿块位于乳腺组织边缘者，肉眼见乳头状肿块呈鲜红色、质脆、蒂粗短者，恶变机会较高，应当引起警惕。

（3）乳头糜烂

乳头部腺瘤（乳头状腺瘤或乳晕下导管乳头状瘤病）多发生于 40 ～ 50 岁妇女，表现为乳头糜烂、溃疡和结痂，易误诊为乳头 Paget's 病，通过病理检查可以鉴别。

鉴别诊断除了详细了解患者的病史、仔细检查临床体征及进行 X 线和超声波检查之外，组织病理学检查是必要的。在确定是否患有癌症上，病理诊断具有最直观的证据，因此也最具有权威性。一旦当乳房出现肿块、乳头溢液或乳头糜烂治疗不愈时，应当主动配合医生，积极接受必要的病理组织活检，否则会贻误病情。

# 乳腺癌的临床分期是如何的

国内乳腺癌分期标准如下：

第 1 期：肿块完全限于乳腺组织内，直径不超过 2cm，与皮肤无粘连，腋窝淋巴结无转移。

第 2 期：肿瘤直径为 3 ～ 5cm，与皮肤有粘连或无粘连，有一定活动度，腋窝有肿大淋巴结，但无融合趋势。

第 3 期：肿瘤直径超过 5cm，与皮肤有粘连，或与胸肌有粘连，或穿破皮肤，同侧腋窝淋巴结肿大，有融合。

第 4 期：肿瘤广泛侵犯乳腺皮肤，或形成卫星结节，或与胸壁固定，或广泛淋巴结转移，或远处转移。

临床前期（亚临床期乳腺癌）：临床上触及不到肿物，亦无症状，只能靠 X 线摄片发现。

通常所说的早期乳腺癌是指临床前期和第 1 期乳腺癌。在此阶段，癌细胞往往还局限在原发部位，是手术治疗的良好时机，常常能够达到彻底根治的疗效。

对于第2、3期乳腺癌患者，一旦确诊应当及早手术，然后辅助以放射治疗和化学治疗。治疗的重点应当是局部与全身相结合，在清除局部癌灶后，还要继续预防和治疗远处脏器的转移。

第4期乳腺癌患者，已经是晚期，治疗的重点是以延长生命和减轻痛苦为主。是否需要手术治疗，需要依据患者的身体状况，以及癌细胞扩散和对组织器官破坏的程度而定。

# 何谓国际TNM分期法

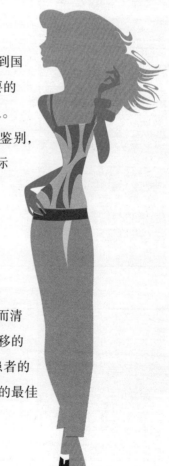

国际TNM分期法是由"国际抗癌协会"制定，得到国际公认的临床分期方法。不仅对乳腺癌的治疗有着重要的指导意义，而且对判定癌症预后也具有重要的指导意义。

国际TNM分期法并不对肿瘤的病理组织类型作鉴别，只是对肿瘤的严重程度和侵犯范围作出客观判断。国际TNM分期法首先将癌肿的临床情况分为三个方面：

**原发肿瘤**：取英文Tumor的字头"T"；

**淋巴转移**：取英文Node的字头"N"；

**远处转移**：取英文Metastasis的字头"M"。

在每个字母下面再附加上0、1、2、3等数字，以表示癌细胞在每个方面侵犯的严重程度和范围，从而清楚地表示恶性癌肿的原发灶、淋巴转移及其他远处转移的程度。根据TNM分期，人们可以清楚地归纳出癌症患者的临床分期，判断预后，并指导医生为患者制订出相应的最佳治疗方案。乳腺癌的国际TNM分期：

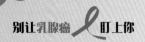
（1）T——原发癌肿分期

| Tx | 原发肿瘤情况不详（或已被切除） |
|---|---|
| T0 | 原发肿瘤未能扪及 |
| Tis | 原位癌（包括小叶原位癌及导管内癌），Paget's病局限于乳头，乳房内未能扪及肿块 |
| T1 | 肿瘤最大直径小于2cm |
| T1a | 肿瘤最大直径在0.5cm以下 |
| T1b | 肿瘤最大直径在0.5～1cm |
| T1c | 肿瘤最大直径在1～2cm |
| T2 | 肿瘤最大直径在2～5cm |
| T3 | 肿瘤最大直径超过5cm |
| T4 | 肿瘤任何大小，直接侵犯胸壁和皮肤 |
| T4a | 肿瘤直接侵犯胸壁 |
| T4b | 乳房表面皮肤水肿（包括橘皮样水肿），皮肤溃疡或肿瘤周围皮肤有卫星结节，但不超过同侧乳房 |
| T4c | 包括T4a及T4b |
| T4d | 炎性乳腺癌 |

（2）N——区域淋巴结分期

| N0 | 区域淋巴结未能扪及 |
|---|---|
| Nx | 区域淋巴结情况不详（或以往已切除） |
| N1 | 同侧腋淋巴结有肿大，可以活动 |
| N2 | 同侧腋淋巴结肿大，互相融合，或与其他组织粘连 |
| N3 | 同侧内乳淋巴结有转移 |

（3）M——远处转移分期

| Mx | 有无远处转移不详 |
|---|---|
| M0 | 无远处转移 |
| M1 | 有远处转移（包括同侧锁骨上淋巴结转移） |

根据以上不同的 TNM 情况，可以组成临床不同的分期。

0 期：是指处于原位癌阶段。此期是临床手术的最佳时机，可以做单纯切除。

Ⅰ期：是指癌细胞局限于原发部位。此期患者治疗以外科根治切除为主。手术后病理检查确定无腋窝淋巴结和锁骨上淋巴结转移者，可不做放射治疗。目前也有人认为此期乳腺癌患者可以做局部切除加术后放疗。

Ⅱ期：是指癌细胞已经有明显的局部浸润，并有少数区域淋巴结转移。此期患者以行根治切除术为主，术后应辅助以放疗。也可以做局部切除加放疗。

Ⅲ期：是指癌细胞已经有广泛的局部浸润或广泛的区域淋巴结转移。此期患者应以放射治疗、内分泌治疗等综合治疗为主，也可合并施行单纯乳房切除术。

Ⅳ期：是指癌细胞已经呈现远处转移。此期患者应以内分泌、化学药物治疗为主，需要时可以辅助放射治疗。

国际 TNM 分期，为全球医学界客观评定乳腺癌的临床情况提供了统一标准，为指导临床医师恰当地选择乳腺癌治疗方案提供了参考依据，也为国际间的学术交流提供了可能。

## 如何根据临床情况来判断乳腺癌的预后

乳房不是人体生命活动的重要器官，因而无论乳房有无肿瘤都不会对人的生命造成直接威胁。乳房又是体表器官，在肿瘤治疗上可以运用外科手术的方法将肿块甚至全部乳房切除。乳腺癌之所以致命，最直接的威胁往往来自于癌细胞扩散后在重要脏器形成的癌转移灶。因此判断乳腺癌患者的预后，主要还是看癌细胞的扩散程度，其次是局部肿瘤的大小。

如果癌细胞在局部的体积已经很大，手术不能够全部切除干净；如果已经有远处重要脏器转移，或为癌细胞的转移造成了有利条件，都会危及患者的生命。因此在国际上判断乳腺癌是否晚期的重要指标，就是有无远处转移。一旦发现有远处转移，无论是否在乳房发现有可以触及的肿块，都是癌症的晚期。

如何运用临床分期指导治疗，并判断预后呢？以国际 TNM 分期为例：

0 期：癌细胞仅发生于乳腺上皮组织内，无浸润扩散，患者预后最好，绝大部分患者可以通过乳房单纯切除术一次性治愈。

Ⅰ期：癌细胞已经浸润到乳腺上皮的邻近组织内，但尚无淋巴转移和远处扩散，仍局限在乳房部位，患者预后较好，可以通过手术方法将癌细胞清除干净，大部分患者仍可以一次性治愈。

Ⅱ期：癌细胞浸润到乳腺上皮周围组织，并开始进入周围淋巴组织，患者预后不如Ⅰ期，但仍有少部分患者可望通过手术加放疗、化疗等方法的协同治疗，达到治愈目的。

Ⅲ期：癌细胞在乳房广泛浸润扩展，出现广泛的区域淋巴结转移，患者预后较差，因为已经有周围淋巴结转移，单纯手术治疗已经不能完全根治清除体内的癌细胞，需要多种方法的综合治疗。

Ⅳ期：是乳腺癌的晚期，已经有远处脏器转移，患者预后极差。临床上对此类患者往往采取姑息治疗的方法，期望能够达到减轻病痛、延长生命之目的。

## 乳腺癌大体标本的外观是如何的

乳腺癌中最为常见的是乳腺的浸润性癌。肉眼所见其外观一般颜色晦暗，质地坚硬，可向周围腺体浸润。浸润性导管癌瘤体结节状，与周围组织边界不清，无包膜，切面灰白色或褐色，质硬，较少出现坏死及出血。浸润性导管癌中的单纯癌表现为质硬，无弹性，容易切开，其剖面稍凹陷，可见肿瘤与间质的放射状混杂；硬癌因纤维间质成分较多而瘤体甚硬，剖面内陷，癌肿边缘如蟹足样向周围组织浸润；粉刺样癌病变范围较广，剖面可见散在的黄白色癌灶，并可挤出黄色泥样物。浸润性小叶癌肿块圆形、盘状或不规则形，质地坚实，似橡皮，边界不清，剖面呈灰白色，可见瘤组织放射状伸入周围组织，常与皮肤或乳头粘连而形成特殊的乳头和皮肤改变。髓样癌体积较大，呈膨胀性生长，边界较清楚，切面呈灰白或灰红色，质细，可伴有出血或坏死。黏液癌包膜不明显，切面灰白色，可见红棕色或浅灰色半透明样胶冻物。乳头状癌在扩张的管腔或囊腔内可见棕红色乳头状新生物生长，质地较软，囊壁常有增厚及癌组织浸润区。

## 何谓乳腺癌的病理分期

临床检查与病理检查之间经常存在着一定程度的假阴性或假阳性率，由于病理分期是在对手术后病理标本做直观检查后做出的诊断，更加真实客观地反映了乳腺癌的严重程度和侵犯范围，因而病理分期比临床分期更为正确。TNM 分期根据病理检查做分类，称为 PTNM 分期。具体如下：

（1）PT：原发肿瘤病灶，与 TNM 分期相同。

（2）PN：区域淋巴结。

PNx：无法对区域淋巴结状况作出评价（如以前已经切除或没有切除淋巴结供病理检查）。

PN0：组织检查无区域淋巴结转移。

PN1：同侧腋窝淋巴结转移，但尚未融合。

PN1a：淋巴结内仅能够在切片上可见转移灶。

PN1b：肉眼可见转移灶。

又分为①微小转移灶，直径＜ 0.2cm；② 1 ～ 3 个淋巴结转移，直径＞ 0.2cm；③ 4 ～ 6 个淋巴结转移，直径＞ 0.2cm；④转移灶超过淋巴结包膜；⑤转移灶超过2cm。

PN2 ～ 3：分期同 TNM 分期。

（3）PM：远处转移，分期同 TNM。

## 乳腺癌的病理分级标准是如何的

除了以上介绍的乳腺癌临床及病理的 TNM 分期方法之外，乳腺癌的分期还有"哥伦比亚分期"、"治疗后肿瘤残余情况分级"、"组织病理学分级"等分类方法。在此对乳腺癌的病理分级标准做一简要介绍。

Cx：不能判断分化程度。

C1：高分化癌。

C2：中分化癌。

C3：低分化癌。

C4：未分化癌。

一般而论，随着癌细胞的分化程度由高、中、低、未排列，恶性程度逐渐增高。分化程度是指癌细胞与正常乳腺上皮细胞的相似性和成熟程度。癌细胞越接近正常细胞的形态，细胞分化成熟程度就好，肿瘤的恶性征相对较低；而癌细胞越接近原始细胞的形态，细胞分化成熟程度就差，肿瘤的恶性征则较高。恶性程度高的肿瘤常表现出细胞增殖快，发生转移早，患者的自然生存期也短。恶性程度的高低对于治疗方案的选择和预后的判断具有重要意义。

## 如何根据组织学分级来判断

依据癌细胞对周围组织的浸润程度，可分为：非浸润癌（又称原位癌）、早期浸润癌、浸润癌。由此可以判断癌组织有无周围组织浸润和转移的可能性。非浸润癌的癌细胞局限在上皮内，没有突破基底膜出现转移，因而预后良好；早期浸润癌的癌细胞开始向周围组织浸润，但侵犯程度较浅，转移的可能性较小，预后次之；浸润癌的癌细胞则已经侵犯周围组织，并可形成远处转移，预后较差。

根据癌细胞的恶性程度，可将乳腺癌分为：高分化（Ⅰ级）、中分化（Ⅱ级）、低分化（Ⅲ级）。人体是由无数细胞构成的高度进化的有机体。在人体中，各个组织器官分工合作、细胞定位明确功能专一，细胞也高度分化成为发挥专一生理功能的群体单位。组织学观察人体正常细胞，常见细胞的形态呈现多形性和极性，外形不规则，细胞成熟，核较小，核仁染色较淡，一般无分裂象。一旦细胞发生癌变，细胞就会恶性增殖，分裂活跃，形态也趋向幼稚化。此时细胞外形呈圆形，体积较小，核仁较大，细胞核与细胞浆大小的比率（核浆比率）增大、核仁及染色质加深、出现染色质浓聚和核分裂象以及细胞排列无序等一系列细胞分化程度和异形程度的变化。一般讲，分化程度越低，恶性程度越高，远处转移发生也越早。

低分化癌：癌细胞多呈圆形，核浆比率大，核仁和染色质染色深，细胞分裂活跃，细胞排列无序，细胞呈现幼稚化倾向强烈。此类肿瘤的恶性程度高，增殖进展快，转移早，预后差。但由于此类肿瘤细胞的成熟度低，对化疗和放疗一般均比较敏感。如硬癌、炎性乳癌等。

高分化癌：癌细胞倾向于正常细胞的特征，核浆比率较低分化癌大，细胞分裂活跃，组织间仍可见残存的原组织形态。此类肿瘤的恶性程度较低，不易发生转移或转移较晚，预后稍好。但此类肿瘤细胞对化疗和放疗的敏感性较差。如导管癌、小叶原位癌、湿疹样癌等。

中分化癌：恶性程度和预后介于以上二者之间。

组织学诊断对乳腺癌的临床治疗具有一定的指导意义，但并不是绝对地讲哪一种类型的预后就一定如何如何。在临床上也常见一些高分化的肿瘤在很早期就出现远处转移，也可以遇到低分化肿瘤对放、化疗出现抵抗。因此，客观地评价病理组织学诊断的临床意义，一定要结合临床表现和治疗后的反应，进行综合判断，才能为乳腺癌的临床治疗提供可靠的技术指导。

# 乳腺癌的不同的病理类型

乳腺癌的病理类型是指通过对肿瘤标本进行病理形态学观察，进而确定乳腺癌的发展程度、组织来源、变化特点、分化程度等等。乳腺癌的病理类型很多，有的以组织来源命名：如小叶腺癌、导管腺癌；有的以病变组织特点命名：如髓样癌、硬癌、单纯癌；有的以病变程度命名：如原位癌、早期癌、浸润癌；有的以癌细胞的分化程度命名：如未分化癌、低分化癌、中分化癌、高分化癌。

随着病理组织学与临床医学的密切结合，病理类型逐渐向依据癌细胞对周围组织的侵犯程度和远处转移可能性的大小而归类。大体分为:非浸润性癌、早期浸润癌、浸润癌。

（1）非浸润性癌：又称原位癌，指癌细胞局限在上皮基底膜内生长，癌灶没有转移。包括小叶原位癌、导管内癌。常伴发各种乳腺病，有时也可在浸润癌的旁边见到。原位癌发展缓慢，变成浸润癌需要几年时间。

（2）早期浸润癌：是从原位癌发展到浸润癌的早期阶段，癌细胞突破上皮的基底膜，但浸润程度尚浅，较少发生癌灶转移。包括小叶原位癌早期浸润、导管内癌早期浸润。

（3）浸润癌：癌细胞已经突破上皮基底膜的限制，广泛侵犯周围组织，容易发生癌灶转移。依据癌的原发部位是来源于乳腺上皮组织，还是其他组织，又分为浸润性特殊癌、浸润性非特殊癌。

①浸润性非特殊癌:包括有浸润性小叶癌、浸润性导管癌、单纯癌、髓样癌、硬癌、腺癌。

②浸润性特殊癌：包括乳头状癌、髓样癌、黏液腺癌、腺样囊腺癌、大汗腺癌、鳞状细胞癌、乳头 Paget's 病。

③罕见癌：包括梭形细胞癌、癌肉瘤、印戒细胞癌、纤维腺瘤癌变等。

此种分类对临床判断预后有较为实用的指导意义。通常认为：原位癌预后良好，其次是早期浸润癌,浸润癌的预后较差。浸润性特殊癌的预后又优于浸润性非特殊癌。

除此之外，乳腺癌的病理分类还有按组织学特征分为：上皮性肿瘤、上皮组织与结缔组织混合型肿瘤。还有 Haagensen 分类法分为：特殊型癌和非特殊型癌。

病理分型是一个专业性很强的诊断过程。首先需要准确取得足够大的乳腺肿块标本，当场固定，送交病理专业人员进行技术处理（包埋、切片、染色等），加工成为可以在显微镜下观看的病理切片，最后需要有丰富经验的病理科医生"读片"——做出病理诊断。在临床上经常遇到有的患者在其他医院被诊断为乳腺癌，在转院治疗时需要做病理会诊。此时，一定要从原先就诊的医院借来已经制作好的病理切片或者原组织蜡块，交给会诊的病理科医生，否则无法做出准确的病理诊断。

# 何谓非浸润性癌

非浸润性癌又称为原位癌，是指癌细胞局限在导管上皮基底膜内的恶性肿瘤，是乳腺癌的早期阶段。按照组织来源，可分为：小叶原位癌和导管内原位癌。

（1）小叶原位癌：癌细胞源于乳腺小叶内导管或小叶内末梢导管上皮，约占乳腺癌的 1.5%。小叶原位癌发病常为多中心性，可累及多个小叶，或累及双侧乳房。临床常无明确的肿块，确诊需要做病理切片。小叶原位癌可与其他类型的癌瘤并存，有时在浸润性癌的肿块旁发现有小的原位癌。小叶原位癌发展缓慢，预后良好。

（2）导管内癌：癌细胞源于乳腺中、小导管上皮，癌细胞局限在导管内。临床可触及肿块，部分病例可伴有乳头 Paget's 病。肉眼见癌组织的切面成颗粒状，质脆。导管内癌也常呈现多中心性生长，双侧乳腺发病概率也较高。手术彻底切除，预后良好。

由于原位癌肿块较小，直径一般不超过 2 ~ 3mm，癌细胞不超过 107 个，在进行病理检查时，需要取得较多的组织块，做连续切片及网状纤维染色证实。

非浸润性癌是乳腺癌的最早期阶段，通常经过手术彻底切除，预后良好。可是癌变一旦发生，就说明人体已经具备了发生癌变的高危因素，受到了致癌因素和促癌因素影响并产生了效应，因而在乳房的其他部分也同时具有癌变的可能（癌的多中心性或多源性）。因此一旦发现有原位癌，应当对双侧乳房进行全面仔细的检查，以免遗漏。

# 何谓浸润性癌

浸润癌的癌组织向乳房间质内广泛浸润蔓延，形成各种结构的癌组织和间质相互混杂的病理特征。国内根据癌组织内是否具有特殊组织结构，又将浸润癌分为特殊型癌、非特殊型癌、罕见癌。

非特殊型癌是发生在乳腺腺上皮的癌瘤，包括有浸润性小叶癌、浸润性导管癌、单纯癌、髓样癌、硬癌和腺癌。

（1）浸润性小叶癌：乳腺小叶内导管或末梢导管原位癌的癌细胞突破上皮基底膜及小叶范围，向间质内浸润蔓延，癌细胞常围绕腺管生长呈同心圆结构，形成靶样图像，是浸润性小叶癌的形态特征。

（2）浸润性导管癌：乳腺导管内原位癌的癌细胞突破基底膜，向间质内浸润蔓延，部分区域内尚可见到导管内癌成分。

（3）单纯癌：为最常见的癌类型，占全部乳腺癌80%以上。癌体积往往较小。病理形态学特点是癌主质与间质的比例相似，其形态复杂、多样，癌细胞常排列成巢、索、腺样或呈片块状。

（4）髓样癌：较少见。病理形态学特点与单纯癌相比，癌主质多、间质少。显微镜下可见：癌细胞体积大，形态不一，胞浆丰富，核仁大而呈空泡状，核分裂象多见。瘤体标本可见癌肿块的体积较大，常位于乳腺组织的深部，质地较软，边缘整齐，与周围组织分界清楚。肿瘤切面呈灰白色，常见出血、坏死。此类型癌肿淋巴结转移率较低。病理学观察发现有淋巴细胞浸润的髓样癌预后良好。

（5）硬癌：经常与其他类型的乳腺癌并存。病理形态学特点与单纯癌相比，癌主质少、间质多。显微镜下可见：癌细胞形成小巢状或条索状，细胞异型性显著，核分裂多见，致密的纤维组织可发生胶原变性、钙化或骨化。瘤体标本可见癌肿块体积较小，边界不清，与周围组织呈放射状交界，质地较硬。此类型癌瘤侵袭性强，易于转移，恶性程度高。

（6）腺癌：显微镜下可见：癌细胞呈腺腔或栅栏状排列，细胞呈圆形或椭圆形，胞浆含大小不等的空泡，核呈圆形，常见 1～2 个大而染色深、边界清楚的核仁。腺癌是一种分化程度比较高的类型。

# 浸润性特殊型癌

浸润性特殊型癌是专指发展到浸润阶段的，具有特殊类型癌组织结构的一类乳腺癌。此类癌瘤是依据癌组织中含有的特殊组织结构而命名，如黏液腺癌、乳头状癌、乳头 Paget's 病、腺样囊腺癌、大汗腺癌、鳞状细胞癌等。

（1）黏液腺癌：病理形态学特征是含有大量细胞外黏液，癌细胞数量较少。肉眼病理检查：肿瘤体积较大，边界清楚，呈不规则形，切面呈半透明胶冻状。显微镜观察：间质内有丰富的黏液，癌细胞分隔成岛状或小巢状。癌细胞胞浆内有小空泡，细胞核小而圆，染色深，常偏于一侧，分裂象少。本病的患者发病年龄较大，癌瘤生长缓慢，远处转移发生也较迟，预后较好。

（2）乳头状癌：临床较为少见。可单发或多发。多发生于乳腺大导管内，部分患者有乳头血性溢液。肉眼病理检查：肿瘤呈棕红色结节，质脆。显微镜观察：癌细胞排列成乳头状，细胞大小、形态不一，核深染，分裂象常见。本病多数生长缓慢，远处转移较晚，预后好。

（3）Paget's 病：又名湿疹样癌。临床表现是乳头及乳晕部皮肤湿疹样病变，局部皮肤发红、轻度糜烂和浆液渗出，皮肤增厚变硬，边界清楚。多数患者感到局部奇痒或轻微灼痛。显微镜观察：在乳头和乳晕表皮内有体积大的 Paget's 细胞。胞浆丰富，核大而圆，核仁清楚，分裂象多。单纯湿疹样癌发展慢，尤其局部无肿块及大淋巴结转移者，预后好。但临床上单纯的湿疹样癌极少，往往与导管癌或其他浸润癌伴发，此时预后取决于其他癌的类型和淋巴结转移情况。

其余特殊类型乳腺癌如腺样囊腺癌、大汗腺癌、鳞状细胞癌是原发在乳房部位皮肤的癌变，与乳腺腺体组织无关，只是到了浸润期才侵犯腺体组织。其临床表现、病理形态均同于皮肤癌。

# 如何根据病理类型来判断乳腺癌的预后

1985 年王德延、傅西林、潘国利等报告了"乳腺癌组织类型与预后的关系的研究"。

从淋巴结转移分析，乳腺癌的淋巴结转移与患者的长期存活率呈反比，淋巴结转移率越高生存率越低。从组织类型分析，癌细胞的恶性程度依列表的位置从上到下逐渐增加，淋巴结的转移率也同时增高，而患者的长期生存率却下降。

癌细胞的不同生物行为是有规律可循的，病理诊断就是通过对癌细胞的形态观察，分辨出不同生物学行为的癌细胞种类，由此推断癌症的严重程度及其预后。

（1）从癌症发生、增殖、扩展的过程分析：非浸润癌（原位癌）是癌肿的始发阶段，此时癌细胞尚局限在上皮组织范围内，没有发生转移，因而预后较好。早期癌是原位癌开始出现浸润扩展的初期阶段，但癌细胞的浸润范围很小，一般也未发生转移，预后也较好。进入浸润癌阶段，癌细胞便在局部和区域淋巴结发生了侵犯性扩展和转移，预后当然较差。一旦发现有远处脏器转移，患者便进入癌症的晚期，预后差。

（2）从癌细胞的发源组织分析：浸润癌是癌细胞恶性增殖到一定程度的阶段性概念，根据癌细胞在发生突变前的原形细胞是否来源于腺上皮组织，又可分为浸润性非特殊型癌和浸润性特殊型癌。非特殊型癌的癌细胞来源于乳腺腺上皮，经常受到体内雌激素的影响，预后比特殊型癌差。而特殊型癌则源于乳房部位的表皮组织，不受雌激素影响，增殖发展较为缓慢，预后比非特殊型癌要好。在非特殊型癌中，由于"硬癌"的癌主质少间质成分多，癌细胞的侵袭性强，易于转移，恶性程度最高；"单纯癌"的癌主质与间质比相当，恶性程度次之；"髓样癌"尽管癌细胞密集，癌细胞主质成分多其他间质组织少，但癌块常常呈集团样生长，侵袭性弱，转移概率小，因而相对恶性程度更低一些。

（3）在同一类型的癌中，癌细胞分化的程度也是判断预后的重要因素："高分化癌"

的细胞分化程度较为完全，细胞增殖周期相对要长，癌瘤的发展进度较慢，发生转移少，预后较好；"中分化癌"次之；"低分化癌"又次之；"未分化癌"的细胞呈现出原始生物细胞的形态，表现出原始细胞的快速增殖和分裂活跃，最容易发生转移和大范围扩散，预后最差。

（4）在进行病理诊断时，应当十分关注区域淋巴结和远处转移的情况。一旦发现在远离乳房的淋巴结或其他脏器转移，说明其病情已进入晚期。

# 何谓乳腺癌的早期诊断

早期癌瘤一般指的是人体器官、组织的细胞所发生的体积较小的原位癌和表浅浸润癌，并无区域淋巴结转移。那么，何谓早期乳癌，尚无明确的、统一的认识。以往认为临床Ⅰ期乳腺癌及尚未发生腋淋巴结转移的Ⅱ期乳腺癌为早期乳腺癌，也有人将"可治愈"或"可手术"的乳腺癌视为早期乳腺癌。现代肿瘤学研究表明，乳腺癌从初起单个癌细胞的分裂增殖，到发展成临床能检出的直径约1cm的小肿块，约需30次倍增，其生长期至少已逾3年，给转移提供了足够的时间。因此，仍把无痛的、单发的、硬而固定的乳房肿块作为早期乳腺癌的特征是远远不够的。20世纪70年代开始国外有学者提出"微小乳癌"的概念，即指那些非浸润性的导管癌、小叶原位癌、无导管浸润的Paget's病及直径1cm以下的小的浸润性导管或小叶癌。近年来，愈来愈多的学者开始重视微小癌和$T_0$癌（即临床触摸不到原发肿块者）。国内有学者提出早期乳腺癌的概念应为：①组织学早期癌，包括小叶原位癌、非浸润性管内癌、良性瘤的早期癌变、早期浸润癌；②临床早期癌，包括$T_0$癌和微小癌。

因此，可以认为在乳腺癌尚在早期阶段，通过普查、临床体检、影像检查及其他检查手段将其检出，即为乳腺癌的早期诊断。

# 如何实现乳腺癌的早期诊断

由于早期乳腺癌的概念已有更新，已由原来的临床 I 期癌及尚未发生腋淋巴结转移的 II 期乳腺癌变为微小癌及 $T_0$ 癌，所以早期乳腺癌的检出确实有一定难度，需要临床医师具有丰富的专科知识、认真负责的工作态度及早期诊断的意识，更需要患者早发现、早就医。怎样才能及时发现异常变化呢？特别是对于那些临床没有任何症状体征的 $T_0$ 癌，早期诊断就更为困难了。在这种情况下，只有通过规律的每月一次的乳腺自我检查、有计划有组织的大范围乳腺普查以及定期在固定的专科医生处检查，才有可能发现。

我们建议，35 岁到 45 岁的女性，应除作规律的乳腺自我检查之外，每半年到一年在固定的专科医生处检查一次，如无特殊变化，仅作临床体格检查即可。45 岁以上的女性，特别是那些有各种乳腺癌易患因素的女性，如月经初潮年龄较早、绝经年龄较晚，初产年龄在 35 岁以后或未育，既往有良性乳腺疾病史及有乳腺癌家族史等，应每半年在固定的专科医生处检查一次，除常规的临床体格检查之外，尚需每年行乳房钼靶 X 线摄片一次，以尽早发现临床触摸不到的病变。乳腺普查应以上述乳腺癌易患人群为重点监测对象，应为其建立监测档案，设立专门机构，对这些易患人群实施定期的、有计划的追踪。

对于临床医生来讲，能够在适当的时机应用适当的一种或几种检查手段，作出正确的判断，是提高乳腺癌早期诊断水平的根本保证。由于乳腺位于体表，所以触诊是最重要的手段之一。正确的检查方法可以更多地发现早期乳癌。不少学者认为体格检查仍是乳腺癌诊断中最好的至少也是与其他方法相等重要的检查方法。而且，只有通过体格检查，才有可能发现可疑病例和选择适当的进一步的检查方法。因此，可以说体格检查是发现早期乳癌的首要环节。除了应掌握常规的体检方法之外，应强调以下 3 点：①了解乳腺癌流行病学特征，认真查询病史，发现和重视乳腺癌易患人群；②注意选择在月经周期中的最佳时相进行乳腺检查，一般认为，在月经来潮以后的第9～11天为最佳时间，因此时内分泌激素对乳腺的影响最小，乳腺处于相对平静状态，乳腺如有病变或异常，此时最易发现；③仔细观察乳腺的细微异常征象，必要时可采用一些能够加强体征的方法进行检查，如早期乳癌引起的皮肤粘连，由于十分轻微而常常被忽略，此时需在良好的光照下，用手轻轻抬起整个乳房，增加乳腺皮肤的张力，在病灶的上方即可见到轻微的皮肤皱缩、牵拉引起的微小凹陷。在临床体检发现可疑之后，如何选择进一步的检查手段呢？一般来讲，首选X线摄影检查，因为在目前常用的各种检查方法中，此法占有明显优势。据报道，乳腺癌X线摄影与病理诊断符合率可达91%～95%，许多临床触摸不到的病变常被检出。在对乳腺X线诊断中，应注重小的钙化点及局部阴影的出现。有学者指出，在乳腺定期连续摄片复查过程中，如局部出现新的致密影，则是诊断早期乳腺癌的一个高度正确的X线征象。在诊断乳腺小癌肿时，间接征象仅居次要作用。对丰满乳房，临床体检发现可疑时可使用超声检查以进一步明确诊断。在临床体检及影像检查结果均为可疑，但又不能明确病变性质时，可进行细针穿刺吸取细胞学（即针吸）检查。有报道针吸检查的病理诊断符合率约为80%左右。当然，在高度疑为癌肿时，可行切取或切除活检，直接予以病理诊断。由于乳腺癌各种早期诊断方法各具所长，但又无一完善无缺，所以，目前仍提倡联合诊断方法，即将各种检查方法适当组合。一般认为，临床体检+X线摄片+针吸为最佳联合诊断方法，其病理诊断符合率可达92%～99%。因此，可以说，联合诊断的优势是确切的，应予以大力提倡并推广。

在乳腺普查工作中，可使用热图、透照、超声检查等对人体无创伤、无放射损害的手段进行初筛，但上述检查手段与病理诊断符合率不太高，常常会出现假阳性或假阴性结果，因此有学者仍主张用低放射剂量的钼靶X线摄片普查。由于现代摄影装置的不断改进，现已使受检查者的吸收剂量每次检查（包括侧位和轴位两个投照位置）低到300～800毫rads，而这种放射致癌的危险性已接近自然发病率。这就为乳腺钼靶X线摄影也能广泛用于普查创造了条件。但放射损害虽然较小，仍不可完全避免，因此那些年纪比较轻的以及处于妊娠期或哺乳期的女性除非必须，否则不要轻易用X线摄影作为普查的常规手段。在判断普查结果时，要结合临床病史、体格检查及其他检查的结果来综合判断，不要匆匆下结论，以免造成错误的诊断。

　　今后应进一步加强研究工作，临床与基础相结合，优化组合各种早期诊断方法，提高乳腺癌早期检出率；积极研制开发新的诊断仪器、诊断技术和诊断方法，如纤维乳管内窥镜的应用等；加强癌前病变的研究，积极寻找对早期乳腺癌具有高度敏感性和特异性的肿瘤标记物。

# 第 5 章

# 战胜乳腺癌

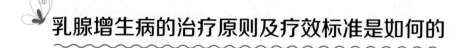

## 乳腺增生病的治疗原则及疗效标准是如何的

　　一般来讲，当乳腺增生病症状较轻，仅有轻度经前乳房胀痛，乳房内散在细小的颗粒样结节，其病情不影响工作与生活时，可用乳罩托起乳房以缓解乳房胀痛，不必服用任何药物，仅对其进行临床观察即可，若无明显变化，可每半年至一年到专科医生处检查一次。当症状较严重而影响工作或生活时，则应分别情况予以不同的治疗。常用的治疗方法有：中医中药治疗，如中药内治、外治、针灸等；西药治疗，如口服激素类药物、碘制剂及其他对症治疗药物；手术治疗，如乳房肿块切除术、乳房单纯切除术等。

　　乳腺增生病疗效标准：

　　（1）临床治愈：肿块消失、乳痛消失，停药后 3 个月不复发。

　　（2）显效：肿块最大直径缩小 1/2 以上，乳痛消失。

　　（3）有效：①肿块最大直径缩小不足 1/2，乳痛减轻；②肿块缩小 1/2 以上，乳痛不减轻。

　　（4）无效：①肿块不缩小，或反而增大变硬者；②单纯乳痛缓解，而肿块不缩小。

　　在进行疗效统计时，一般统计其总有效率及总显效率。其中，前者含有效、显效及治愈率；后者是指显效及治愈率。

## 治疗乳腺增生病的常用西药

治疗乳腺增生病常用的西药有激素类、碘制剂及其他对症治疗药物。传统的激素类制剂主要是用雄性激素来对抗雌激素，如在月经期前 10 天中口服甲基睾丸素，每日 1 次，每次 5 ~ 15mg，经前停服，每个周期用药总量不超过 100mg；或肌肉注射丙酸睾丸酮 3 ~ 4 日，每日 25mg。应用雄性激素治疗可能会出现一些副作用，如有一些男性化表现：多毛、嗓音变粗、痤疮等；另外还可能会有不同程度的肝脏损害、头晕、恶心等。以后，人们逐渐认识到，乳腺增生病并非单纯的雌激素分泌增加，而是由于雌、孕激素的比率失衡，特别是月经周期中的黄体期孕激素分泌不足，雌激素相对增高所致，于是主张用黄体酮治疗本病，以纠正雌、孕激素分泌的失衡，可在月经前 2 周开始用，口服黄体酮 7 ~ 8 日，每日 5 ~ 10mg；或肌肉注射黄体酮每周注射 2 次，每次 5mg，总量 20 ~ 40mg。亦有人主张在月经间期用小剂量雌激素（1mg）口服，共服 3 周，于以后的月经间期再服，但逐渐递减，即减少用药量及用药次数，共用药 6 个月经周期。服用雌激素亦可出现恶心、呕吐、头痛等副作用，有些患者病情反可加重，因此，应用此法必须在医生指导下，掌握好量和度。

近年来，激素治疗本病又有一些新的进展。由于激素受体的研究出现了突破性的进展，人们认识到乳腺增生病的发生与乳腺组织局部雌、孕激素受体的含量及敏感性增高有关，因此，开始使用激素受体拮抗剂治疗本病。如雌激素受体拮抗剂三苯氧胺可竞争性地与雌激素争夺雌激素受体，使雌激素无法发挥其生物学效应，应用三苯氧胺口服治疗，每日 2 ~ 3 次，每次 10mg，可取得一定的疗效。但服用三苯氧胺亦会产生一定的副作用，如闭经、潮热、恶心等。此外，人们还认识到内分泌紊乱造成的乳腺增生病并不仅仅是卵巢内分泌激素失衡，而且还受下丘脑、垂体等多种内分泌激素的影响，如催乳素及其他促性腺激素。使用溴隐亭可抑制催乳素的分泌，而达到治疗本病的作用，可口服溴隐亭每日 1 次，每次 1.25 ~ 5mg，其副作用可见恶心、呕吐、眩晕、直立性低血压等；使用丹那唑可抑制促性腺激素及卵巢激素的分泌，可用其口服治疗本病，每日 3 次，每次 100mg，疗程 1 ~ 6 个月，副作用可见闭经、月经淋漓、体重增加、粉刺等。

小剂量的碘剂可刺激垂体前叶分泌黄体生成素，从而抑制雌激素的分泌，纠正黄体期激素比率的失衡，以达到治疗乳腺增生病的目的。碘制剂常用复方碘溶液或10%的碘化钾溶液。

其他对症治疗药物可用镇痛剂、利尿剂等。此外，亦可服用维生素类药物。

# 乳腺增生病在什么情况下应进行手术治疗

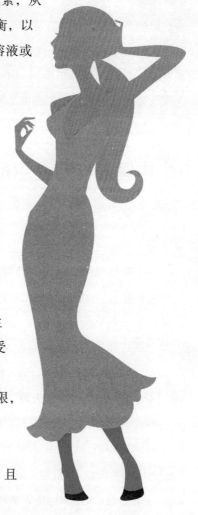

尽管乳腺增生病是乳腺的良性增生性病变，一般主张保守治疗，但是如前所述，由于其与乳腺癌关系密切，临床有一定的恶变率，所以当乳腺增生病有以下一些情况时，建议患者到专科医生处接受手术治疗。

（1）乳腺增生病变局限在单侧乳房的某一象限，特别是在乳房的外上象限；肿块体积较大、质地较硬，经保守治疗效果不明显者。

（2）年龄在35岁以上，具有母系乳癌家族史，且乳房肿块呈结节状，经各种治疗未见明显缩小者。

（3）原有的增生性乳房肿块在短时间内迅速增大者。

（4）原有的乳腺增生病在观察、治疗过程中，近期症状体征有所加重，钼靶X线摄片等影像学检查及针吸细胞学检查结果与前次检查相比，病变有进展，提示有恶变可能者。

（5）绝经后的老年妇女新近出现的"乳腺增生"，如乳房疼痛，腺体增厚等。

（6）乳腺增生病患者经针吸细胞学检查或活检证实，乳腺上皮细胞增生活跃，甚至开始有异型性改变者，应做增生肿块切除术或乳腺单纯切除术，必要时进行术中冰冻切片病理检查。

原则上来讲，在对乳腺增生病患者的治疗过程中，应密切观察患者的病情变化，即使病情有明显改善，可以停止服药了，亦应嘱咐患者进行 3 ~ 6 个月左右的随诊或复查，此后，可每半年到一年复查一次，发现有变化时可予及时手术治疗。只有这样，才能保证对其中那些可能发生恶变的人群进行监控。

## 中医怎样对乳腺增生病进行辨证论治

中医将乳腺增生病称为"乳癖"。一般认为，乳癖是由于各种原因导致肝郁气滞或冲任失调造成，临床应予疏肝解郁，调摄冲任为大法进行辨治。

（1）肝郁气滞，痰瘀血结型：一侧或两侧乳腺出现肿块和疼痛，肿块和疼痛与月经周期有关，一般在经前加重，行经后减轻，伴有情志不舒，心烦易怒，胸闷嗳气，胸胁胀满。舌质淡，苔薄白，脉细弦。治法：疏肝理气，活血散结。方药：加味逍遥散合桃红四物汤加减。柴胡 9g，香附 9g，青陈皮各 6g，当归 12g，白芍 12g，川芎 12g，延胡索 10g，莪术 15g，郁金 10g，桃仁 10g，红花 10g，橘叶、橘络各 5g。

（2）脾肾阳虚，冲任失调型：一侧或两侧乳腺出现肿块和疼痛，常伴有月经不调，前后不定期，经量减少，全身症状可见怕冷，腰膝酸软，神疲乏力，耳鸣。舌质淡胖，苔薄白，脉濡细。治法：温补脾肾，调摄冲任。方药：二仙汤合四物汤加减。仙茅 10g，仙灵脾 10g，肉苁蓉 10g，制首乌 15g，柴胡 6g，当归 10g，白芍 12g，鹿角胶 10g，熟地 12g，炮山甲 10g，香附 10g，青陈皮各 6g。

临床可根据患者的不同症状表现在上述处方用药基础上进行加减化裁：如乳房胀痛明显者，可加制乳没各 6g，川楝子 10g；病程较长、肿块质地偏硬者，可加莪术 30g，八月札 15g；伴有乳头溢液者，可加丹皮 10g，栀子 10g，仙鹤草 15g。

服用上述中药治疗时需注意：月经期暂停服用，经后可继服；妊娠期禁服，因中药的行气活血作用可能会诱发子宫收缩而引起流产；严重的上呼吸道感染及其他急性全身性疾患停服，宜"急则治其标"，先治疗急性病变，待其痊愈后再继续治疗本病；伴有其他慢性病且正在治疗中，乳腺增生病亦需治疗者，处方用药需结合其全身情况，综合辨证，治疗时予以兼顾。

此外，在对本病进行分型论治中，还有其他一些新的思路。如有学者提出结合月经周期进行治疗，在月经周期的前半期（即月经刚刚来过）服用调补肝肾的药物；月经周期的后半期（即下次月经前14天开始）服用疏肝活血的药物。这是根据冲任血海有着先满后泄、先盈后亏的生理变化，治疗上以调补肝肾者，顺冲任应充盈时益之；以疏肝理气者，沿血海应疏泄时导之，以达标本兼顾。据报道用此方法治疗乳腺增生病，临床取得了较好的疗效。

另外，值得一提的是，近年来除了传统的中成药如逍遥散、小金丹等药之外，还出现了一些新的中成药，其中有些是根据民间验方从单味药中提取的，如天冬素片；有些是根据辨证论治的原则，经临床疗效观察及实验研究，筛选了几味有效药物配制而成的，如乳块消、乳癖消、百消丹等。这些药物对于本病的治疗具有一定的疗效，且服用方便，可以酌情服用。但是必须提醒患者注意的是，服用任何药物治疗均需在医生的指导下进行，并应在医生的检查、监控下进行，最好不要擅自在药房购药后自行服用。

## 乳腺纤维腺瘤的治疗原则及疗效标准是如何的

乳腺纤维腺瘤最有效的治疗方法就是手术，此外，尚有中医中药治疗及激素疗法等病因治疗。目前，除手术治疗外，主要采用中医中药治疗，激素治疗不常用。

尽管手术是乳腺纤维腺瘤最有效的治疗方法，但并不意味着只要一发现腺瘤就需立即手术，而是应严格掌握手术时机及手术适应证，不能一概而论。如20岁左右的未婚女性，如果腺瘤不大，则不宜立即手术，应以临床观察为主，必要时可予中医中药治疗；如果为已婚的青年女性，其腺瘤在1cm以上，则宜在妊娠之前手术；如果在妊娠哺乳期新出现的腺瘤，则首先观察其肿块生长情况，对于肿块生长迅速者，应立即手术；如果为35岁以上的女性发现腺瘤，特别是绝经以后的女性新出现了腺瘤，则应立即手术切除，并做术中冰冻切片检查；对于术后于原处又复发的病例应警惕其恶变，每复发一次，就又增加了一些恶变的可能性，所以，原则上仍应手术，并且在手术时需稍扩大切除一些周围腺体,术后可服中药治疗,减少其恶变的可能性。

乳腺纤维腺瘤的手术需在治疗疾病的同时,注意乳房的功能及美感。因为多数患者为青年女性,甚至有相当一部分尚未结婚,当这些患者的纤维腺瘤需要手术切除时,应考虑到患者将来哺乳的需要,而行以乳头为中心的放射状切口,不致损伤乳管;切口应尽量小而美观,使愈合后的疤痕缩小到最小程度。此外,在行纤维腺瘤手术时,常规应做病理检查,不要认为腺瘤反正是良性的,而且极少发生恶变,不做病理检查无妨,这是十分错误的。须知,常规的病理检查,并在一段时期内保留组织块,不仅对临床诊断能力的提高有益,而且还可以对其进行研究,提高医院的学术水平。

乳腺纤维腺瘤的中医中药治疗将在后面专题讨论。

对乳腺纤维腺瘤治疗效果的评定标准是:

(1)治愈:肿块完全消失。

(2)好转:肿块缩小。

(3)未愈:肿块无改变。

## 多发性乳腺纤维腺瘤应如何处理

多发性乳腺纤维腺瘤是指乳房部有 2 个以上的纤维腺瘤者,其发生的比例约为 15%。

因为多发的乳腺纤维腺瘤可相互临近而彼此融合,亦可散布于一侧或两侧的多个部位,故手术全部切除有一定的困难。所以对于那些腺瘤体积不太大的多发腺瘤,临床可予中药治疗,疏肝解郁,化痰散结,可以使腺瘤体积有所缩小,并抑制其继续生长;对于其中那些体积较大,超过 2cm 的腺瘤,则可考虑将其切除,切除时如果附近尚有 1cm 左右的纤维腺瘤亦可一并切除,而距离较远且腺瘤体积较小者,则可以继续对其进行观察。

由于多发性乳腺纤维腺瘤切除后,有些仍可于原部位再发,或于其他部位继续有新发的纤维腺瘤出现,因此,建议在腺瘤手术切除后,即服用一段时间的中药,以防止其再发。

## 患有乳腺纤维腺瘤一定要立即手术吗

一般来讲，如果发现患有乳腺纤维腺瘤时，患者年龄较小，仅在20岁左右，尚未结婚，而且腺瘤体积很小，约1cm左右甚至更小，则不主张立即手术。因为此时手术，腺瘤体积过小，且活动度较大，手术时不容易找到；而且未婚的年轻小姑娘，因为很小的腺瘤而手术，使乳房部皮肤留下了疤痕，影响了美观，也是一件很遗憾的事情。这种情况下可以服中药治疗或不服药，观察一段时间。如果在观察过程中，腺瘤不停地在缓慢增长，已长至3cm左右，则宜考虑手术切除，以免腺瘤长得较大后，手术创伤较大，疤痕亦较明显，而且如果继续长大亦有发生恶变的可能。如果在观察的几年中，腺瘤体积均无明显增大，仍可继续观察。直至婚后，准备妊娠之前，如果腺瘤在1cm以上，则应考虑择期手术将其切除。因为往往在妊娠哺乳期，由于体内雌性激素的大幅度增加，可能刺激腺瘤迅速增长，甚至可能诱发肉瘤变。

当然，如果腺瘤在刚刚发现时就较大，超过2cm；或患者年龄较大，超过35岁，则主张一发现就立即手术。

## 中医如何治疗乳腺纤维腺瘤

中医治疗乳腺纤维腺瘤首先要进行辨证论治，即根据患者不同的症状表现，施以不同的处方用药，从根本上调整患者的脏腑功能，同时给予一些消块散结的中药，以达标本同治的目的，临床常可取得一定的疗效。

肝气郁结型：一般肿块较小，发展缓慢，不红不热，不痛，推之可移。可有乳房不适，胸闷叹息。苔薄白，脉弦。治以疏肝解郁，消块散结为法，方用逍遥散加减，药用柴胡9g，当归12g，赤芍12g，全瓜蒌15g，半夏15g，郁金12g，香附9g，石见穿30g，贝母15g，昆布30g。

血瘀痰凝型：一般肿块较大，坚实木硬，重坠不适。胸胁牵痛，烦闷急躁，或有月经不调，痛经等症。舌暗红，苔薄腻，脉弦细。治以疏肝活血，化痰散结为法，方用逍遥散合桃红四物汤加减，药用桃仁9g，红花9g，当归12g，赤芍12g，莪术30g，穿山甲12g，昆布30g，生龙牡各30g，石见穿30g，八月札30g，柴胡6g，茯苓12g。

在服用汤药期间，应注意饮食宜忌，不要食生冷、油腻、腥发及刺激性食物；注意经期停服；发生感冒等感染性疾患时停服。如果服用一段时间中药后，腺瘤不仅没有缩小，而且继续增大，且增长比较迅速，则宜停止中药治疗，而及时予以手术。

除了辨证论治之外，还有一些常用的中成药，如小金丹、小金片等，以及各医院根据单方验方自制的院内制剂，均可在医生的指导下服用，并定期复查。

此外，外治疗法对于乳腺纤维腺瘤亦可起到一定的作用，如阳和解凝膏掺黑退消外贴患处，或用一些活血化瘀、化痰散结的中药蛋清或酒调后外敷患处，均可有一定的临床疗效。但需说明的是，中药外治法一定要在医生指导下使用，千万不要听说某一种外用药有效，便自行试用，特别是有些药物可能具有一定的腐蚀性和毒性，自行外用后不仅不能治病，反而会添新病，引起局部皮肤溃烂，所以，一定不可擅用。

## 乳腺癌治疗的原则

医学治疗的目的是消除疾病，恢复健康，延长生命。因而乳腺癌的治疗原则主要有以下三条：清除肿瘤，控制转移；延长生命，提高生存质量；恢复患者身心健康。

（1）清除肿瘤，控制转移：乳腺癌是乳腺上皮细胞发生了基因突变性病变，人体的免疫系统不能对其进行免疫识别、攻击杀伤和吞噬清除，只要在体内存留癌细胞，就会危及人的生命。彻底清除乳房病灶，不仅可以从根本上消除病变，而且是防止转移的有效手段。对于Ⅰ期、Ⅱ期和部分Ⅲ期患者优先选择手术和放疗是乳腺癌治疗的第一原则。

肿瘤生物学认为，即使肿瘤不对人体的任何重要脏器发生侵害，恶性肿瘤一旦增长 $10 \times 10^{16 \sim 20}$ 或约 1kg 重时，人体由于肿瘤的寄生负荷也会发生死亡。所以手术和放疗消除肿瘤，对于某些晚期患者，可减少人体的肿瘤负荷，也是延长人体生命的重要手段。

（2）延长生命，提高生存质量：对于某些病期较晚的患者，或者由于种种原因不能接受手术或放疗的患者，接受内分泌、免疫、化疗、中药等全身治疗，有助于控制病情进展，提高机体生存质量，维持"带瘤生存"状态。延长生命是治疗乳腺癌晚期患者的最佳原则，也是医学的最高原则。

（3）恢复患者身心健康：对于某些早期乳腺癌患者，接受手术，特别是接受乳房根治术——大范围手术切除后，患者女性的形体美被残酷破坏了。为了使患者恢复到患病前的心理和生理状态，需要进行乳房再造术和其他心理治疗。

综合上述原则，乳腺癌在病变尚局限于乳房或区域淋巴结时，应以局部治疗如手术或放射治疗等为主，辅以手术前后的全身治疗，如临床Ⅰ、Ⅱ期及部分Ⅲ期病例。而当病灶广泛或已有全身或远处转移时，则应以全身性治疗为主，局部治疗仅作为配合，为患者争取较长时间低痛苦的"带瘤生存"期。对于某些早期乳腺癌患者，应当考虑到手术后的乳房再造问题。

# 何谓乳腺癌的综合治疗方法

乳腺癌的综合治疗方法是指以外科手术为主的，根据不同情况辅以化学治疗、放射治疗、内分泌治疗及中医药治疗等方法中的一种或几种的综合治疗方法。

乳腺癌的综合治疗包括以下内容：

（1）外科手术治疗。手术治疗是乳腺癌的主要治疗方法之一，适应证范围较广。病灶仅限于局部或区域淋巴结的病例，首选的治疗方法是手术。自 1894 年 Halsted

建立了乳癌根治术以来，乳癌根治术一直作为治疗乳腺癌的标准术式。根据大量的病例统计，乳癌根治切除术后的5年生存率约为50%，10年生存率约为30%。近年来早期尚无腋窝淋巴结转移的病例实施根治切除术的5年生存率已逾80%。乳癌根治术是要求切除患侧的整个乳腺以及肿瘤周围至少5cm宽的皮肤、乳腺周围脂肪组织、胸肌和其筋膜以及腋窝、锁骨下所有的脂肪组织和淋巴结。手术的范围上至锁骨、下至腹直肌前鞘上段、外至背阔肌、内至胸骨旁或中线。

20世纪50年代，有些学者考虑到乳房内侧或中央部位的肿瘤有不少向胸骨旁淋巴结转移，因而提出了"乳癌扩大根治手术"。这种手术方法是在乳癌根治术的基础上，同时切除第2、3、4肋软骨和相应的肋间肌，包括胸廓内动脉、静脉及周围的淋巴结。

20世纪60年代以来，人们认为乳癌一开始就是一种全身性疾病，其手术预后较多地决定于肿瘤的生物学特性和机体的免疫反应，另外随着放射治疗、化疗、激素等辅助治疗方法的进步，人们为了保存乳房的外型和上肢的功能，一些学者转而主张缩小手术范围，提出了改良乳癌根治术、单纯乳房切除术、部分乳房切除术。乳癌手术治疗的目的是使原发肿瘤及区域淋巴结能得到最大的局部控制，减少局部复发，提高治疗后的生存率及生活质量。当前在众多的手术方式之中还没有一种公认的最好的适合于所有乳腺癌类型的手术方式，外科医师的工作之一就是依据每一位乳腺癌患者的肿瘤类型来确定最适合于她（他）的手术方式。

因此，乳腺癌外科手术治疗的基本原则是实施一种治愈率最高，而对乳腺的外型及功能影响最小的手术方法。绝不能够为了考虑术后功能及胸壁畸形而忽略局部治疗的彻底性。

（2）化学药物治疗：手术治疗和放射治疗后长期随访发现，凡是腋窝有淋巴结转移的患者，5年内约有2/3患者出现复发。如果侵犯的淋巴结达到或超过4个，则复发率更高。即使是无淋巴结转移的第一期病例，仍然有10%～16%死于血行转移。上述情况提示我们，大多数患者在接受手术或放射治疗时已经有血行转移存在，只是未被发现而已。因此，化学药物抗癌治疗是一种必要的全身性辅助治疗。接受化疗者应无明显骨髓抑制，白细胞 >4×10⁹/L、血红蛋白 >80g/L、血小板 >50×10⁹/L。根据统计，化疗一般可以降低术后复发率40%，但要求接连应用多个疗程，其中对绝经前患者疗效更好一些，而对绝经后患者的疗效要稍微差一些。对于较年轻的乳癌患者应该更积极地进行化疗。

（3）放射治疗：除少数病例应用于手术前以外，一般作为一种辅助的治疗方法应用于手术后，以防止局部复发，其疗效是肯定的。但对于确无淋巴结转移的早期乳腺癌，不必常规进行放射治疗，以免损害人体免疫功能。如手术时已经有转移，应于术后 2～3 周在锁骨上、胸骨旁、及腋窝等区域进行放疗。放射治疗对于孤立性的局部复发病灶，以及乳癌的骨转移病灶均有一定的姑息性疗效，但作用仅限于照射部位。单纯放射治疗效果不满意。

（4）内分泌治疗：内分泌治疗的疗效与患者的年龄、特别是已否绝经有很大关系。绝经前患者的内分泌疗法主要是借卵巢切除或 X 线照射卵巢以达到抑制乳癌和其转移灶生长的目的。雄激素对于绝经前患者也有同样的作用，尤其对于骨转移癌灶疗效较为满意。

近年发现约 60%～70% 患者的癌细胞中有雌激素受体，这些癌细胞又称之为激素依赖性癌细胞。激素依赖性癌细胞的增长与雌激素受体的存在密切相关，因此，受体检测阳性的乳癌患者应用雌激素拮抗药物可以获得较好的抑癌作用，有效率约 60% 左右，而受体阴性者有效率仅 10% 左右。为此，手术切除标本除进行病理检查以外，还应当检测激素受体，这不仅对术后综合治疗方法的选择有重要意义，而且对预后的判断也有一定作用。常用的雌激素拮抗药物为三苯氧胺。

（5）中医中药治疗：在第 15 届国际癌症大会上，中医中药与手术、放疗、化疗及免疫疗法同样被公认为当前防治癌症的五大手段之一。我国特有的中医中药和中西医结合防治肿瘤的研究，在临床、实验、预防、方药和诊断方面均取得了令人瞩目的进展。尤其是提高癌症患者的生存率、减轻放化疗的毒副作用以及对放化疗的增敏作用诸方面的成绩更是令人欣慰。作为乳腺癌辅助治疗方法之一的中医中药治疗，在

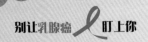

我国已经广泛为各学科医师所采用。

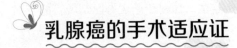

## 乳腺癌的手术适应证

乳腺癌有几种不同的切除术式，各种术式分别有其各自的手术适应证。

多年来，外科医师一直都在寻找一种治愈率最高、而对乳腺的外型及功能影响最小的手术方法，然而，当前在众多的手术方式之中还没有一种公认的、最好的适合于所有乳腺癌类型的手术方式。因此最佳的方法就是依据患者不同的乳腺癌类型来选择最适合的手术方式。

目前临床常用的手术方法有：乳腺癌根治术、乳腺癌扩大根治术、乳腺癌改良根治术、单纯乳房切除术及乳房部分切除术。

以下分别介绍各种术式的手术适应证：

（1）乳腺癌根治术。一般认为适应于符合国际临床分期0、Ⅰ、Ⅱ期及部分Ⅲ期而无禁忌证的患者。然而近年来由于早期乳癌的发现率增高，乳腺癌的手术趋于缩小，对于符合国际临床分期0期及部分Ⅰ、Ⅱ期乳癌患者，有人认为已不适用于标准的乳腺癌根治术。

在腋窝触诊中即使已经发现了肿大淋巴结，也难以完全确认是否已经发生了淋巴结转移，在这些肿大淋巴结的术后病理切片中可见其2/3的病例已经发生转移。另外仅仅根据触诊还难以判定淋巴结转移的程度（淋巴结转移的多寡）。即使临床触诊没有发现淋巴结转移，术后也发现有10%～20%的转移病例。因此，有的学者提出了更具体的手术适应证。

①标准适应证：肿瘤的大小为5cm以下，位于乳房的外侧半，腋窝已触及肿大淋巴结。

②特殊适应证：肿瘤的大小已超过5cm；或者与肿瘤的大小无关，肿瘤已经与胸壁固定，出现皮肤的浸润、溃疡及橘皮样改变，以及经过术前治疗已使乳癌达到上述适应标准的病例。

（2）乳腺癌扩大根治术。乳腺癌扩大根治术是指在乳癌根治术的同时，切除胸骨旁（即乳内血管旁）的淋巴结。适应于原发癌位于乳腺的中央区或内侧区的患者，尤其临床检查腋淋巴结有转移期患者。

（3）乳腺癌改良根治术。乳腺癌改良根治术适用于乳腺癌的Ⅰ期或Ⅱ期早期患者。

（4）单纯乳房切除术。其适应证为：①原位乳癌。②微小癌或湿疹样乳腺癌灶仅限于乳头者。③年老、体弱、一般情况差，不适合于根治手术者，可以采用单纯乳房切除术，必要时行术后放射治疗。④局部晚期病灶，作为综合治疗的一部分实施单纯乳房切除术。

（5）乳房部分切除术。乳房部分切除术适用于早期的没有淋巴结转移的乳腺癌。病例的选择为，肿瘤的直径应小于4cm，与皮肤以及胸肌无粘连；腋窝可以触及孤立的肿大淋巴结，但与胸壁及腋部的血管及神经束无粘连；同时乳房必须足够大，使手术后可以获得满意的乳房外形。

# 乳腺癌的手术禁忌证

外科手术治疗方法是乳腺癌的主要治疗方法，对于各种不同的手术方式都有其相应的手术禁忌证，因此只有掌握每种手术术式的禁忌证，才能够避免带来不必要的手术风险。

（1）乳腺癌根治术：一般认为其禁忌证分为全身性的禁忌证及局部病灶的禁忌证。

①全身性的禁忌证：a肿瘤已经发生了远处转移的病例；b患者的一般情况很差，已经出现恶病质者；c重要脏器（心、肺、肝脏、肾脏等）有严重的疾病，不能够耐受手术的患者；d年老体弱不适合手术者。

②局部病灶的禁忌证：a.有以下5种情况中的任何一项者：皮肤橘皮样水肿，已经超过乳房面积的一半以上；主癌灶周围皮肤可见结节型卫星癌灶；肿瘤直接侵犯胸壁；胸骨旁淋巴结肿大，并已经证实为转移；锁骨上淋巴结肿大，病理证实为转移；b有以下5种情况中任何两项以上者：肿瘤破溃；皮肤橘皮样水肿，占全乳腺面积的1/3以上；肿瘤与胸大肌固定；腋窝淋巴结最大直径超过25cm或者肿大淋巴结已经融合成团；肿大淋巴结已经与皮肤或者深部组织粘连。

（2）乳腺癌扩大根治术：乳腺癌扩大根治术是在乳癌根治术的同时，切除胸骨旁（即乳内血管旁）的淋巴结。

实施乳癌根治术还是选用乳腺癌扩大根治术，目前在乳腺外科医师中仍然存在很多不同的看法，各家的报告也不一致。国外一份有关6个国家合作对1443例乳腺癌的手术治疗的报道，其中行根治术的746例，扩大根治术的197例。治疗结果表明，乳腺癌扩大根治术仅对病灶位于中央或乳腺内侧、腋窝淋巴结已经有转移的病例其5年生存率比根治术的病例提高近20%，对其他组的病例无明显差别。有的外科医师认为一旦发生乳内血管旁淋巴结转移则预后很差，即使有转移也不能够单纯依靠手术治愈。此外如前所述，乳癌一开始就是一种全身性的疾病，乳腺和区域淋巴结切除得再彻底也解决不了全身其他脏器转移的问题；而且扩大根治术有较明显的并发症，术后对乳腺的外形以及患侧上肢的功能都有很大的影响，所以目前已很少应用乳腺癌的扩大根治术。

（3）乳腺癌改良根治术：其全身性禁忌证基本与乳腺癌根治术的全身性禁忌证相同。乳腺癌根治术的局部病灶的禁忌证同样也适用于乳腺癌改良根治术。此外对于Ⅲ期乳癌也不适合实施改良根治手术。

（4）单纯乳房切除术及乳房部分切除术：这两种手术术式是在乳腺癌改良根治术的基础上进一步缩小的乳房手术。由于手术的缩小，减少了切除范围，也减少了手术对患者的损伤，从而也就相对提高了患者对手术的耐受性，因此，其全身性禁忌证可以较乳腺癌根治术的全身性禁忌证适当放宽些，而局部病灶的禁忌证则应要求得更严格一些。单纯乳房切除术及乳房部分切除术的手术缩小，其适应证范围也较窄，因为不适当的缩小手术有可能导致癌细胞的残留而使癌症复发，所以在适应证范围以外的病例均不应实施单纯乳房切除术及乳房部分切除术。

## 乳腺癌手术的术前准备

乳腺癌的手术不可避免地会给患者造成一定程度的心理和生理负担。因此，手术前要对疾病进行细致的检查及诊断，以免给患者造成不可挽回的损失。手术前还应对患者的全身情况有足够的了解，估计患者的手术耐受力，包括要了解患者的心、肺、肝、肾、内分泌、血液、免疫系统功能及营养和代谢状态等。因此，必须详细询问病史，全面进行体检，并作常规的实验室检查，如果发现有问题或者实施的是大手术，还需要进行一些涉及重要器官功能的特殊检查。

从患者对手术耐受力的角度来看，可以分为两类：

第一类，耐受力良好，指患者的全身情况良好，乳腺癌对全身只有较少影响，重要器官无器质性病变或其功能处于代偿状态。只要进行一般性的术前准备后，便可实施任何类型的手术。

第二类，耐受力不良，指患者的全身情况欠佳，乳腺癌已对全身造成明显影响，或重要器官已有器质性病变，已有功能失代偿的临床表现。需作积极和细致的特殊术前准备后，方可实施手术。

（1）一般性的术前准备，主要包括心理和生理两个方面的准备。①心理准备：主治医师应将疾病的诊断、手术方法、可能发生的各种并发症，以及预防措施等各方面都进行充分的研究讨论，对患者及家属就实施手术的必要性、可能取得的效果、手术的危险性、可能发生的并发症，以及术后恢复过程和预后等都要交代清楚，以取得患者的信任和配合。患者及其家属也应当毫无保留地向主治医师询问自己有关乳腺癌手术、预后等的担心，并获得主治医师的解释，以便对手术有更充分的心理准备。②生理准备：主要是指维护患者生理状态的准备，使患者能够在较好的状态下，安全度过手术。a.适应手术后变化的锻炼：多数患者不习惯在床上大小便，手术前就应练习。手术后患者常因切口疼痛不愿咳嗽，应在手术前教会正确的咳嗽及咳痰的方法。有吸烟习惯的患者，术前2周应停止吸烟。b.在实施较大的乳癌手术前应做好血型检定和交叉配合试验，备好一定数量的全血。c.手术前应采取各种措施预防感染。提高患者的体质，严格掌握无菌原则，手术操作轻柔，在实施较大的乳癌手术前可以预防性应用抗生素。d.乳腺癌的手术前可以不必限制饮食，但从手术前12小时开始应当禁食，4小时开始禁止饮水，以防因麻醉或手术过程中的呕吐而引起窒息或吸入性肺炎，必要时可以应用胃肠减压。在手术前一日应作肥皂水灌肠。e.最好在实施较大的乳癌手术前1周左右时间，通过口服、注射或静脉高营养方法为患者提供充分的热量、蛋白质和维生素。f.其他准备：如果发现患者有体温升高或妇女月经来潮等情况，应延迟手术日期。手术前晚可以给予镇静剂，以保证患者的充足睡眠。进入手术室前应排空尿液，估计手术时间长的患者还应留置导尿管。此外，应将患者的活动义齿取下，以免麻醉或手术过程中脱落或咽下。

（2）特殊的术前准备。对手术耐受力不良的患者，除了要做好一般性的术前准备外，还需要根据患者的具体情况，做好特殊准备。①营养不良：营养不良的患者耐受失血、休克的能力降低，组织的愈合能力降低，易发生感染。应在术前尽可能地补充营养，最好能够达到氮正平衡。②高血压：患者的血压在213/133kPa以下，可以不必做特殊准备。血压过高者，在术前应适当地应用降压药物，使血压控制于一定程度，但并不要求降至正常后才做手术。③心脏病：心脏患者实施手术的死亡率是无心脏病者的28倍，心脏病的类型与手术的耐受力有关，心脏患者的乳腺癌术前准备应在心脏专科医师的指导下实施。④呼吸功能障碍：凡有呼吸功能不全的患者，都应作血气分析和肺功能检查。严重肺功能不全或极差的患者，手术前并发感染者，必须积极治疗，控制感染，否则不能实施手术。⑤肝脏疾病：常见的是肝炎和肝硬化。凡有肝病者术前都应作各项肝功能检查。肝脏的轻度损害，不影响手术的耐受力；当肝功能有严重损害，表现有明显营养不良、腹水、黄疸时，一般不宜实施乳癌根治手术。凡是有肝脏疾病的乳腺癌患者，都应通过各种途径，改善全身状况，增加肝糖原储备量。⑥肾脏疾病：凡有肾疾病者都应进行肾功能检查。轻、中度肾功能损害患者，经过适当的内科治疗，都能较好地耐受手术。⑦正在应用激素治疗或在6～12个月内曾经用激素治疗超过1～2周者，肾上腺皮质功能就可能受到不同程度的抑制，可在手术前2日开始，应用氢化可的松，每日100mg；第3日即手术当天，应用300mg。在手术中，出现低血压者，可以静脉注射100mg。手术后每日100～200mg，直至手术性应激过去后，便可停用。⑧糖尿病：糖尿患者对手术的耐受力差，易出现术后并发症。手术前应使患者的血糖稳定于轻度升高状态（5.6～11.2mmol/L）、尿糖＋～＋＋。这样不仅对人体没有害处，而且不致因胰岛素过多而发生低血糖，也不致因胰岛素过少而发生酸中毒。如果患者应用降血糖药物或长效胰岛素，均应改用胰岛素皮下注射，每4～6小时一次，使血糖、尿糖控制于上述水平。手术应在当日尽早实施，以缩短手术前禁食时间，避免酮生成。

值得提出的是，在为乳腺癌患者进行特殊的术前准备时，针对其各个脏器的疾病，应当请有关的各个专科医师会诊，认真倾听专科医师的意见，从而使术前准备更加完善，提高手术的安全性。

# 乳腺癌手术的治疗方式

目前临床常用的乳腺癌手术的治疗方式大体上有5种术式，即乳腺癌根治术、乳腺癌扩大根治术、乳腺癌改良根治术、单纯乳房切除术及乳房部分切除术。

以下分别简要介绍此5种手术治疗方式的基本原则及麻醉方式等。

（1）乳腺癌根治术：自Halsted和Meyer创用乳腺癌根治术开始，本术式一直为国内外外科医师所采用，已成为国内外乳腺癌手术治疗的标准术式，其手术原则也成为乳腺癌手术治疗的基本原则。该手术原则是：①原发癌巢及区域淋巴结应作整块切除；②切除全部乳腺组织，同时广泛切除其表面覆盖的皮肤；③切除胸大肌及胸小肌；④腋窝淋巴结作彻底的扩清。

本术式的麻醉一般采用气管内插管的全身麻醉，或高位硬脊膜外麻醉。对高位硬脊膜外麻醉失败，或患者有高血压、精神比较紧张者，则可采用全身麻醉。

（2）乳腺癌扩大根治术：乳腺癌扩大根治术是在乳癌根治术的同时，切除胸骨旁（即乳内血管旁）的淋巴结。适应于原发癌位于乳腺的中央区或内侧区的患者，尤其临床检查腋淋巴结有转移的患者。常采用的术式有胸膜内式（Mascagni氏式）和胸膜外式（Urban氏式）。麻醉方法与乳腺癌根治术相同。

（3）乳腺癌改良根治术：作为一种标准乳癌根治术的改良术式已经为全世界的外科医师所采用，与标准的乳腺癌根治术主要区别在于保留了胸大肌或同时保留胸小肌，对腋窝淋巴结的扩清与一般根治术同样进行。术后是否需要辅助治疗与一般根治术相似，主要视腋淋巴结的病理检查有无转移、肿瘤细胞的分化程度及激素受体的测定结果而定。

乳腺癌改良根治术有两种方式：①保留胸大肌的改良根治手术（即 Patey 或 Dyson 手术）；②同时保留胸大肌及胸小肌的改良根治手术（即 Auchincloss 或 Madden 手术）。麻醉方法与乳腺癌根治术相同。

（4）单纯乳房切除术：是一种缩小的乳房手术，仅实施乳房切除及胸大肌筋膜的切除。麻醉方法采用硬膜外麻醉，年老体弱不宜用硬膜外麻醉时也可采用肋间神经阻滞辅以局部麻醉。

（5）乳房部分切除术：仅切除部分乳房或仅切除 1/4 乳房，切除腋窝淋巴结的目的是了解腋窝淋巴结是否受累，明确乳癌的分期，决定是否应用辅助化疗及预测预后，同时控制区域性疾病。腋窝淋巴结的切除应包括腋中、下群的水平。一般情况下腋窝部切口与原发癌巢的切口不相连，当肿瘤在乳腺的外上方时，腋窝部切口可以与原发癌巢的切口相连。

本术式包括 Fisher 方法及 Eeronesi 方法。麻醉应在全身麻醉或硬膜外麻醉下实施手术。

## 怎样评价各种不同术式的治疗效果

乳腺癌的手术治疗包括各种不同的手术方式，每一种手术术式都有其相应的适应证，当前在众多的手术方式之中还没有一种公认的最好的适合于所有乳腺癌类型的手术方式，外科医师的工作之一就是依据每一位乳腺癌疾病患者的乳腺癌类型来确定最适合于她（他）的手术方式。因此对于任何一种术式的评价都应该建立在其相应的适应证范围内，如果一开始所选择的适应证就已经错了，那么一定得不到良好的治疗效果。

（1）乳腺癌根治术。据日本文献报告，其5年生存率为79.5%～85.5%，5年治愈率约为74%。

（2）乳腺癌扩大根治术。文献报告将根治术与扩大根治术的远期疗效进行比较发现，对于Ⅰ期乳癌病例并无差别，Ⅱ、Ⅲ期乳癌扩大根治术较根治术为好。对于癌巢位于乳房中央及内侧的病例，扩大根治术的5年生存率比根治术的高73%，10年生存率比根治术的高14.9%。但是就乳癌的术后常见并发症来看，扩大根治术的为45%，根治术的为18%，两组比较差异显著。

日本文献报告，在正确掌握手术适应证的情况下，扩大根治术的5年生存率为84.4%，5年治愈率约为65.5%，与根治术的治疗效果基本相同。

（3）乳腺癌改良根治术：乳癌病灶的长径在10cm以内的病例实施本术式的5年生存率为97%，10年生存率为93%。乳癌的长径在20cm以内，且术后病理未见腋窝淋巴结转移的病例,实施本术式的5年生存率及10年生存率也可达到90%以上。Ⅰ、Ⅱ期乳癌病例，无论是术后生存率还是复发率，乳腺癌改良根治术与乳癌根治手术并无明显的差异。对于Ⅲ期乳癌，有报告认为乳腺癌改良根治术的复发率要高一些。

对于单纯乳房切除术及乳房部分切除术，国内外学者的评价尚不统一。一般认为只要严格掌握手术适应证,并辅以有效的术后治疗,是可以获得较好的治疗成绩的。这种适用于早期乳癌的缩小的乳腺切除手术目前在我国尚刚刚开始实施，有关术后长期生存的资料还有待于积累。欧美及日本的学者认为，只要严格掌握手术适应证，并辅以有效的术后治疗，实施缩小的乳房手术也可以获得与乳癌根治术相似的术后生存率，同时还可以得到更好的术后生活质量。也有一部分日本学者的资料显示，缩小的乳房手术的术后复发率要较乳癌根治术的术后复发率略高一些，故认为应当慎重实施这类手术。

## 何谓乳腺癌的放射治疗

放射治疗是指运用可控的人工放射线（γ线、X线、电子线、α线、β线、中子线等）照射的方法，对机体组织细胞产生电离杀伤作用，达到杀伤癌细胞、治愈癌症的目的，是一种十分有效的治疗恶性肿瘤的方法。它的作用机制是，高能放射线在穿透组织细胞过程中释放出能量，产生电离效应，直接或间接破坏细胞生物体内的 DNA 和大分子蛋白，影响细胞的代谢、生长和分裂，最终导致细胞死亡。

放射线用于治疗乳腺癌已经有近 100 年的历史。在早期，放疗仅仅是作为手术的补充和晚期病例的姑息手段；1941 年开始用于单纯乳房切除术加放射来替代乳房根治术，使放疗进入乳腺癌治疗的第一线；1954 年又进一步用于单纯肿块摘除术加放射治疗早期乳腺癌。对没有手术机会的晚期乳腺癌病例，放射治疗也可以获得较好的局部控制，提高生存率。当前，随着高能物理学、放射生物学和现代技术设备的进展，放射治疗已成为乳腺癌局部治疗的重要手段之一。对于已经有远处转移如脑转移、骨转移等的乳腺癌病例，放射治疗可以控制病情，延长生命，提高生存质量。

放射疗法作为一种治疗乳腺癌的有效手段，具有如下特点：①对人体正常组织破坏较小，可以保持人体的正常外形。②实施照射过程受人体解剖的限制性较小，对手术无法切除的淋巴结和癌组织可以通过局部照射达到杀伤目的。③某些晚期乳腺癌出现骨、脑、肝转移而无法手术治疗时，放射治疗仍然有效，可以起到缓解病情、控制症状、延长生命的作用。④某些有手术禁忌证的患者仍然可以接受放射治疗。

## 乳腺癌放射治疗的适应证有哪些

乳腺癌细胞对放射线杀伤具有中等敏感度，因此在乳腺癌的治疗中，放疗往往作为综合方法之一，与手术、化疗相配合，以期达到根治目的。放疗在乳腺癌治疗中适用于：术前放疗、术中放疗、术后放疗、姑息放疗、治疗转移癌等几个方面。

（1）术前放疗：可以提高手术切除率，降低局部或区域性复发率及转移率。主要适用于某些原发癌较晚期的病例：①原发灶较大，估计直接切除有困难者；②肿瘤生长迅速，短期内明显增大者；③原发灶有明显皮肤水肿、溃疡或与胸肌粘连者；④腋窝淋巴结较大或与皮肤及周围组织明显粘连者；⑤应用术前化疗肿瘤退缩不明显者。实施术前放疗，可以杀伤一定数量的癌细胞，缩小癌肿体积；使癌肿周边细胞丧失活力，杀伤侵入淋巴管内的癌细胞，有利于手术彻底切除；使原发灶及转移灶受到抑制，肿块局限，从而减少手术操作引起血行播散的可能性，提高生存率。

（2）术中放疗：可以减少局部皮肤放射性损伤，减少局部复发。对于某些较晚期的病例，在手术切除及腋窝淋巴结清扫后，在术中实施整个术野的放射治疗，剂量较大，然后缝合皮肤。这样做可以一次性杀灭残存的癌细胞，防止术后复发，延长生存期。

（3）术后放疗：可以减少局部和区域性复发，限制远处转移，可以降低Ⅱ期病例局部和区域性复发率。适用于：①单纯乳房切除术后；②根治术后病理报告有腋中群或腋上群淋巴结转移者；③根治术后病理证实转移性淋巴结占检查淋巴结总数一半以上，或有4个以上淋巴结转移者；④病理证实乳内淋巴结转移者；⑤原发灶位于乳房中央或内侧者。

在手术后，对术野和腋窝淋巴结、锁骨上淋巴结实施放射治疗，可以杀灭残存的癌细胞，提高治愈率。对某些早期病例，可以采用小范围的癌肿切除，加术后放疗，既保持乳房整体外形和上肢功能，又同时达到了根治的目的。对某些较晚期的病例，在接受乳腺癌根治术后，实施放射治疗，可以限制残存肿瘤细胞的转移和复发。

（4）单纯根治性放疗：对某些年迈体弱的Ⅰ、Ⅱ期乳腺癌患者，同时又患有心血管疾病或其他内脏疾病而不适宜手术者，可以实施根治性放疗。

（5）姑息放疗：对某些已经丧失手术机会的乳腺癌病例，仍然可以实施放射治疗，以达到抑制肿瘤发展、控制病情、延长生命的目的。

（6）治疗转移癌：放射治疗是目前为止治疗骨转移疼痛的最好方法。对脑转移也可以起到抑制肿瘤生长，延缓生命的作用。

## 实施放疗应注意些什么

放射治疗尽管在人的整体外在表现上是非创伤疗法，但在细胞结构上却是一种损伤性方法。如何把握放射治疗的度，从而保证既达到治疗目的，又避免产生严重的副作用，这些都需要由专业医师在放疗前作出科学可行的治疗方案。

在放疗中，需要注意以下几点：注意放疗与其他治疗方法的结合；注意对放射线种类、照射野设置、照射剂量等的选择和计划；注意对放射性损伤的预防和身体调养。

放射治疗对人体也会造成相当程度的打击，因此应当在放疗中格外注意调养身体，增强机体的抵抗力，保证治疗能够顺利完成。

## 常见的放疗并发症有哪些

放射治疗的并发症有局部组织损伤和全身损伤。局部损伤有放射性皮炎、放射性食道炎、放射性肺炎、放射性骨炎等；全身损伤有消化系统副反应和骨髓抑制。

（1）局部损伤：①放射性皮炎：放射初期可见皮肤发红，发痒，类似日晒性皮炎改变；放射中期皮肤色素沉着，变厚粗糙，毛孔粗黑；放射后期在乳房皱褶、腋窝区可出现湿性脱皮，局部皮肤浮肿，严重时出现水疱，继而破溃，糜烂甚至溃疡。②放射性食道炎：在放射中后期，患者可感到胸骨后不适，进食或饮水时有烧灼感，严重时可出现吞咽阻塞。这是由于食道在放射线损伤下，出现黏膜充血、水肿所致。③放射性肺炎：在放射后期出现，患者干咳、患侧胸闷痛，继发感染时发热，实验室检查可有白细胞总数增高等。X线检查可发现患侧肺纹理增粗，严重者可有淡片状阴影。少数病例可转化成肺纤维化。④放射性骨炎：在放射后期出现，多发生在肋骨、锁骨等照射野内。初期无自觉症状，往往在发生自发性病理性骨折时才被发现。⑤软组织纤维化：在放射后期出现，常表现为局部组织变硬，失去正常组织的弹性。⑥上肢水肿：对接受腋窝淋巴结清扫后的病例，放射治疗可加重局部的淋巴管道损伤，在放疗后期出现患侧上肢水肿。⑦其他：个别病例还可出现臂丛神经损伤、放射性胸膜炎等等。

（2）**全身副反应**：①消化道反应：放疗初期患者常出现口干、大便干燥；在放疗中、后期，患者可发生食欲减退、恶心、呕吐。②骨髓抑制：多发生在放疗后期，表现为全身乏力，血液学检查发现白细胞（WBC）总数下降。

# 如何处理放疗并发症

由于放射治疗是可控的人工放射线照射过程，放射并发症多为一过性疾患，并不影响放疗的进程。大多数患者只要给予对症治疗即可。但个别时候，某些患者也会发生严重并发症，使得放疗不得不终止。因此积极预防和治疗并发症，在整个放疗过程中是非常重要的。

（1）**放射性皮炎**：在放射治疗期间，患者应当注意照射野皮肤的清洁，注意用清水清洗，不用肥皂等刺激性物品，忌讳用力擦洗局部皮肤，以免皮肤破溃。清洗后可在局部涂少许油脂防护品，以防皮肤干燥。对水疱可以涂少许龙胆紫使局部干燥；出现湿性脱皮时，应注意适当暴露皱褶区皮肤，局部衬垫干净纱布。放射治疗期间如在局部皮肤用药，应征得放射专业医师的许可，由于某些药物可能在放射线照射下发生激发射线，应当谨慎选用。

（2）**放射性肺炎（肺纤维化）**：在放射期间发生干咳、胸闷、气喘、发热等时，应当及时做X线胸部检查。轻度病变时可以对症治疗，严重时需要给予糖皮质激素治疗。

（3）**消化道反应**：在放疗期间，患者应当多饮水，多食新鲜蔬菜、水果，保持充足的营养。在出现食欲障碍时，可以补充多种维生素，给予少量胃动力药，促进胃肠蠕动。

（4）**骨髓抑制**：在放疗期间，应当每周检查血液指标；给予充足的营养和丰富的维生素。在发生骨髓抑制时，可以给予维生素 $B_4$、维生素 $B_6$ 等促进白细胞生长的药物治疗。雄性激素或孕酮对刺激骨髓造血功能具有较好的作用。

## 何谓乳腺癌的化学治疗

乳腺癌的化学治疗是一种应用抗癌药物抑制癌细胞的分裂，破坏癌细胞的治疗方法。化学治疗方法（简称化疗）是在 20 世纪初叶德国的近代治疗学家首先使用的名词。

抗癌药物经静脉注射或口服进入血液，随血流被运至周身，攻击体内隐藏的癌细胞将其破坏。无论是身体什么地方存在有癌细胞，抗癌药物都可以将其全部破坏，所以有良好的全身治疗效果。

现代医学认为，乳腺癌是一种全身性的疾病。当然在癌症的早期只是在某一确定的部位出现局限性的癌巢，进一步发展可以波及到全身（转移）而成为一种全身性的疾病。乳腺癌的主要治疗方法中的外科疗法、放射治疗方法都是一种强有力的局部治疗方法，如果进行全身性治疗的话，化学治疗方法虽然有着不可避免的副作用，但是在乳腺癌的治疗及延长患者的生命方面还是疗效很好的。化疗是乳腺癌全身性治疗的最佳治疗方法。

## 乳腺癌的化疗方式

乳腺癌的化疗方式可以分为乳腺癌的手术前化疗、乳腺癌的手术后化疗及晚期乳腺癌的化疗。

（1）乳腺癌的手术前化疗：乳腺癌的手术前化疗方法又称之为新辅助化疗。过去认为乳腺癌的手术治疗，其效果在于能否成功地把最后残存的癌细胞完全切除，但是从现代外科肿瘤学的概念来看，这一观点是较难成立的。现代外科肿瘤学认为乳腺癌是一种全身性的疾病。临床上的早期癌症，不等于体内没有微小的转移癌灶，而是当肿瘤大于 $1cm^3$，重 1g 时，也就是癌细胞达 10 亿（$10^9$）时才能够被临床检查出来。目前的诊断方法，还不能够检查出 10 ～ $10^8$ 癌细胞的病变，术前化疗的目的首先是控制原发癌灶，期望通过化疗使癌肿缩小，降低乳腺癌的临床期别，有利于手术或放疗；另外是提高对微小转移病变的控制，减少术后复发和播散。许多资料已经表明，癌症治疗失败的主要原因，是不能够控制患者体内存在的微小转移病变。如Ⅱ期乳腺癌在诊断时就有高危微小转移播散性病变，所以不仅要用手术或放疗控制原发癌灶，而且要用化疗控制播散性的微小转移病灶。

（2）乳腺癌的手术后化疗：乳腺癌经根治性的切除后，为了进一步消灭体内可能存在的微小转移癌灶，采用术后辅助化疗，亦称保驾化疗。常见一些实体瘤手术或放疗后的远期生存率不满意，失败的主要原因是，治疗时有癌细胞进入血液，特别是已经存在的远处微小转移病灶，如果不及时处理，势必逐渐生长，最后危及生命。因此，术后应实施辅助化疗，以有效地防止和治疗那些可能存在的转移灶。

（3）晚期乳腺癌的化疗：晚期乳腺癌采用化疗的治愈率很低，但是姑息性疗效可以达50%以上，可以使生存期延长，生活质量改善。

乳腺癌的化疗方式按给药的途经不同又可以分为口服抗癌药物化疗方法及静脉给药化疗方法。口服抗癌药物产生的化疗副作用较小一些，可以长期用药，但是由于药物要经过消化道吸收，所以根据患者的吸收情况不同，其疗效也有差异；静脉给药化疗方法，由于药物直接进入血流，可以较迅速地杀伤癌细胞，临床上多用静脉给药化疗方法。

近年来，对于已失去手术时机的进展期乳癌及局部复发的乳癌，又开发了经锁骨下动脉及胸廓内动脉入路的动脉化疗方法。经动脉化疗方法与上述的化疗方法不同之处在于，其是一种有效的局部化疗方法。

# 何谓乳腺癌的新辅助化疗

实施乳腺癌辅助化疗的原则之一就是，手术后尽早地开始辅助化疗。这种在手术后早期便实施的辅助化疗称之为乳腺癌的早期辅助化疗。一般认为，应该在手术后2周内开始实施，如无特殊情况，最迟不宜超过手术后4周，这在乳腺癌以及大肠癌的治疗中已经得到证实。近年来有的国外学者已将术后的早期辅助化疗提早到手术后第1日开始，并未出现更多的并发症，远期疗效尚有待于进一步追踪观察。目前，有学者认为，化疗的时机应是越早越好，甚至可以提早到术前。这种将化疗时间提早到手术之前实施的方法，即术前化疗方法，称之为"新辅助化疗方法"。新辅助化疗是乳腺癌综合治疗策略的新发展，有一定的理论基础和科学根据，临床实践亦证明了它对乳腺癌的治疗是有益的，因此得到了越来越多的认可及广泛的临床应用。新辅助化疗方法的主要优点是：①控制原发病灶，最大限度地使晚期肿瘤缩小，临床期别降低，以便能够手术切除或能够放疗。②控制微小转移病灶，癌瘤往往不是一个局部性疾病，应用手术治疗或手术＋放疗的综合治疗后可使全身治疗推迟 1 ～ 4 个月。实验证明，这种推迟将增加肿瘤对药物产生耐药性的危险。因为显微镜可见的肿瘤负荷，增加 5 个倍增时间或小于 2 个对数值的增加，产生耐药的突变细胞的危险性可增加 5% ～ 95%。

## 何谓乳腺癌的保驾化疗

众所周知乳腺癌的首选治疗方法是手术方法，但是并不是手术切除了乳腺原发癌巢及淋巴结的患者就获得了治愈。近年来已经有人认为，乳癌一开始就是一种全身性的疾病，即使是无淋巴结转移的第一期病例，仍然有 10% ～ 16% 死于血行转移。因此，乳腺癌经根治性的切除后，为了进一步消灭体内可能存在的微小转移癌灶，有必要在手术后实施应用抗癌药物进一步进行治疗的辅助治疗方法，临床上称之为辅助化疗，亦称保驾化疗。

乳腺癌保驾化疗的有效性在于：① Gomptrtzian 定律，肿瘤的主体被手术切除以后，身体内残存转移灶的癌细胞总负荷数量大为减少，此时处于 $G_0$ 期的癌细胞恢复进入分裂增殖周期，瘤体倍增时间大为缩短，此时正是化疗药物发挥杀伤作用的好时机，否则等发展到一定程度，癌细胞增殖比率（Gf）缩小，将贻误化疗药物发挥作用的时机，所以手术后尽早地开始化疗，可获得事半功倍的效果。②由于癌细胞群内生长部分（Gf）与癌细胞总数呈反比，大型肿瘤（分裂增殖细胞占比例少）不敏感的药物有可能对较小转移癌灶（分裂增殖细胞占比例大）有效。

# 乳腺癌的单一化疗药物

临床常用的单一有效的乳腺癌化疗药物主要有：

（1）环磷酰胺（CTX）：CTX 是乳腺癌化疗中研究最广，应用最多的一个药物，总的有效率为 35%（10% ~ 62%）。在乳腺癌的治疗中，CTX 有各种各样的治疗方案。有作者认为，CTX 对绝经前或绝经后 1 年的患者有效率为 38%，绝经后 >5 ~ 10 年的有效率约为 18%，因而认为 CTX 对乳腺癌的疗效与卵巢功能有关。另外，CTX 对软组织病灶有效率可达 43%，骨转移病灶 24%，内脏病灶 28%，肝转移伴有黄疸无效。

（2）氮芥（HN2）：治疗乳腺癌的有效率为 35%（18% ~ 47%），如果大剂量间歇疗法有效率可增高。60 年代以后较少使用，主要考虑到该药的毒副作用较大。

苯丙氨酸氮芥（L-PAM）是烷化剂类药物中除 CTX 外的另一个目前常用的药物。有效率可达 30%。

（3）噻替哌（TSPA）:总有效率 30%（10% ~ 36%）。因为其骨髓抑制副作用较明显，现已不常用。

（4）氟脲嘧啶（5FU）:5FU 是抗代谢类药物在乳腺癌治疗中研究最广的一种药物，有效率可达 27%。

（5）氨甲喋呤（MTX）：乳腺癌的化疗中，MTX 是另一个被广泛采用的抗代谢类药物，总有效率为 34%（11% ~ 60%）。

（6）阿霉素（ADM）：阿霉素是目前治疗乳腺癌首选的单一药物，有效率可达 41%。

（7）丝裂霉素（MMC）:丝裂霉素刚问世时采用小剂量长期给药，结果疗效较低，毒性也大。近期发现间歇大量给药疗法（20 ~ 30mg/m$^2$，静脉注射，每 4 ~ 6 周给药）疗效可达 38%，毒性亦相对降低。

（8）米托蒽醌（MX）：MX 是蒽醌类抗癌新药，文献报告米托蒽醌对晚期乳腺癌有较高的疗效，而且毒性较低，安全，单用对无化疗史的晚期乳腺癌有效率为 15% ~ 36%。平均缓解期为 10 个月。

（9）顺氯氨铂（DDP）：近期发现顺氯氨铂对乳腺癌有一定的疗效，而且与剂量相关。顺氯氨铂 20mg/m² / 天，连用 5 天，每 3 周给药，有效率可达 25%。

# 晚期乳腺癌的联合化疗方案

从 20 世纪 70 年代开始，对晚期乳癌的治疗进入了联合化疗的新时期。联合化疗方案的药物组成应考虑以下几点：①药物单独应用时对乳腺癌有效；②不同的作用机制；③毒性不重叠，但毒性谱扩大。目前对晚期乳腺癌应用的联合化疗方案主要有：

（1）CMF 方案：CTX 400 ~ 500mg/m²，静注，第 1、8 天；MTX 10mg/m²，静注，第 3、5、11、13 天；5FU 400mg/m²，静注，第 3、5、11、13 天。

28 天为一周期，如作为根治术后的辅助化疗，连用 3 ~ 4 周期；3 ~ 6 个月后重复 3 ~ 4 周期。作为晚期患者的治疗，可根据患者对治疗的反应，决定使用的周期数，以达到最好的疗效。

（2）CAF 方案：CTX 400mg/m²，静注，第 1 天；ADM 40mg/m²，静注，第 1 天；5FU 400mg/m²，静注，第 1、8 天。

28 天为一周期，可连用 24 周期。ADM 蓄积量达 300mg/m² 时，以 MTX（10mg/m²，静注，第 3、5、11、13 天）代替。

（3）CMFVP 方案：CTX 10mg/kg、5FU 10mg/kg、MTX 10mg/kg 静注，每周 1 次，连用 3 周，然后 2 周 1 次。VCR 1mg/m² 静注，每周 1 次，PDN 60mg 口服，每周 1 次。

（4）CMF 方案：CTX 100mg/m² / 天口服，第 1 ~ 14 天；MTX 40mg/m²，静注，第 1、8 天；5FU 600mg/m²，静注，第 1、8 天。

每 4 周为一周期，可连续使用 1 年。

（5）CAMF 方案：CTX 50mg/m² 口服，第 1 ~ 14 天；ADM 20mg/m²，静注，第 1、

8 天；MTX 20mg/m$^2$，静注，第 1、8 天。

5FU 300mg/m$^2$，静注，第 1、8 天；每 4 周为一周期。

（6）AVP 方案：ADM 30mg/m$^2$，静注，第 1、8 天；VCR 14mg/m$^2$ 静注，第 1、8 天。PDN 20mg 口服，第 1～14 天。每 4 周为一周期。

（7）TF ＋性激素方案：TSPA 15mg/m$^2$，静注或肌注，每周 1 次；5FU 500mg/m$^2$，静滴 1～2 次/周，连用 2 周，休 1 周为一周期，可连用 3、4 周期。

# 怎样评价各种不同化疗方式的治疗效果

（1）乳腺癌的术前化疗：一是用于可切除的乳腺癌患者，为手术创造有利条件，尽早控制体内已存在的微小转移癌灶，减少术后的复发和播散；二是用于局限性晚期乳腺癌患者，使原发灶缩小，期别降低，以便能够手术或放疗，延长患者的生存期。

国内文献报告，对 112 例可手术的乳腺癌术前化疗病例的手术后随访结果表明，用药组与对照组 5 年无癌生存率分别为 81.7％及 67.9％（P>0.05），但可明显提高临床最常见的 II 期及绝经前患者的 5 年无癌生存率。术前化疗是乳腺癌综合治疗策略的新发展，它有一定的理论基础和科学根据，临床实践亦证明它对乳腺癌的治疗是有益的，联合化疗的客观有效率可达 50％以上。

同时，国内外学者也提出了术前化疗仍然期待解决的问题。①乳腺癌术前选用何种最佳化疗方案，应给多少周期或疗程最合适；②如何克服术前化疗的不利因素，如应用的化疗方案无效，抗癌药物所致的毒性等；③化疗后最佳的手术方法和切除范围以及如果实施放射治疗的敏感性与最佳剂量；④术前化疗作为综合治疗的一部分，在临床研究方法学上，需要确定每一种治疗方式的相对贡献。这些问题仍需要各位肿瘤治疗学者的进一步研究与探讨。

（2）乳腺癌的术后化疗：乳腺癌术后辅助化疗的研究已日趋普遍，但是研究结果尚不一致。Fesher 和 Bonadonna 进行的前瞻性随机试验结果已经为临床提供了有益的经验。① 1972 年 Fesher 等在用 TSPA 术后短期化疗的基础上，开始前瞻性随机研究，先后共进行 9 个方案研究组，其中随访 10 年的是 L-PAM 试验组。L-PAM 试验组，患者术后随机接受 L-PAM 0.15mg/kg/ 天，共 5 天，每 6 周重复给药，一共给药 2 年。随访 10 年后，辅助化疗组无复发率与对照组相差 8%（P=0.06），总生存率相差 5%（P=0.4）。但是绝经前（≤ 49 岁）组无复发生存率和总生存率较对照组均有显著提高，而绝经前腋窝淋巴结 1 ~ 3 个（＋）组更有显著差别。② 1973 年 Bonadonna 开始了 CMF 方案辅助化疗的前瞻性随机临床对照研究。手术后患者随机进入治疗组和对照组，治疗组 CTX 100mg/m$^2$ 口服，第 1 ~ 14 天，或 600mg/m$^2$ 静注；MTX 40mg/m$^2$，静注，第 1、8 天；5FU 600mg/m$^2$，静注，第 1、8 天。每 28 天为一周期，共用药 6 个或几个周期。7326 例患者随机分成应用 CMF 方案辅助化疗组及对照组，随访结果显示，3 年复发率 CMF 方案辅助化疗组为 26.3%，对照组 45.7%，有显著差异，绝经前的病例组差异更显著。随访 10 年结果表明，辅助化疗组与对照组相比无复发生存率有显著差别，总的生存率无显著差别。但是，绝经前治疗组的无复发生存率和总生存率均显著高于对照组。③绝经后患者应用 L-PAM 和 CMF 的 10 年随访结果表明只对绝经前患者有显著疗效，而对绝经后患者无显著性区别。这可能是由于：①绝经后患者接受的剂量不定；②绝经前和绝经后患者肿瘤的生物学行为有所不同，绝经前患者早期复发率高；③绝经后患者对化疗的敏感性低于绝经前。总之，绝经后患者应用辅助化疗的疗效不如绝经前的患者显著。

（3）晚期乳腺癌的化疗：其治愈率很低，甚至几乎无治愈率，绝大多数的患者最终复发和产生耐药性而成为难治性病例。其特点是此类患者均接受过强烈的放疗、化疗以及内分泌治疗，有不同程度的耐药性；患者一般情况差，骨髓常处于抑制状态。晚期乳腺癌化疗所期待的姑息性疗效可达 50% 以上，可以延长患者的生存期，改善生活质量。

至于选择口服化疗方式还是选择静脉化疗方式，一般认为如果患者的身体条件允许，实施静脉化疗方式可以获得更佳的疗效。

经锁骨下动脉及胸廓内动脉入路的动脉化疗方法，是与上述的化疗方法不同的局部化疗方法，本方法对于已失去手术时机的进展期乳癌及局部复发的乳癌有一定的疗效。

## 如何根据实际情况选择不同的化疗方式

（1）**乳腺癌的手术前化疗**：由于上述的乳腺癌手术前化疗方法仍存在一些需要进一步研究和探讨的问题，目前在国内外尚没有统一的乳腺癌手术前化疗的适应证范围。笔者以从事近20年肿瘤外科治疗的临床经验并参考国内外文献，提出以下看法。

乳腺癌的手术前化疗是有其疗效的，但应慎重实施，因为：①目前尚未确定乳腺癌术前化疗的最佳化疗方案，以及应给多少周期或疗程最合适，化疗前对每一个具体患者的疗效也无法判定，但是在已经明确乳腺癌诊断后的化疗过程中由于原发癌灶的存在，不能够排除发生转移的可能性；②抗癌药物所致的毒副作用可以降低患者的手术耐受能力、抗感染能力以及刀口愈合能力；③在部分患者由于化疗所致的癌巢或淋巴结的纤维化给实施手术操作增加了一定的难度。

综上所述，笔者认为对于能够手术切除的乳腺癌患者应尽早实施手术切除，而后辅以辅助化疗。对于较晚期的乳腺癌，在原发癌灶切除有困难的病例，应当实施术前化疗，以期降低癌瘤的期别，从而获得手术切除。

（2）**乳腺癌的手术后化疗**：乳腺癌患者手术后是否需要化疗，要依据手术后的病理检查结果而定。日本文献认为，在可能获得治愈切除的Ⅰ、Ⅱ、Ⅲ期乳腺癌中，Ⅰ期乳癌的乳癌根治术后5年生存率为90%～95%，Ⅱ期乳癌的术后5年生存率为75%～80%，Ⅲ期乳腺癌的术后5年生存率为30%～40%，故从乳癌根治术后5年生存率来看，对于Ⅰ期乳癌手术后可以不必实施辅助化疗，而对于Ⅱ、Ⅲ期乳腺癌术后应实施有效的辅助化疗。但是近年来人们已认识到乳腺癌是一种全身性的疾病，即使是无淋巴结转移的Ⅰ期乳癌，仍然有10%～16%死于血行转移。此外由于乳癌的早期发现及人们越来越对乳房外型的重视，乳腺手术已经趋于缩小，所以亦有

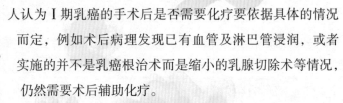

人认为Ⅰ期乳癌的手术后是否需要化疗要依据具体的情况而定，例如术后病理发现已有血管及淋巴管浸润，或者实施的并不是乳癌根治术而是缩小的乳腺切除术等情况，仍然需要术后辅助化疗。

美国国家卫生研究所（DNH）于1985年9月9日～11日召开了一个乳腺癌辅助化疗学术进展讨论会，会议认为辅助化疗和内分泌治疗是乳腺癌患者的有效的治疗方法。并提出了如下适应证：①腋窝淋巴结阳性的绝经前妇女，不论雌激素受体情况如何，均用已规定的联合化疗，应当作为标准的处理方案。②腋窝淋巴结阳性和雌激素受体阳性的绝经后妇女，应当首选内分泌治疗。③腋窝淋巴结阴性的绝经前妇女，并不普遍推荐辅助化疗。但对某些高危的患者，应当考虑辅助化疗。④腋窝淋巴结阳性而雌激素受体阴性的绝经后妇女，可以考虑化疗，但不作为标准方案推荐。⑤腋窝淋巴结阴性的绝经后妇女，不论其雌激素受体水平如何，没有常规化疗的指证，但某些高危患者应当考虑辅助化疗。

（3）晚期乳腺癌的化疗：一般认为，晚期乳腺癌化疗的姑息性疗效可以达50%以上，可以使生存期延长，生活质量改善，故对于晚期乳腺癌应进行姑息性化疗。晚期乳腺癌患者在内分泌治疗无效，或雌激素受体阴性、病变发展较快，从手术到复发时间短，尤其在小于1年内出现内脏的三处转移癌灶时，适用于化疗。绝经前，雌激素受体阴性的晚期乳腺癌患者应首选化疗。

从给药途径来看，口服抗癌药物产生的化疗副作用虽然较小一些，但是由于药物要经过消化道吸收，其疗效也有差异。在患者身体状况允许的条件下以采用静脉给药化疗方法为佳。

经锁骨下动脉及胸廓内动脉入路的动脉化疗方法是一种有效的局部化疗方法。

对于已失去手术时机的进展期乳癌及局部复发的乳癌可以考虑实施动脉化疗方法。

## 常见的化疗毒副反应

化疗的毒副作用是不能避免的，因为抗癌药物不仅仅破坏癌细胞本身，也有损伤正常细胞的作用（毒副作用）。现在临床应用的抗癌药物还没有仅作用于癌细胞而不作用于正常细胞的选择毒性作用。当前正在研究如何尽可能地提高抗癌药物的选择毒性。遗憾的是迄今还没有无副作用的抗癌药物，也仍然没有防止副作用的有效方法。

可以认为癌症是一种与生命有关的疾病，所以作为抗癌药物即使是有一定的副作用，只要能够治愈癌症也可以认为是一种好的药物。

抗肿瘤药物的毒副作用主要分为两大类，近期反应和远期反应。

近期反应包括即刻、早期和间期反应，发生在给药的4周之内。包括局部反应（局部静脉炎）、造血系统的损害（主要为骨髓抑制的表现）、消化道反应、心脏毒性、免疫抑制、泌尿系统损害、神经系统损害等等。

远期反应包括肺的纤维化、心肌炎、对生育的影响、致畸胎作用等等。

在乳腺癌的化疗中，常见的化疗毒副反应主要是骨髓抑制、消化道反应和心脏毒性。

骨髓抑制是最常见的，表现为各种血细胞数的减少。一般在用药后的 7 ~ 10 天出现粒细胞下降，14 ~ 28 天恢复，有时时间更长一些。粒细胞下降后的主要危险是感染，当粒细胞绝对数小于 $1 \times 10^9$ / L 时，感染的机会更大。血小板减少较粒细胞下降出现少，当血小板 < $20 \times 10^9$ / L 时，为出血的高危险期，$20 \sim 50 \times 10^9$ / L 则为低危险期。

消化道反应是很常见的，一般认为是抗癌药物刺激了"化学感受器区"后反射性地引起"呕吐中枢兴奋"，临床上表现为厌食、恶心、呕吐，其发生率约在80%左右。常在用药后1小时开始，持续24小时，有时可以连续 2 ~ 3 天。严重者可以导致电解质紊乱，加重营养不良及恶病质。此外，有的药物还可能引起口腔溃疡、食管炎、结肠炎等消化道症状。

造成心脏毒性的化疗药物主要是蒽环类药物，主要是以 ADM 为代表的。另外，高剂量的 CTX、MMC、DDP、5FU、阿糖胞苷等化疗药物也有可能引起心脏毒性。有人认为自由基可以导致心肌细胞膜或线粒体生物膜上磷脂质中不饱和脂肪酸发生过氧化反应、改变膜结构和通透性引起的心脏毒性。而 ADM 在人体内还原为半醌自由基，继而产生氧分子自由基，对心脏产生毒性。

由于新的化疗药物的开发，化疗技术的进步，联合用药以及采用预防用药来控制化疗毒副作用的发生，现在临床上发生化疗毒副作用的情况已有所减少。国外有关乳腺癌化疗的文献报告亦同。

## 如何处理各种化疗毒副反应

对于出现的化疗毒副反应，如果没有及时处理便有可能给患者带来不必要的痛苦，妨碍化疗的继续实施，严重的毒副反应甚至可能危及患者生命。在掌握处理各种化疗毒副反应方法的同时，还应掌握用药的剂量、给药方法、联合用药及预防用药方法，减少和预防毒副作用的发生。

副作用是能够治疗的。虽然抗癌药物有各种各样的副作用，但是一旦停止化疗，都能够得到治愈。在实际的临床治疗中，患者对所出现的副作用有很强的耐受性，因此疗效确切能够破坏癌细胞的抗癌药物均在临床上应用。

另外近年来，正在实施多种抗癌药物联合用药的治疗方法，即同时应用副作用各不相同的几种化疗药物，可以使副作用分散而抗癌疗效提高。应用这种化疗方法可以使所有的副作用减轻；副作用减轻以后，可以应用治疗副作用的药物来进行控制。此外还可以与温热疗法等治疗方法联合用药，而使抗癌药物的使用量减少。以下，介绍几种常见化疗毒副作用的处理原则与方法。

（1）骨髓抑制：当粒细胞绝对数降至 $3 \times 10^9 / L$ 时可以口服中西药物来促进白细胞的回升，当粒细胞绝对数小于 $1 \times 10^9 / L$ 时则应当输粒细胞，直至恢复，而且同时应用广谱抗生素预防感染。当血小板低于 $80 \times 10^9 / L$ 时，可以口服中西药物来促进血小板的回升，当血小板＜$20 \times 10^9$／L时，应输血小板，直至恢复。

（2）消化系统副作用：常在用药后1小时开始，持续24小时，有时可以连续2～3天。常规采用胃复安加镇静剂加激素预防，效果较好，90%以上的患者都可以顺利完成治疗。个别敏感性较高的患者可采用枢复宁等镇吐药物，同时积极配合支持治疗，帮助患者安全渡过化疗期。对于患者出现的口腔溃疡、食管炎、结肠炎等消化道症状，处理的方法是鼓励患者进食，注意口腔卫生，加用四氢叶酸类的解毒剂。

（3）心脏毒性：造成心脏毒性的化疗药物主要是蒽环类的ADM等药物。在应用ADM时，累计剂量应控制在500mg/m²以下，否则会导致心力衰竭，当ADM的累计剂量＞600mg/m²时，充血性心力衰竭的发生率高达30%。所以ADM的终身累计剂量应控制在550mg/m²以下。当患者接受综合治疗时，如果纵膈区放射剂量＞2000CGY时，ADM的累计剂量应控制在＜360mg/m²以下，如果患者有高血压、心脏病等伴随疾病时，使用时要更加谨慎。

# 何谓乳腺癌的内分泌治疗

早在1896年Beatson首次报告了患转移性乳腺癌的中年妇女，在切除卵巢之后病情得到缓解。Lett于1905年报道了99例实施双侧卵巢切除治疗晚期乳腺癌，有效率达41.3%，其中客观有效率为36.4%，同时绝经后患者用卵巢切除术方法治疗无效，从而确认有些乳腺癌的生长与内分泌有关。在应用内分泌治疗后，可使有些肿瘤细胞的分裂得到抑制，生长缓慢，使肿瘤的发展得到缓解。近20多年来，由于广泛开展了雌激素受体测定，能够帮助选择应用内分泌治疗的指征。内分泌治疗的作用机制与化疗不同，内分泌治疗主要是抑制癌细胞的分裂，其作用速度较化疗慢，获得部分或全部缓解常需要数周或数月。如果应用内分泌治疗有效的患者，其缓解程度、生存的质量均较应用化疗的病例疗效为好。

内分泌治疗包括去除内分泌腺体的治疗及内分泌药物的治疗。

# 乳腺癌的内分泌治疗方式

乳腺癌的内分泌治疗方式包括去除内分泌腺体的治疗及内分泌药物的治疗。

（1）去除内分泌腺体的治疗：是指实施外科手术切除或放射线照射分泌促进乳腺癌生长的激素（或其前身）的器官，包括卵巢切除术、肾上腺切除术和垂体切除术及上述器官的放射线照射治疗。目前较常用的为双侧卵巢切除术。有的医师认为，双侧卵巢切除术是治疗绝经前和绝经期妇女的标准首选方法；有的作者则认为，双侧卵巢切除术是治疗绝经前或绝经一年左右的晚期或复发性乳癌的主要方法。这一方法切断了雌激素的主要来源，手术过程安全，并可立即显示疗效。对于具有手术禁忌证的患者可予行放射去除内分泌腺体。由于去除内分泌腺体的治疗会导致暂时的和长期病态，也由于药物治疗的进展，除绝经期前病例采用卵巢切除术外，其他如垂体切除术、肾上腺切除术已极少采用。去除内分泌腺体的治疗很少得到完全的治愈，但可使一些患者的疾病得到数年的控制。

（2）内分泌药物的治疗：自从合成的雌激素和雄激素问世以来，乳腺癌的药物内分泌治疗才真正得以开展。尤其是能阻断雌激素结合和抑制肾上腺功能药物的发展，使手术切除内分泌器官的应用明显减少，而药物治疗则成为乳腺癌内分泌治疗的主要手段。这些药物可以产生与手术相同的疗效，又没有手术的危险和并发症，停药后可以恢复原腺体的功能，药物毒性小，因此近年来已经被广泛应用。用于乳腺癌内分泌治疗的药物包括性激素类药物如雌激素、雄性激素、黄体素及肾上腺皮质激素，抗雌激素药物如三苯氧胺，抑制雌激素合成药物如氨基导眠能等。抗雌激素药物和抑制雌激素合成药物目前在临床上已经逐步代替了性激素药物和内分泌手术治疗。由于这些药物疗效好，副作用小，可以长期使用，已经广泛应用于临床。

# 常用的预防性去势方法

乳腺癌常用的预防性去势方法有两种，即手术去势方法与放射去势方法。

（1）手术去势方法。1896 年 Beatson 首先报告了 3 例晚期乳腺癌患者在实施去势手术（卵巢切除术）后获得了奇迹般的效果。此后其他报告亦清楚地表明卵巢切除可使 1/3 ~ 2/5 转移性乳腺癌的患者之转移灶缩小，有效者的生存率为无效者的 2 ~ 3 倍。由于治疗性去势确能使患者的生存期延长，一些研究者支持预防性去势，以期望防止复发，继而改善总生存期。

目前双侧卵巢切除术已作为绝经前晚期乳腺癌患者的主要治疗手段之一，对 ER 阳性者可以作为一线手段应用。其疗效主要与患者的年龄有关，35 岁以上的绝经前以及绝经 1 年以内的患者疗效最好，可达 35% 以上；35 岁以下的有效率仅为 20% 左右；绝经一年以上者低于 6%。ER 阳性、软组织转移、术后无瘤生存期超过 2 年以及月经周期规律均是产生有效反应的有利条件。

晚期乳腺癌双侧卵巢切除的疗效多不持久，其原因系卵巢切除后的一段时间后，血中雌激素又开始升高，其中小部分是肾上腺分泌的雌二醇，大部分是肾上腺分泌的雄激素前体雄烯二酮在周围组织中经芳香化作用而成。因此对卵巢切除有效的病例，可再实施肾上腺切除术，或者其他的激素治疗，有效率仍可达 40% ~ 50%。

手术切除卵巢是快而有效的方法，副反应小，手术后也不必用任何辅助药物。术后可以有绝经后的综合症状，但消失很快。卵巢切除一般无手术相关的死亡。

（2）放射去势方法：即通过照射卵巢使卵巢失去功能而达到去势目的的治疗方法。

乳腺癌去势照射的设计，是根据卵巢的解剖位置来找出其在体表的投影部位。如患者子宫位置正常，取仰卧位时，以脐和髂前上棘连线的中点与耻骨联合中点作一连线，此连线的中点即为卵巢的体表投影。如果患者的子宫位置异常，可以根据子宫位置作相应的调整。设计照射野时，以上述体表标志为依据，经 B 超及 CT 检查校正，以双侧卵巢的投影点为卵巢中点，设一个 $12 \times 8cm^2$ 或 $10 \times 5cm^2$ 的照射野，采用钴 60 或高能 X 线，卵巢部位吸收剂量 2000CGY/10 次 /2 周左右照射，即可达去势目的。

现在一般认为，手术去势方法与放射去势方法的疗效相当。但手术切除卵巢更为可靠和彻底，显效时间较快；而放射去势方法显效时间要延迟到几周以至几个月之后，而且消除效果并非永久性的。约有 1/3 的患者在放射去势后仍有月经出现。因此对晚期乳腺癌患者，一般首选手术去势方法，仅在有其他疾病而不能手术者或肿瘤进展较慢的病例选用放射去势方法。

# 用于治疗乳腺癌的激素类药物

用于治疗乳腺癌的激素类药物主要有雌激素、雄激素、黄体素及肾上腺皮质激素等。

（1）雌激素：Haddow 等早在 40 年代初就发现雌激素对治疗晚期乳腺癌有效，此后又被许多研究所证实。

一般认为，绝经后的患者用雌激素后其有效率为 30% 左右。绝经后 5 年内的病例有效率约为 10%，而 70 岁以上的患者有效率可达 50%，对皮肤、软组织转移者有效率约为 35% ~ 45%，肺转移者有效率 25% ~ 35%，骨转移者有效率小于 10%，肝及中枢神经系统转移者基本无效。对生长慢的肿瘤疗效比生长快的疗效好。手术到复发间隔时间短者疗效好。雌激素受体测定阳性者有效率可达 60% ~ 70%，而阴性者有效率小于 5%。由于雌激素易导致高钙血症，骨转移患者常不用雌激素治疗。

常用药物的用法为：己烯雌酚（DES），每次 5mg，每日 3 次，口服，如果每日剂量低于 15mg，则无效；乙炔雌二醇，每天 0.3mg，口服；Premarin（系从妊娠马尿中提出的雌激素与天然雌激素的混合体），每次 2.5mg，每日 3 次，口服。副作用有厌食、恶心、呕吐，长期使用可导致水钠潴留、性欲增强和撤药性出血。最严重的副作用是压迫性尿失禁。约有 1/3 的患者因副作用而停用药物。

虽然选择适当的病例应用雌激素后可获得较好的疗效，但目前大多数已被抗雌激素类药物三苯氧胺代替，已不常用。

（2）雄激素：1939 年 Ulrich 首先报告了 2 例乳腺癌患者用睾丸酮治疗有效，从此开创了乳腺癌的激素药物治疗。某些学者相信，对抗雌激素和垂体切除治疗无效的患者雄激素可能有效，对骨转移的患者可能具有更好的疗效。

乳腺癌应用雄激素治疗的有效率为 20% ~ 30%，停经后的妇女应用雄性激素的疗效较停经前的妇女疗效好。有骨转移者不论绝经前后，雄激素为首选的药物，80% 的患者疼痛减轻或消失。内脏有转移的病例疗效较差。雌激素受体测定阳性者采用雄激素的疗效约为 46%，而激素受体阴性者仅为 7%。雄激素治疗有效者的平均缓解期为 10 个月。

常用的雄激素制剂有丙酸睾丸酮、氟羟甲基睾丸素、二甲睾酮、去氢睾酮内酯。常用剂量如下：丙酸睾丸酮，每日20～30mg，口服。二甲睾酮，每日200mg，口服。氟羟甲基睾丸素，每日20～30mg，口服。去氢睾酮内酯，每日1～2g，口服。使用雄激素的主要副作用有，水钠潴留、恶心、呕吐、男性化、多毛、肥胖、声音改变、红细胞增多、肝毒性和高血钙。

（3）黄体素：黄体素主要治疗晚期或复发性乳腺癌，有效率平均为10%～20%，其作用机制尚不清楚，可能是大剂量的黄体酮有拮抗雌激素的作用，并使肿瘤消退。

甲地孕酮多数研究中所用的剂量为160mg，每日2～4次口服。由于甲地孕酮血中的半衰期较长，因此亦可以一次性给药。有人认为应用标准剂量（每日160mg）无效的患者可能对大剂量有效。Muss认为最好在初次内分泌治疗失败后马上给予大剂量甲地孕酮，而不是先应用标准剂量。晚期乳腺癌对甲地孕酮的治疗反应与雌激素和孕激素的受体情况有关，雌、孕激素受体均为阳性者的反应较高。

标准剂量的甲地孕酮副作用很少见，且不严重，约23%的患者有体重增加，2%的患者有阴道流血，其他的副作用如恶心、呕吐、血栓性静脉炎、水肿、心衰、呼吸困难、血压增高、肺栓塞等很少见。大剂量用药亦能很好地耐受，但体重增加较明显。

甲孕酮，常用剂量为500～1000mg，肌注或口服，连续应用30天，以后每月15天或隔日使用。

甲孕酮最常见的副作用是体重增加，发生率为20%～50%，与剂量有关，原因是由于水钠潴留；其次为过度出汗，发生率约为30%，大约有28%的患者出现类库欣综合征改变；消化道反应较轻；偶有过敏反应、血栓形成及发生糖尿病。

丹那唑，每日100～200mg，口服。

（4）肾上腺皮质激素：使用大量的肾上腺皮质激素后，可以产生类似肾上腺切除术或脑垂体切除的作用，有效率可达25%。在临床上多用的是肾上腺皮质激素的支持作用。肾上腺皮质激素使用后可以改善患者的一般情况，增加食欲，缓解症状。对已有肺内广泛转移，临床上有明显的咳嗽，伴有胸水或肝转移、脑转移的病例，使用肾上腺皮质激素后可以减轻水肿和炎症反应。另外，肾上腺皮质激素可以治疗因肿瘤转移或内分泌治疗后的高钙血症。

## 抗雌激素药物治疗乳腺癌的机制

目前在临床上广为应用的抗雌激素药物是三苯氧胺（TAM），其治疗乳腺癌的机制是在肿瘤细胞水平与雌二醇竞争性结合雌激素受体，在细胞浆内形成 TAM－ER 复合物，继而进入细胞核内，影响 DNA 和 mRNA 的合成，从而抑制癌细胞的增殖。近年来大量的试验资料证明，TAM 还通过非 ER 介导过程起到抗癌作用，如抑制蛋白激酶 C、调钙蛋白、阻滞组织胺受体等。其中最受重视的是降低循环的类胰岛素生长因子（IGF-Ⅰ）的水平。已知脑垂体释放的生长激素受雌激素调节，有人认为 TAM 通过阻滞下丘脑—垂体轴的雌激素受体，减少生长激素释放，继而导致循环 IGF-Ⅰ 水平下降，IGF-Ⅰ 是乳腺癌生长刺激因子，因此，癌细胞的分裂增殖受到抑制。这一作用机制，可能有助于解释为何 TAM 对某些 ER 阴性的乳腺癌有效的现象。

另外，近年来人们发现乳腺癌细胞或其邻近细胞能够分泌生长因子，反过来进一步促进肿瘤细胞生长，这种现象称为自分泌刺激和旁分泌刺激。在雌激素敏感细胞中，生长因子的分泌通过 ER 介导并受雌激素控制，而在 ER 阴性细胞中，则呈现雌激素非依赖性，很可能是通过雌激素依赖性细胞的旁分泌机制释放生长因子，后者对非依赖性细胞的生长产生影响。因此，理论上对少数雌激素依赖性细胞的破坏能够影响许多雌激素非依赖性细胞，这是 TAM 对某些 ER 阴性的乳腺癌有效的另一种解释。

## 常用的抗雌激素药物

目前临床上最常用的抗雌激素药物是三苯氧胺（TAM）。三苯氧胺是一种非甾体类的抗雌激素药物，研究早期仅作为绝经后晚期乳腺癌的姑息治疗应用。如今，三苯氧胺可以为各期乳腺癌选择病例提供有益的内分泌治疗；同时已经有计划地应用于乳腺癌的高危人群，以评价其预防乳腺癌的价值。

除三苯氧胺外其他的抗雌激素药物还有：Clomiphenecitrate（克罗米酚，氯米芬）是对乳腺癌最先显示有活性的抗雌激素药物，对乳腺癌的治疗作用未被证实。

Nafoxidine（萘氧啶）为合成非类固醇抗雌激素药物，反应率为30%左右，受体阳性者反应率较高，而受体阴性者几乎无反应。Trioxifenmesylate（曲利昔酚甲磺酸盐）是一种与三苯氧胺疗效及毒性相似的有效药物。Toremifene 作为一种三苯乙烯抗雌激素的化合物，现正在临床试验中，它与 ER 有较高的亲和力，但疗效希望不大。Szamel 等报道了 Toremifene 可影响血中多种性激素水平，但却未发现有抗肿瘤作用。

# 临床怎样正确使用三苯氧胺

三苯氧胺（TAM）是目前最常用的抗雌激素药物，已被广泛应用于临床。以下就三苯氧胺的临床应用提出几点建议：

（1）根据病期来用药：Ⅰ期乳癌的乳癌根治术后5年生存率为90%～95%，Ⅱ期乳癌的术后5年生存率为75%～80%，Ⅲ期乳腺癌的术后5年生存率为30%～40%，故从乳癌根治术后5年生存率来看对于Ⅰ期乳癌手术后可以不必实施术后辅助内分泌治疗，但是目前对于Ⅰ、Ⅱ期乳腺癌的手术正趋于缩小，标准的乳癌根治术在Ⅰ、Ⅱ期乳腺癌已不常应用，对于保留乳房手术的患者如果 ER(＋)，本文认为亦应进行三苯氧胺的治疗。Ⅱ、Ⅲ期乳癌术后应实施有效的辅助化疗，并同时应用三苯氧胺治疗。

（2）根据患者的适应程度来评价预期疗效：三苯氧胺的疗效与年龄、转移部位、以往对内分泌治疗的反应以及受体测定的结果等因素有关，表现为：年龄越大、绝经时间越长、雌激素受体含量越高，临床治疗效果越好；绝经后的患者使用三苯氧胺后疗效比绝经前的好。三苯氧胺治疗软组织和淋巴结转移的疗效最好，其次为内脏转移，骨转移及脑转移的

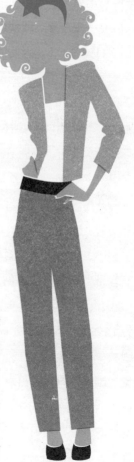

疗效最差。Monridsen 对 715 例包括 844 个转移部位统计分析的结果表明，软组织和淋巴结转移的有效率为 35%，内脏转移为 29%，骨转移为 25%。以往对内分泌治疗效果好的患者，使用三苯氧胺的疗效也较好。而已往化疗与三苯氧胺的疗效无关。雌激素受体测定阳性者应用三苯氧胺后的疗效要比阴性的患者为佳。三苯氧胺的疗效还未能够达到完全令人满意的程度，因此，我们在估计和评价其预期疗效时，应当考虑到患者的具体病情，除Ⅰ期乳腺癌和部分Ⅱ期乳腺癌外，不宜单独应用。

（3）无论是 ER（＋）还是 ER（－）的病例都需要应用三苯氧胺：在做 ER 测定的患者中，有 1/4 为阴性，3/4 为阳性，阳性患者用三苯氧胺可使年复发危险性下降 32%±3%，阴性者下降 13%±4%，二者差异有显著意义。ER（－）者对死亡率降低的效果较 ER（＋）者差一些，但无统计学意义。提示不同的 ER 状况对治疗反应有一定差异。即使如此，在所有年龄组中，ER（－）患者的死亡率下降仍有意义，下降 11%±5%。因此无论 ER 阴性还是阳性应用三苯氧胺都是有意义的。

（4）掌握用药的剂量及时限：三苯氧胺的常用剂量为每次 10～20mg，每日 2 次口服。持续 16 周后即达到稳定的血浆水平，即使再增大剂量，疗效也不再相应地增加，而只是副作用的增加。此药吸收快，在肝肠循环中稳定，在血中浓度维持时间长，一日 2 次给药，可充分发挥作用。三苯氧胺及其代谢产物稳定，在绝经后妇女持续应用 10 年以上（每次 10mg，2 次 / 日），现知的雌激素的代谢产物在循环中的水平亦无升高。三苯氧胺对各期乳腺癌的选择病例辅助长期治疗安全有效。目前一般同意三苯氧胺持续用药的时间至少应为 2 年，最好应用 5 年以上，或持续应用至复发。

（5）注意药物的副作用：三苯氧胺的毒副作用很轻，一般不影响长期服用，也不容易引起临床医师的重视。现已肯定的副作用有：①消化道反应如恶心（10%）、呕吐、食欲不振等，但多不严重，饭前服用有时可减轻。②热疹，文献报告发生率为 15% 左右，每日 20mg 的常规用量，甚少发生，而且也不严重。③血小板和白细胞减少的发生率为 5～10%，有骨髓受累者更易出现，故治疗时应常查血象。④少见的副作用有阴道出血，阴道分泌物增多，月经不规律，面部潮红，红斑性皮疹等。此外有骨转移的病例可发生高钙血症。有些病例可发生骨及肿瘤的疼痛，但这可能与治疗的反应较好有关。需要注意的是，长期服用三苯氧胺会导致抗凝血酶Ⅲ水平降低，尽管降低程度一般在允许范围之内，但曾有血栓病史者不宜接受长期治疗，除非乳腺癌的严重性超过了用药后引起血栓的危险性。三苯氧胺对子宫内膜异位症的影响研究结论不一，有报告能使子宫内膜异位症消失，有的报告则反之，认为是促发子宫内膜异位症的因素。三苯氧胺对子宫肌瘤的生长无影响。

## 雌激素合成抑制剂治疗乳腺癌的机制

临床上常用的雌激素合成抑制剂为氨基导眠能（氨苯哌酮，AG），本药也是一种肾上腺功能抑制剂。其治疗乳腺癌的机制是：①具有抑制肾上腺皮质激素合成的作用，阻滞胆固醇转变为雄烯二酮；②氨基导眠能还是一种强力的芳香化酶抑制剂。绝经后妇女的雌激素，主要由肾上腺分泌的雄激素前体雄烯二酮经芳香化酶转变而来，氨基导眠能对此酶转变为雌激素有抑制作用，从而切断绝经后妇女体内雌激素的主要来源，结果使体内的雌激素水平进一步降低。近年来，发现氨基导眠能同时具有在周围组织中抑制芳香酶的作用，从而抑制了雄性激素转化成雌激素，因此在绝经后的妇女应用氨基导眠能后几乎可以完全抑制雌激素的合成，从而可以完全替代肾上腺切除术以治疗晚期乳腺癌。③能加速糖皮质激素（如地塞米松、强的松）的代谢，使人体血液中可的松水平降低。

## 常用的雌激素合成抑制剂

临床上最常用的雌激素合成抑制剂为氨基导眠能（氨苯哌酮，AG），是绝经后乳腺癌患者内分泌治疗的较好药物，有关该药的疗效情况及使用情况我们将在下面进行专题介绍。此外，还有一些新的正在研究的抑制雌激素合成药物。黄体生成素释放激素（LH-RH）和性腺激素释放激素（GN-RH）即为正处于研究阶段的新的有希望的激素。它是通过抑制 FSH 和 LN 的分泌进而减少雌激素的产生，达到抗乳腺癌的作用。目前所用的药物包括 Leuprolide（亮丙瑞林）、Nafarelin 和 Busereline（Zoladex）。如果找出安全可靠容易的给药方法，该药物有希望成为一线治疗药物，以替代晚期绝经前病例的卵巢切除术。

## 临床怎样正确使用氨基导眠能

氨基导眠能（氨苯哌酮，氨鲁米特、氨基苯乙哌啶酮，aminoglutethimidum，AG或 Elipten）是巴比妥类药物的衍生物，原作为抗惊厥药物，用于抗癫痫治疗。近来发现此药还有抑制甾体激素合成的作用，长期应用可以导致肾上腺功能不足，从而起到"药物性肾上腺切除"的效果，又称为"内科肾上腺切除"。目前常作为乳腺癌内分泌治疗的二线药物。

服用方法：氨基导眠能的常用剂量为 250mg／次，每日 2 次；同时服用氢化可的松 100mg（上午 10 时 25mg，下午 5 时 25mg，晚睡前 50mg）。服用 2 周后，如无副反应，可改为氨基导眠能 250mg，每日 4 次；氢化可的松 25mg，每日 2 次。

氨基导眠能对一般病例的有效率约为 30% ～ 50%，近似于三苯氧胺等其他内分泌疗法，对骨转移者疗效优于三苯氧胺；对雌激素受体阳性的病例有效率约为 50% ～ 55%；对晚期乳腺癌治疗的有效率为 31% ～ 33%。有效病例的平均生存期为 11 ～ 17 个月。经临床长期对照观察，氨基导眠能与肾上腺切除术或脑垂体切除术的治疗效果无差别，而且没有肾上腺切除术所带来的肾上腺功能永久性障碍，一旦停药后，不用再长期补充激素类药物。同时对肾上腺切除术后失效的病例，再用氨基导眠能仍可以获得部分缓解。

氨基导眠能的疗效主要受下列因素的影响：①年龄，主要对绝经后或双侧卵巢切除后患者，对绝经前患者基本无效；②雌激素受体情况，ER（＋）者疗效高，Nemoto 报告 ER（＋）

者有效，有效率为 38%，而 ER（－）或不明确者有效率仅为 11%；③以往内分泌的治疗情况，以往内分泌的治疗有效者，采用氨基导眠能治疗有效的概率可能性大。Nemoto 报告三苯氧胺治疗有效的病例，应用氨基导眠能治疗的有效率为 37%，而三苯氧胺治疗无效的病例，应用氨基导眠能治疗的有效率仅为 18%；④转移瘤的部位，软组织、皮肤及骨转移效果最好，疗效可达 30%～50%，内脏转移疗效较差，不超过 20%。

氨基导眠能的毒副作用略高于三苯氧胺，主要的副作用有：①疲倦、嗜睡和头晕，发生率约为 36%；②少数病例用药后 2 周左右出现一过性皮疹，常伴有发热，发生率约为 22%；③消化道症状，14%的患者可出现恶心、呕吐和食欲下降等消化道反应，一般在治疗的 7～14 天出现，不需停药，4～5 天即可自然消退；④此外尚可发生甲状腺功能低下、体位性低血压、白细胞减少及全血细胞减少等；⑤与用药剂量有关的副作用，如每天口服 1000mg，约 40%的病例有乏力、共济失调、头晕等，如果剂量大于 1500mg，则所有病例都发生这些症状。

氨基导眠能作为一种有效抑制雌激素产生的内分泌治疗药物，主要应用于绝经后妇女的乳腺癌，可以获得良好的治疗效果。但对绝经前或绝经期妇女的乳腺癌，内分泌治疗方法仍然首选卵巢切除术。

# 如何根据实际情况选择不同的内分泌治疗方式

如何在临床治疗中正确地运用内分泌疗法？首要的前提是必须确定癌细胞是否有雌激素受体（ER）。如果 ER 阴性，则最好不将内分泌疗法作为首选治疗方案；如果 ER 阳性，而且含量较高，则应当考虑如何恰当合理地应用内分泌疗法。

选择内分泌疗法的原则是有效、低毒，还要结合患者的年龄、月经、体力等状况综合考虑。由于体内雌激素代谢周期较长，因此内分泌治疗从开始应用到显效需要有一个延缓期，在临床治疗中应当考虑在此期间如何与其他治疗巧妙结合。一般而言，晚期乳腺癌患者的内分泌治疗的试用顺序为：

（1）绝经前患者：三苯氧胺（TAM）+卵巢切除术——孕激素类——氨基导眠能

（AG）；

（2）绝经后患者：三苯氧胺（TAM）——孕激素——氨基导眠能（AG）——雌激素。

（3）作为乳腺癌术后的辅助治疗：三苯氧胺（TAM）＋卵巢切除术。

总之，内分泌治疗对于晚期乳腺癌，尤其是 ER 阳性患者具有较好的疗效，能够提高患者的生存率和存活时间。特别对伴有骨转移（雄激素）、软组织播散（孕激素）所引发的疼痛具有一定的疗效。对于绝经前的患者，采用卵巢切除术对提高乳腺癌患者的治愈率有一定的帮助。药物治疗的关键是要测定癌组织的 ER 情况，同时坚持长时间地给药，保持内分泌抑制的稳定性是治疗成功的重要环节。

##  何谓乳腺癌的免疫疗法

在人体中存在一类物质（包括细胞、蛋白和多种活性因子等），它们相互传递信息，共同担当着抗御机体外来物侵犯，清除机体病变、衰老细胞和有害物质，维持机体内环境的净化和稳定的任务，这就是免疫系统。免疫疗法就是通过对人体免疫系统的激活和调节，用于治疗疾病的方法。

乳腺癌的免疫疗法被认为是继手术、放疗、化疗之后，癌症治疗的第四种模式。由于癌细胞是从正常细胞发生基因突变而来，所以大部分癌细胞膜的表面仍带有正常细胞的免疫特征，没有外来病原体所特有的抗原性，使之能够躲过免疫防御系统的识别、攻击和杀伤，癌细胞因而可以无所顾忌地恶性增殖。免疫疗法就是通过多种途径、方法，调动机体免疫系统，使之能够对癌细胞进行识别，并发挥杀伤肿瘤的作用。

由于免疫疗法需要应用生物工程技术及其有关方法，生产出类似人体免疫调节物的蛋白质、肽类、细胞，用于治疗恶性肿瘤，又称为生物治疗（biotherapy，BT）。生物治疗是传统肿瘤免疫和现代免疫生物学、分子生物学、生物工程技术相结合的产物。一般认为凡可直接或间接用于修饰和改变人体与肿瘤的相互关系，强化人体防御系统对肿瘤细胞的生物应答和识别，使之保护机体杀伤肿瘤，而产生治疗效果的物质都称之为"生物应答调节因素"（BRM）。

免疫疗法是通过从体外补充、诱导或活化机体内本来固有的生物应答调节（BRM）系统，活化和调动具有细胞毒活性的生物活性细胞和／或因子，以调整各种免疫杀伤性的生物反应。

（1）生物治疗的主要作用机制是：①向体内注入免疫效应细胞和介质，以增强宿主的防御能力；②增强或恢复宿主的抗癌效应因子作用，减少对宿主的有害成分；③通过修饰过的肿瘤疫苗增加细胞对宿主抗瘤效应的敏感性，增强机体的应答能力；④减少肿瘤恶性转化和转移，促进肿瘤分化成熟，使之向正常细胞转化；⑤控制血清中的免疫抑制因子，抑制肿瘤细胞产生的促生长因子。

（2）目前主要的免疫调节方式有：①激活巨嗜细胞和中性粒细胞；②诱导 NK 细胞活化；③诱导 T 细胞的分化增殖；④通过产生各种细胞因子，进一步活化细胞毒活性细胞。

（3）临床常用的生物制剂种类有：①免疫调节剂：包括细菌浸出物、病毒、植物多糖、生物化合物等；②淋巴因子／细胞因子：包括干扰素、白细胞介素、肿瘤坏死因子、克隆刺激因子等；③效应细胞：包括有巨噬细胞、辅助 T 细胞、细胞毒 T 淋巴细胞、肿瘤浸润淋巴细胞、淋巴因子活化的杀伤细胞、自然杀伤细胞等；④肿瘤相关抗原：特异性主动免疫制剂；⑤单克隆抗体及其交联物。

目前，肿瘤的免疫治疗虽然是非常活跃的研究领域，但由于免疫识别和特异性攻击杀伤等问题尚未解决，因而在临床治疗中，免疫疗法依然处于辅助地位。免疫疗法必须配合手术、放疗、化疗的进程，共同达到彻底杀伤肿瘤、治愈癌症的目的。

# 中医治疗乳腺癌有哪几种方法

乳腺癌在中医的历代文献中早有记载，分别被称为"乳核"、"石痈"、"乳痞"、"石榴翻花发"等等，现代比较统一的中医名称是"乳岩"。有记载的乳腺癌中医治疗也可追溯到很久以前，但中医治疗乳腺癌的疗效，历代中医学家多认为是凶险难测，"十之一二"。

随着西方现代医学的引进和中、西医学的融会贯通，乳腺癌的病名及其治疗方法开始被中医所引进和接受。乳腺癌传统中医疗法可以分为内服药、外用药和其他疗法。经过多年的医疗实践，特别是在现代医学研究的推动下，有些疗法（如针灸、推拿等）被放弃了，有些疗法（如手术开刀切除）被人们所采纳。

内服药法：是充分利用中医辨证论治的优势，采取调整癌症患者全身脏腑、气血、经络、阴阳失调的药物内服，以达到治疗疾病目的的治疗方法。

外用药法：是利用传统流传有效的药物对乳腺癌进行局部外敷的治疗方法。主要选用一些有小毒的中药组方，目前对乳腺癌的外用药处于谨慎的态度。

其他疗法：包括有针灸、按摩、导引、气功等。目前，这些疗法对乳腺癌是否有直接的治疗作用，仍在探讨中。

但导引和气功，由于可以帮助患者调整心态，增强体质，对患者抗御癌症，配合抗癌治疗具有积极的作用，而仍被提倡使用。

在现代医学和中医现代化的发展中，中医中药治疗乳腺癌的理、法、方、药又有了新的进展，即在强调整体治疗的基础上，结合现代医学研究，提出了综合治疗的四种治疗模式：祛邪、祛邪扶正、祛邪增效、扶正减毒。

（1）祛邪：是指用中药所产生的抗癌作用达到消灭肿瘤、恢复健康的目的。目前已经有一些抗癌中药获得国家中药新药的批准证书，如"天仙丸"治疗消化道肿瘤，"康来特"治疗晚期肝癌和肺癌等等。

（2）祛邪扶正：是指运用中医中药扶正解毒的原理，治疗癌肿的方法。国内许多中医学家正在不懈努力，进行此方面的新药研究。

（3）祛邪增效：是指运用中药活血化瘀机制，增强和提高化疗、放疗的抗瘤效果。

（4）扶正减毒：是指运用中药调补气血、阴阳的作用，减少放疗、化疗的毒副作用，达到消瘤健身的目的。如中国中医研究院广安门医院研制的"脾肾方冲剂"，中日友好医院研制的"扶正解毒冲剂"等等。

总之，中医中药博大精深，有许多领域尚未被揭示。但是，在应用中医中药时，一定要请有经验的中医师诊治，以免贻误病情。

# 中医怎样对乳腺癌进行辨证论治

中医理论认为"乳头属足厥阴肝经，乳房属足阳明胃经，乳房外属足少阳胆经"，因而乳房的病变多与这些经络所属脏腑功能紊乱有关。历代中医学家运用中医理论对乳腺癌的症状进行辨证分析，归纳乳腺癌的病因是情志不畅，抑郁成疾。认为乳腺癌的病机是肝气不舒，气机运行不畅，致使经络、脏腑、气血、阴阳失调，气滞血瘀，痰凝聚瘕，蕴毒成瘤。通过对大量乳腺癌患者的临床资料总结分析，我国中医肿瘤协作组组织专家反复讨论，大体将乳腺癌的临床表现分为：肝气郁结、冲任失调、毒热蕴结、气血亏虚四个证型。

（1）肝气郁结型：患者表现为七情所伤，所愿不遂，肝郁气滞而胸胁胀痛，急躁易怒，乳房部肿块皮色不变，块硬如石，舌质正常或有瘀点，舌苔薄黄或薄白，脉弦有力。治以疏肝解郁，健脾消核，以中药"加味逍遥散"加减治疗。

（2）冲任失调型：患者表现为月经不调，伴有腰膝酸软，乳块皮核相亲，推之不移，舌淡或紫暗，苔薄，脉濡细无力或涩。治以健脾利湿，软坚散结，以中药"二仙汤"加减治疗。

（3）毒热蕴结型：患者表现为身心烦热，便干溲赤，乳房结块增大，肿块处青筋暴怒，创破翻花，溃流黄水或污血，乳头内陷，舌绛红，苔薄黄或中剥，脉弦数。治以清热解毒，活血化瘀，以中药"清瘟败毒饮"加减治疗。

（4）气血亏虚型：患病晚期，患者表现为心悸气短，面色苍白，形消体瘦，神疲乏力，不思饮食，乳房肿块溃烂蔓延，创色紫暗，污水味臭，舌淡或绛，苔薄或黄苔，脉沉细无力。治以调理肝脾，补气养血，以中药"益气养荣汤"加减治疗。

在临床实践中，中医中药治疗常与手术、放疗、化疗相互配合。在治疗中，还需要根据患者的体质状况，结合其他疗法对机体的损伤进行有针对性的中药治疗，如手术后多为气血双亏，放疗中多有热毒内侵，化疗中常伴有脾胃失调，化疗后期多为气血虚损，而辨证施治，才能收到良好的治疗效果。

## 中医怎样对乳腺癌进行对症治疗

中医治疗乳腺癌除了上述的辨证分型论治之外，还可以对症治疗，即针对乳腺癌患者在接受其他治疗过程中的全身状况及毒副反应而进行治疗。

（1）乳腺癌术后身体虚弱。乳腺癌患者在接受根治术后，手术对其生理及心理的打击较大，患者可能会出现气血双亏的情况，治疗则宜调补气血为主，兼以解毒攻邪。药用：党参12g，白术12g，茯苓12g，当归12g，生地15g，白芍15g，何首乌15g，生黄芪30g，黄精15g，山药15g，白花蛇舌草30g，半枝莲30g。

（2）乳腺癌化疗后白细胞减少。化疗最常见的毒副反应之一便是骨髓抑制，白细胞计数减少，治疗宜予养血生血为主，佐以解毒。药用：生黄芪30g，当归12g，党参30g，茯苓15g，何首乌15g，生、熟地各15g，黄精15g，补骨脂15g，鹿角胶15g，菟丝子15g，半枝莲30g，露蜂房15g。

（3）乳腺癌化疗后消化道反应。这也是化疗最常见的毒副反应之一，患者常感觉食欲降低，食量减少，甚则恶心呕吐，治疗宜用健脾和胃为主，佐以解毒。药用：陈皮12g，半夏12g，茯苓12g，山药15g，鸡内金30g，白术12g，苏子梗各15g，竹茹15g，砂仁3g（后入），生薏米30g，天花粉15g，山慈菇15g。

（4）乳腺癌放疗后放射性肺炎。是放疗最常见的毒副反应之一，治疗宜养阴清肺。药用：南北沙参各15g，知母12g，天冬12g，生地15g，天花粉12g，鲜芦根15g，桑白皮12g，贝母12g，炙枇杷叶12g，杏仁12g，橘叶皮各12g，生薏米30g。

（5）乳腺癌术后患侧上肢淋巴水肿。是乳腺癌根治术后比较常见的并发症，治疗宜益气活血，通络消肿为法。药用：黄芪30g，当归12g，赤芍15g，川芎9g，地龙15g，莪术30g，生薏米30g，路路通15g，桑枝15g，丝瓜络15g，炮山甲15g，泽兰15g。

中医对症治疗常可有效地缓解各种症状，减轻患者的痛苦，使患者体质得以增强，能够继续坚持做完必要的放、化疗，最终可以延长生命，提高生活质量。在临床应用时，应在正规中医院进行治疗，不要自行买药服用；在身体条件允许的情况下，应配合规定的疗程继续接受放、化疗，不可因服中药而中断正在进行的系统综合治疗。

# 可以用于治疗乳腺癌的中成药

当前，国家批准的专门治疗乳腺癌的中成药还没有研制出来，但尽管如此，一些具有抗肿瘤作用的传统中成药及后来研制的一些单味中药提取物或复方制成的中成药也可以用于乳腺癌的治疗过程中。中医中药抗癌研究的侧重点依然是治疗乳腺癌引发的相关疾病，以及减少乳腺癌西医治疗过程中的毒副作用。

可以用于乳腺癌治疗的传统中成药有小金丹、醒消丸等；后来研制的中成药有至灵胶囊、益肾合剂、扶正解毒冲剂、天仙丸等。这些中成药大多为扶正解毒并举，标本同治，对于调整患者的机体状态，在放化疗过程中减毒增效可以收到良好的效果。而且，中成药的服用方法简单，便于携带，也是其相对于汤剂的优势。

当然，由于乳腺癌患者的病情每人各不相同，特别是当出现一些比较特殊的情况时，不要只知一味地使用这些中成药，而忽略了中医辨证论治的原则。因此主张在有经验的中医师的指导下服用上述中成药。切记不可由于认为中医药的毒副作用小，而随意用药。

# 常用的治疗乳腺癌的单方、验方

祖国医学在大量的临床实践中，对乳腺癌有了一些初步的认识，也积累了一些治疗乳腺癌的经验。除了中医辨证论治之外，还有一些单方、验方在治疗乳腺癌时取得过不同程度的疗效，从而能够流传至今。当然，社会发展到现在，人们对于乳腺癌的治疗不再仅仅依赖几张处方了，而是有了较多更为有效的方法和手段，单方验方只作为辅助手段而应用，因此，不要过度迷信单方验方而放弃系统治疗。同时也要防止另一种倾向，即认为所有的单方验方都是不科学的，都予以不屑一顾。要正确看待和使用这些单方验方，使这些散落于民间的有用的东西更好地为人类服务。

治疗乳腺癌的偏方、验方中，有内服者，亦有外用者；有比较平和者，亦有虫类药及毒性药。在使用中，应根据病情及患者体质情况选用适当的药物治疗，不要不分青红皂白地拿过来就用。如果不加选择地使用，治疗不当，则反而生变。

以下简单介绍几种从文献中搜集到的一些常用的治疗乳腺癌的单方验方：①鲜天门冬 30～60g 水煎服，每日 1 剂；或剥皮后生吃，用适量黄酒送服。②霹雳果 30～60g，水煎服，每日 1 剂。③生蟹壳焙干后研末，吞服或黄酒送服，每日 6g。④蜈蚣 1～2 条，焙干研细，和鸡蛋 2 枚同炒食。⑤山慈菇 15g，雄黄 6g，露蜂房 15g，先分别研末，再和匀共研，每服 1.5g，每日 2 次。⑥壁虎 2 条，浸香油内，两月后，用鸡毛蘸油涂患处。

治疗乳腺癌的单方验方还有许多，我们只简要介绍这几种。需提醒注意的是，应用以上介绍的这些方法或从其他渠道得来的方法时，均应在医生指导下进行；不能因为应用这些方法而影响乳腺癌的系统治疗。

## 怎样运用中医的外治法治疗乳腺癌

外治法是中医的传统疗法之一，在乳房的良性疾病（如急性乳腺炎）的治疗当中具有重要的意义。但在乳腺癌治疗中，由于恶性肿瘤的癌块肿大破溃的特点，外用药物治疗受到了限制，仅仅作为内服药物治疗和其他治疗的辅助方法。我国清代医学家许克昌在所著《外科证治全书》中，叙述了关于乳腺癌的外治法与内治法配合使用："须于初起时用犀黄丸，每服三钱，酒送下，十服，即愈。或用阳和汤加土贝母五钱，煎服数剂，即可消散。如误服寒剂，误贴膏药，定致日渐肿大，内作一抽痛，已觉迟治。再若皮色变紫，难以挽回，免以阳和汤日服，或犀黄丸日服，或二药早晚兼服，服至自溃而痛，则外用大蟾六只，每日早晚取蟾破腹连杂，将蟾身刺数十孔，贴于患口，连贴数日，内服千金托毒散，三日后，接服犀黄丸、十全大补汤，可救十中三四。如溃后不痛而痒极者，无一毫挽回，大忌开刀，开刀则翻花，万无一活，男女皆然。"说明清代的中医学家们对乳腺癌的外治法是谨慎选用的。在当时还没有引进西医外科手术治疗的情况下，文中所指的"开刀"，应理解为施行针刺、艾灸或局部切除等损伤性治疗，即使在现代也应列为禁忌。

临床应用外治法治疗乳腺癌多作为辅助的治疗手段，如用于乳腺癌术后创面愈合欠佳者，予生肌散、白玉膏助其愈合；创面溃烂者，可予鲜猪殃殃绞汁湿敷；溃后创面出血者，则以棉花球蘸桃花散紧塞创口并予加压包扎。

总之，由于乳腺癌系恶性肿瘤，其术后愈合不良常常不是仅仅因为手术创面处理得不好，而是多与肿瘤本身有关；而当其侵犯皮肤而发生溃破时，这种创面更是直接由于肿瘤浸润所引起。因此，乳腺癌的皮肤症状常被视为肿瘤晚期的表现之一，单靠局部外治常效果欠佳，医生与患者均应心中有数，不要因对外治法期望值过高而未效时失望更甚。当前在民间仍然流传着所谓的"烧掉"癌肿的方法，这种方法有引发炎性乳腺癌或促进转移的可能，笔者认为更应当谨慎选用。应请有经验的医师协助制订治疗方案。否则，一旦肿瘤破溃或继发炎性癌，后果不堪设想。

# 中医中药治疗乳腺癌应注意些什么

中医中药是我国的四大国粹之一，有着悠久的历史和丰富的医疗内涵。作为一门实践医学，多年来一直以师传徒承、口授笔撰的方式流传至今，已然历经了数千年的时间考验、数以亿计人次的医疗验证、研究和发展。全世界医学界对中医中药在许多疾病方面的独到治疗效果，已为人所共识。但对乳腺癌这样的恶性疾病，由于历史的原因，以及人类科学发展阶段性的限制，在中医中自古以来便将其列为"难治之症"的范畴。客观地讲，中医中药尚缺乏有效的治疗方法和医疗效果。

近年来，随着中西医的融会贯通和对乳腺癌疾病的认识进展，中医与西医都在努力发挥各自的特点，有机地将二者结合起来，是提高治愈率，延长患者生命，减少治疗毒副作用的一条捷径。

现代医学的优点是：诊断明确，诊疗方法科学客观，杀伤性治疗对癌肿具有针对性，临床和实验研究的侧重点以清除肿瘤病灶为主要方向。缺点是：忽视患者的全身情况，治疗方法毒副作用明显，过度治疗本身就可以对人的身体造成损害。

中医中药学的优点是：在诊断和治疗中注重对患者全身脏器功能失调的调整，以提高机体的抗病能力为主要研究方向，没有明显的毒副作用。缺点是：治疗方法缺乏针对性，清除肿瘤病灶不能令人满意。

因此，在目前乳腺癌的诊断和治疗中，中医诊疗所一般采取的原则是：

（1）诊断方法和判定标准，吸收运用现代医学的研究方法和判定标准。

（2）针对局部癌灶的抗癌治疗以西医手术、放疗、化疗为主；对患者全身调整、提高患者生存质量方面，以中医中药治疗为主。

随着信息时代的到来，中医中药作为全人类文明的结晶，已经逐渐走向世界。过去那种非此即彼的中医、西医界限越来越淡漠。有些人仍然存在的接受西医治疗就必须摒弃中医方法，或在使用中医中药中一定不能接受手术或放疗、化疗的做法是不可取的。

另外，在民间仍然有一些人自称掌握了所谓"包治百病"或"包治各种癌症"的疗法或方药，这些人大部分是不可信的。因为即使是纯粹的中医理论，也要讲究"辨证施治"，"有是病，用是药"是自古以来中药治疗的基本原则。在中医浩繁的文献中，从来就没有包治百病的"仙药"。切忌"患病乱投医"，听信所谓的"偏方治大病"而贻误治疗。

## 对晚期乳腺癌患者应如何综合治疗

晚期乳腺癌是指已经有明确远处转移的病例，此时患者的一般状况多数较差，对一系列治疗打击的承受力下降。因此，如何制订综合治疗方案，对治疗的成功和患者的预后十分重要。

（1）一般认为化疗＋手术＋放疗＋内分泌治疗是稳妥的方案。术前应用化疗或局部放疗，使原发肿瘤缩小，或使转移灶得到一定程度的控制，可以使原来不可手术的病例获得手术机会；术后的辅助性化疗及放疗，可以减少术后发生转移或复发的机会，提高生存率。对乳腺癌晚期病例中的绝经前且雌激素受体检测阳性者，及早施行卵巢切除术是必要的。

（2）中医中药治疗常可较好地缓解症状，减轻以上各种治疗带来的毒副反应，增强放化疗的治疗效果，延长患者的生命，提高生活质量，因此也是值得提倡的。

（3）对症治疗也是晚期乳腺癌的重要治疗手段之一。如晚期乳腺癌患者可能出现局部溃疡、剧烈疼痛，则应予局部适当的外治及止痛疗法；出现远处脏器转移时，应根据转移脏器受累后所出现的症状进行治疗；至后期出现恶病质时，应予支持疗法。

（4）在对晚期乳腺癌患者的治疗中，心理治疗也应引起足够的重视。鼓励患者正确面对自己的疾病，树立战胜肿瘤的信心及勇气，始终以积极向上的精神状态配合各种治疗，是晚期癌治疗的一个重要方面。

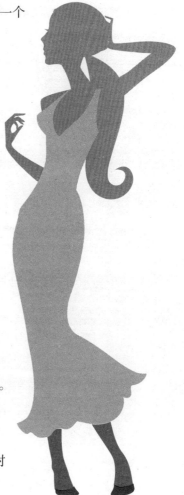

# 乳腺癌患者出现淋巴转移后应如何处理

淋巴结转移是乳腺癌最常见的并发症之一。据统计，在首次就诊的乳腺癌患者中，约有40%～60%的病例已有不同程度的淋巴结转移。淋巴结转移按照发生部位与乳房的位置关系，分为区域淋巴结转移和远处隔淋巴结转移。一般认为乳房同侧的一级淋巴结转移为区域淋巴结转移，同侧二级以上淋巴结和其他器官淋巴结转移时为远隔淋巴结转移。

**区域淋巴结转移**：包括有腋窝淋巴结、内乳淋巴结。应在实施乳腺癌手术中同时进行清扫性切除。可做术后放射治疗。对淋巴结转移已经融合固定，与腋窝部神经、血管难以分离切除的病例，应当选择放射治疗和化疗。

远隔淋巴结转移：包括同侧锁骨上、下淋巴结和对侧乳房淋巴结等。治疗以放射治疗为主。对容易摘除的淋巴结应当优先考虑采取局部手术切除的方法治疗。

淋巴结转移是乳腺癌发病中的常见并发症，也是出现广泛转移癌的早期过程，合理恰当的治疗有助于提高患者的生存率。

出现区域淋巴结的转移癌，在临床上仍然可以判定为临床Ⅰ、Ⅱ期，应当力争与原发癌灶一并手术切除。对残留癌巢采用放射治疗的方法，可以获得比较满意的疗效。

乳腺远隔淋巴结转移的病例，特别是锁骨上淋巴结转移，在过去判定为临床Ⅱ期，近来认为是临床Ⅲ期。在治疗上应当选择放射治疗方法。

无论发生哪个部位的淋巴结转移，在进行局部治疗之后，都应当结合原发灶和全身情况，选择综合疗法提高患者的生存率。

在讨论淋巴结转移的同时，应当注意鉴别乳房淋巴肉瘤的可能。一般通过淋巴结的活体组织病理检查，可以作出正确的鉴别诊断。

# 乳腺癌患者出现远处转移后应如何处理

乳腺癌的远处转移常见于淋巴结、骨、脑、肺、胸腔、肝等重要脏器。无论什么部位的转移灶，对于局限、单发的转移癌和手术治疗风险较低的病例，应当优选手术治疗。对于不便于或不能手术切除、但转移癌灶比较局限的患者，应当选择放射治疗。对于已经广泛转移，或转移灶扩散的病例，应当选择全身化疗控制病情。建议具体治疗方案如下：

（1）淋巴结转移：临床表现为局部淋巴结肿大、固定、融合成块。治疗应选择手术、放疗为主。对某些晚期患者，应当选择全身化疗。

（2）骨转移：临床表现为转移部位的顽固性疼痛，逐渐加重，个别病例可出现病理性骨折。放射性核素骨扫描等辅助检查对早期诊断具有积极的参考意义。治疗以选择放疗为主，可以综合选用内分泌疗法和免疫疗法。

（3）脑转移：是威胁患者生命的严重并发症。以顽固性头痛为主要症状，可伴发精神障碍表现或神经损伤体征，严重者可出现嗜睡、昏迷。治疗应选择放疗为主。化疗由于血脑屏障等问题，常作为辅助治疗。

（4）胸腔转移：临床上可表现出胸闷、胸痛、胸水和呼吸困难等。治疗以对症抽胸水，胸腔化疗为主。

（5）肝转移：临床上可出现肝区疼痛、黄疸、腹水等表现，早期常无任何表现。治疗在早期可以选择局部小剂量放疗和局部化疗。

乳腺癌远处转移癌灶的治疗应当严格掌握适应证，特别是乳腺癌患者晚期身体状况下降的时候，更应当考虑治疗打击对患者所造成的医源性痛苦是否值当。不应该为了单纯追求一个部位的癌瘤清除率，而牺牲患者的整体生命。

# 乳腺癌患者出现骨转移后应如何处理

骨转移是晚期乳腺癌常见的合并症之一。骨转移的主要临床症状是局部疼痛，表现出疼痛部位固定、逐渐加重的特点，晚期可出现病理性骨折。辅助检查有助于早期发现骨转移。放射性核素骨扫描可早于临床症状和 X 线检查几个月，发现骨转移征象。

对于晚期乳腺癌合并骨转移导致的剧烈疼痛，给予放射治疗后，约有 80% 的患者可有症状减轻和消失。过去认为，一旦发现骨转移，大部分患者就进入晚期。但随着各种治疗方法的进步，发生骨转移后，患者仍然生存数年的病例逐渐增多。因此，即使发现骨转移，如果没有其他重要脏器的转移，经过积极治疗，患者仍然可以带瘤生存。基于上述认识，近来在骨转移的治疗中，倾向于放疗加内分泌治疗加免疫治疗的综合方案。由于骨转移是发生在骨髓系统的转移癌，可以影响人的造血功能，因此，对骨转移的病例不主张运用强烈化疗，以免造成严重的骨髓抑制，加重病情。

# 如何根据激素受体测定来判断乳腺癌的预后

大量乳腺癌病例的统计资料表明，乳腺癌的内分泌治疗有效率仅为 20% ~ 30%。为什么有的患者内分泌治疗有效，而另一些患者却无效？经过大量实验研究，终于揭示了决定内分泌治疗是否有效的关键环节，是乳腺癌细胞中是否含有雌激素受体。

1971 年 Jensen 发现在人的乳腺细胞的细胞浆内，有一种能与雌激素相结合的蛋白，称为"雌激素受体"。以后，人们又发现在很多器官中均有这种雌激素受体，如子宫、阴道、脑垂体等，均称为"雌激素的靶器官"。

雌激素与雌激素受体是怎样结合，又是如何影响功能的呢？分子生物学发现，雌激素受体是一种糖蛋白，雌激素受体在与雌激素结合的过程中，常表现出三个特性：特异性强——对雌激素选择分辨的能力好，抵抗其他因素干扰的能力强；亲和力高——受体与激素结合紧密不易分离，作用持久；结合容量低——受体被激活时的激素需要量小，灵敏度高。当雌激素弥散入细胞后，便与细胞浆中的雌激素受体结合，形成稳定的"激素－受体复合物"。这种复合物产生了新的分子构型，然后进入细胞核内，影响细胞核的生物代谢，再生成孕酮受体，经与孕酮结合后，进而影响细胞的生理功能。

乳腺是雌激素的靶器官，在乳腺细胞中含有雌激素受体。当细胞发生癌变后，有的癌细胞还保留有这种受体，有的癌细胞却消失了。还保留雌激素受体的癌细胞，其功能仍接受体内内分泌所调节，称为"激素依赖性细胞"；受体消失的癌细胞则不再受内分泌所调节，也不再是雌激素的靶器官，称为"激素非依赖性细胞"。流行病学研究证明，乳腺癌患者的雌激素受体测定与其疗效以及预后有明确的关系。

（1）雌激素受体阳性者应用内分泌治疗的有效率为 50% ~ 60%，而受体阴性者有效率低于 10%。如果同时测定孕激素受体，可以更准确地估计内分泌疗法的效果，二者都是阳性者有效率可高达 77%。

（2）受体含量与内分泌疗效的关系成正相关，含量越高，治疗效果越好。

（3）一般情况下，雌激素受体阴性的癌细胞常常是分化程度差的细胞类型，其手术后容易复发。受体阳性的患者如有术后复发时，常倾向于皮肤、软组织或骨转移；受体阴性者如有复发，多倾向于内脏转移。不论有无淋巴结转移，受体阳性患者的预后均较阴性者为好。

（4）雌激素受体的测定是制订乳腺癌手术后辅助治疗方案的重要参考依据。受体阳性尤其是绝经后的病例，可以应用内分泌治疗作为术后辅助治疗；激素受体阴性或绝经前的患者，手术后则应以辅助性化疗为主。

# 如何根据细胞增殖能力及DNA含量来判断乳腺癌的预后

肿瘤分子生物学认为：细胞的有丝分裂能力与癌症患者的预后有关，细胞分裂越快，其预后越差。常用的测定细胞增殖能力的方法为胸腺嘧啶标记指数（TLI）法。TLI测定数值低，说明分裂慢，预后好。近年来又广泛采用流式细胞仪方法检测癌组织的细胞增殖周期，可测出受检肿瘤细胞DNA含量及细胞周期中各期细胞的比例。良性肿瘤和正常乳腺组织大多呈二倍体DNA含量，而恶性肿瘤中约50%～60%为异倍体DNA含量，其S期细胞的百分率也增高。临床统计数据表明，异倍体肿瘤及S期细胞百分率增高者，常有早期复发。如果能同时测定淋巴结的DNA含量，对判断预后具有重要意义，尤其对淋巴结阴性者同时检测原发灶及淋巴结的DNA含量，很有必要。

癌细胞最主要的恶性特征是它表现出的恶性增殖。任何细胞的分裂增殖过程，都需要先在细胞核内进行一系列的核酸代谢，大量生产核糖核酸（RNA）和脱氧核糖核酸（DNA），以控制细胞的新陈代谢和增殖过程。所以细胞增殖能力能从微观的一个侧面反映癌细胞的恶性程度。不同倍体DNA的含量测定，又可以进一步证明细胞分裂增殖的能力。这些测定对判断乳腺癌患者预后具有一定的参考意义。

## 如何根据癌基因的改变来判断乳腺癌的预后

癌基因的改变，如基因的扩增、过度表达、重排组合或位点丢失等，已被公认是与肿瘤的发生及其预后有关。主要表现在以下几个方面：

（1）基因与病情的关系：目前已知，C-erbB-2 基因的过度表达在晚期病例可增高达 67%。这种过度表达与激素受体情况呈反比，说明激素受体阴性患者的预后较受体阳性者差。

（2）基因与预后的关系：研究发现，癌基因的灭活情况与病期有关。Her-2 基因的过度表达常与早期复发有关，过度表达者生存期短，因而 Her-2 的过度表达可以作为早期复发的指标。此外，其他癌基因如 hst-1、Hnt-2 的扩增和 rasP21 的高表达常提示肿瘤的预后较差。

细胞生物学认为，肿瘤的发生是由于细胞的增殖过程与分化、死亡过程比例失常，当细胞的分裂增加，而细胞分化、死亡减少时，未分化的终极细胞增多，出现了细胞恶性生长和分化不全细胞堆积现象。细胞分裂活动是由在细胞核内一系列的核酸代谢所控制。在细胞增殖过程中，核酸代谢又受到许多因素的控制。肿瘤分子生物学认为，细胞增殖的关键控制点是基因变化，其中"癌基因"和"肿瘤抑制基因"是直接参与细胞分裂的重要环节。"癌基因"的表达可促进细胞的增殖，当基因结构发生改变或表达过度时，其促细胞生长的作用过强，便引起细胞的过度增生。"肿瘤抑制基因"的表达则抑制细胞的增殖，当该基因结构与功能发生改变时，失去了对细胞增殖的负调节作用，也会发生使细胞增生的信息。以上两种基因中任何一种，或共同的变化，都有可能导致肿瘤的发生。

基因的研究使人类能够逐步揭示癌细胞的起因和变化过程，使人们能够了解一个正常细胞，究竟在什么因素的干预下，从细胞的什么部位开始变成为癌细胞。

"癌基因"或"肿瘤基因"是具有潜在诱导细胞恶性转化的基因，许多因素都可影响或干预它的表达。首先，通过流行病学调查和细胞生物学的实验研究发现，病毒是某些癌症发病的重要起因。某些逆病毒的基因片段嵌入细胞基因中，能迅速表达，而使细胞呈恶性转化；有些逆病毒基因嵌在正常细胞染色体 DNA 的某一特定部位，改变了其连接部位基因的正常表达，而使细胞癌变。这种能够诱导细胞癌变的基因称为"肿瘤癌基因"。科学家已经从这些嵌入的基因中鉴别出 30 多种以上，都涉及病毒的诱生。

其次，在一些有癌聚集倾向的家族人群的细胞中，分离出与肿瘤病毒癌基因的同源序列。这种基因是正常的细胞基因，其表达产物与细胞的正常生长、增殖和分化过程有关。一旦被某种因素激活，就会转变成有转化细胞活力的癌基因，因为它能转变为癌基因，因此叫做"原癌基因"或"细胞原癌基因"。

无论病毒癌基因或激活后的细胞原癌基因都有诱导肿瘤发生的作用，所以有时又将肿瘤细胞中的癌基因称为肿瘤癌基因。癌基因的生物活性是以其表达蛋白发生作用，肿瘤分子生物学按照表达蛋白的功能和存在部位将其分类，分别研究。

另外，分子生物学研究发现正常人体内经常发生着一些组织细胞的增生、死亡的新陈代谢过程，是在"生长因子"的调控下进行的。每个组织的细胞增生和分化都在特殊生长因子控制下，因此生长因子即是促进生长的正常因子。科学家对生长基因诱发组织癌变的潜能正展开深入的研究。

基因的研究与探索使人类能够从分子生物学的角度揭示癌细胞的转变过程，也为人类最终战胜癌症找到一条生物治疗的方法。目前基因检查和鉴定技术已成功应用于癌症的早期诊断。由于基因诊断具有特异性强、敏感性高的特点，对某些癌症的早期诊断发挥重要的作用。

# 男子乳腺癌应如何诊治

男性乳腺癌发病较少见，约占乳腺癌总数的 1% 左右。男性乳腺癌的发病年龄通常高于女性，平均年龄为 56.8 ~ 58.9 岁。

男性乳腺癌的首发症状多为乳房肿块，也有以乳头溢液或乳房胀痛为首发症状。发病初期常在乳晕区或乳头深部出现无痛性肿物，逐渐增大时可伴有胀痛。男性乳房只有一层很薄的乳腺组织，一旦发生癌变很容易发生浸润和转移，侵犯皮肤、乳头和胸肌，肿块增大时可出现乳头凹陷、皮肤破溃等。大约半数以上的病例伴有同侧腋窝淋巴结转移，部分患者可有锁骨上淋巴结肿大。

男性乳腺癌的治疗以手术切除为主。因为男性乳房体积小，腺体组织较薄，具有肿瘤定位准确的特点。对于Ⅰ、Ⅱ期病例，国内外医学界均倾向于采取单纯肿瘤切除加放疗方案。对Ⅲb、Ⅳ期病例，采取术前放疗－手术－术后放疗的治疗方案，可取得比女性乳腺癌更好的疗效。由于男性性激素的差异，对中晚期男性乳腺癌患者采用内分泌治疗可以获得较好的效果。常用的方法有：双侧睾丸摘除术、双侧肾上腺切除术、脑垂体切除术、药物内分泌疗法等，需要依据具体情况，请有经验的医师选择应用。

第 **6** 章

# 享受远离乳腺癌的生活

## 患有乳腺增生病的女性应注意些什么

　　患有乳腺增生病的女性，更应特别注意乳房的保健，因为尽管不是每一个乳腺增生病患者都会发展成乳腺癌，但是如前所述，两者之间在许多方面都有一定的联系，所以，对乳腺增生病应高度重视。

　　首先应注意改变生活中的一些环境行为因素，从根本上防止乳腺增生病的进一步发展。如调整生活节奏，减轻各种压力，改善心理状态；注意建立低脂饮食、不吸烟、不喝酒、多活动等良好的生活习惯；注意防止乳房部的外伤等等。

　　在乳腺增生病的治疗过程中，要积极配合医生的诊断治疗。应在自己信任的某医院或某专科医生处相对稳定地治疗一段时间，不要频繁更换，以免因医生不了解全部病情而重复检查或作出不正确的处理；应坚持用医生的处方用药治疗完规定的疗程，不要因一时没有见到明显的疗效而轻易放弃原疗法，又重新开始新的方法；在治疗过程中，严格遵守一些宜忌原则，如服中药期间应忌食生冷、油腻、腥发、辛辣等食物；有些活血化瘀药物在月经期应停服；在治疗过程中如出现感冒及各种感染性疾病时，先治疗新出现的急性病，再治疗乳腺增生病。乳腺增生病是一个慢性过程，所以其治疗也不是吃几天药就能立即解决问题的，但也不能因为患了乳腺增生病就吃一辈子药。那么，怎样掌握这个尺度呢？什么样的情况需要治疗、什么样的情况可以暂时停止治疗、停止治疗多长时间后需要再进行治疗呢？这要根据每一个患者的不同情况而确定，不可一概而论，而且应该由每一个经治医生提出具体方案。对于患者来讲，则应注意体察自己病情的变化，随时与医生交流自己治疗后的感受；在治疗间歇期间，应学会自我检查方法，发现问题及时就诊；至少每半年到经治医生处体检一次，以使那些细小的变化能够在较早期被检出。

由于乳腺增生病患者中的年龄较大、病史较长、肿块较大且硬、肿块与月经关系不甚明显者，有乳腺癌家族史者，特别是曾经活检证实为乳腺非典型增生者，比较容易发生恶变，所以这样的患者应较普通增生的患者更为警惕，必要时可考虑手术活检。

乳腺增生病患者还应注意的是要对疾病有一个正确的认识。既不可以无所谓的态度对待它，认为它不妨碍生活和工作而不予理睬，又不可过分紧张，总是害怕它会在某一天恶变成癌而惴惴不安。试想，如果一个乳腺增生病患者，不重视自己的疾病，也从不认真检查治疗，使得疾病继续发展，则自己的病痛无法解除，而且发生了变化也浑然不知，这对健康是十分不利的；而乳腺增生病患者若是过于看重自己的疾病，甚至有了"恐癌症"，假如从 30 岁左右就患了乳腺增生病，则要在这种担忧中度过几十年的时间，那也是有害无益的，而且这种心理负担可能还会加重病情。只有正确地看待疾病，才能做好疾病的康复保健，有效地防止乳腺癌的发生。

##  乳腺癌的临床治愈是指什么

严格讲乳腺癌治愈的概念，应当是指完全清除和彻底杀伤人体内的所有癌细胞。但乳腺癌是由许多发生基因突变的癌细胞所构成，当增殖到一定阶段，癌细胞就突破了组织间的界限，开始在局部浸润，出现淋巴结扩散，以至于全身远处转移。在现有技术条件下，人们还无法确定残存在人体内的单个癌细胞，以及直径小于 3mm 的癌细胞团（微小癌灶）。人们判断体内是否还有残存的癌细胞灶，主要依靠手术后的病理学检查，从而确定是否切除干净，是否有淋巴结转移，是否有多中心发生癌并发等等。此外，还需要结合其他辅助检查，如骨放射线核素扫描等等。于是人们在确定临床是否治愈时，在治疗完成后，增加了一个追踪是否有复发或转移的观察期。亦即在通过手术治疗或其他方法彻底清除和杀伤了局部癌肿块和周围淋巴结转移灶后，继续追踪观察 5 年，如无复发，才可以认为是临床治愈。

一般来讲，乳腺癌的治愈是指经过各种治疗之后，癌瘤全部消失，治疗后 5 年不复发或出现转移。

# 乳腺癌术后多久可以考虑乳房重建问题

乳癌手术后，在短时间内患者为自己的癌症得以根治切除而高兴，但不久就会产生一种内心的创伤，因为她们失去了乳房而感到自己是残缺的人、没有女性的性征而悲观失望。对于经过乳房切除术的女士来说，最好的帮助来自于丈夫的理解。但是作丈夫的并不都是能够理解妻子的，特别是在手术前就存在婚姻破裂问题的，手术后的情况会更糟。

关于乳腺癌术后实施乳房重建手术的时机，可以从一次性乳房成型手术和二次性乳房成型手术两种情况来考虑。

（1）一次性乳房成型手术：对于完全治愈可能性极大的早期乳癌（Ⅰ期乳癌及部分的Ⅱ期乳癌），可以考虑实施一次性乳房成型手术。反对一次性乳房成型手术的外科医师则认为，重建的乳房会妨碍早期发现乳癌术后的复发情况。但近年来的统计资料表明，Ⅰ期乳腺癌改良根治术的 5 年生存率约为 87%，10 年生存率可达 67%，与传统的乳癌根治手术疗效没有差别，因此可以考虑在乳癌手术的同时实施乳房成型手术。此外，一次性乳房成型手术还可以避免乳癌手术后由于局部引流及瘢痕挛缩所产生的疼痛。

（2）二次性乳房成型手术：如果没有实施一次性乳房成型手术，可以在乳癌根治手术后的 1 ~ 5 年间，在确认没有乳癌局部复发及转移的情况下，实施二次性乳房成型手术。

有的国内学者认为乳癌术后的乳房重建以乳腺假体隆乳术最为理想。而且二次性乳房成型手术若机械地坚持等待乳房切除术后 1 ~ 5 年才实施，就忽视了患者乳房切除后的精神痛苦。乳房切除术后，覆盖胸廓的组织在 6 个月以后会自由活动，因此可以认为在切口愈合后的 6 个月以后便可以实施二次性乳房成型手术（隆乳术），此处所言的 6 个月是指切口愈合后 6 个月，而不是手术后的 6 个月，因为很多术后伤口常常开放数周甚至数月或数年。

上述的一次性及二次性乳房成型手术时机是站在医师的立场上来考虑的，若站在患者的立场上，失去乳房的是患者而不是医师，患者有在清楚地了解病情的基础上接受手术的权利，因此手术的时机应该是既尽可能减少患者乳房切除后的精神痛苦，又符合临床上所要求的手术适应证。

## 何种情况下不宜行乳房再造手术

无论如何，因乳房切除手术而失去乳房的女士都有一定程度的精神痛苦，重新获得已经失去的乳房也是每个人的内心渴望。遗憾的是并不是在任何条件下都可以实施乳房重建手术的。那么什么情况下不宜行乳房再造手术呢

当扩大根治手术切除了部分胸壁，或手术后用游离全层皮片来修补胸壁时，或大量放射线损伤外表层皮肤时，不能进行乳房重建术。如果上述情况下，患者要求进行重建术，必须应用转移皮瓣或管形皮瓣，分期重建。由于对侧乳房有发生癌症的危险，所以用切开对侧乳房来进行重建术或修补术是不合理的。

当然，如果可能的话，还可将用皮瓣或皮管重建乳房的方法同假体植入重建的方法结合起来。这样，就可以移植较少量的其他部位的组织。重建的乳房可能会更加完美。

以上所述的是实施手术的局部条件。此外对于部分Ⅱ期以及Ⅲ、Ⅳ期乳癌，特别是浸润性乳癌已经有血管浸润的情况下，因为有局部复发的可能，故不适合实施乳房重建手术。

## 如何在日常生活中注意乳房的保健

现代社会生活节奏快，工作、家事繁忙，特别是拥有家庭的职业女性，更是每天忙忙碌碌，几乎顾不上注意自己的保健。有些比较讲究的女性可能会过多地注意容颜的保健，常常去做皮肤护理及美容，却不知乳房也需要保健。怎样在日常生活中注意乳房的保健呢？其实只需在以下方面多加留意即可，并不需要多花费时间和精力：

（1）营养充足，保持乳房部的肌肉强健，脂肪饱满。

（2）行端坐正，保持优美的体态，特别是不能含胸，应挺胸、抬头、收腹、直膝，使优美的乳房能骄傲地挺出，女性的风采充分展示。

（3）根据自己乳房的情况佩戴质地柔软、大小合体的乳罩，使乳房在呈现优美外形的同时，还能得到很好的固定、支撑。

（4）注意保护乳房，免受意外伤害，在拥挤的公共汽车上及逗弄小孩时尤其应该注意。

（5）注意乳房的清洁，经常清洗乳房，特别是乳头乳晕部，这一点对于那些先天性乳头凹陷者来讲尤为重要。

（6）定期对乳房实施自我检查，定期到专科医生处做乳房部的体格检查，有必要时还可定期做乳腺 X 线摄片。在自我感觉不适或检查发现问题时，应及时就诊，以早期诊断、早期治疗各种乳房疾病。

## 男子也有必要注意乳房的保健吗

正常男子的乳房发育程度很低，所以常常被遗忘，人们几乎从来不会想到对乳房的保健。其实，乳房作为一个位于体表的器官，男性也应对其重视才是。

在青春发育期，约有 40% ~ 70% 的男孩会出现不同程度的乳房发育，常常表现为乳房内结节伴局部疼痛、压痛。发现乳房的变化后，应及时到医生处就诊，不要觉得难为情。青春期的男子乳房发育，大多数于 1 ~ 2 年内可自行消退，因此，不必形成思想负担，只要积极治疗，精神上放松，定会在不久后恢复"男子汉"的雄风。在治疗过程中，不要经常触摸、刺激乳房，过多的刺激不利于乳腺组织增生的消退。另外，青春期的男孩正处于读书时期，有时为了应付考试，提高成绩，家长会给孩子买一些滋补品，而含有激素的滋补品则有可能引起男孩乳房的异常发育，所以应谨慎服用各种滋补品。

中老年男子因各种原因造成内分泌激素紊乱，也容易出现乳房异常发育，而老年男子的乳房发育症还有发展成为乳癌的可能。所以，老年男子应注意锻炼身体，防止肝病、内分泌系统疾病及其他疾病，谨慎服用各种药物，并经常留意自己乳房的变化，如有问题应及时就诊。

## 精神及情感因素会对乳房产生什么影响

良好的精神状态对人的身体健康十分重要，这一点是毋庸置疑的。当由于各种因素导致情绪不佳及精神紧张时，人体内环境的平衡状态受到了干扰，可能会成为许多疾病的诱因。

精神情感因素与一些乳房疾病关系密切。中医学中有关的论述颇多，如《格致余论》指出产后缺乳是由于"乳子之母，不知调养，怒气所逆，郁闷所遏，厚味所酿，以致厥阴之气不行，故窍不得通，而汁不得行"；《疡科心得集》中认为乳癖（乳腺增生病）"良由肝气不舒，郁结而成"；《外科正宗》中认为乳岩（乳腺癌）是由于"忧郁伤肝，思虑伤脾，积想在心，所愿不得者，致经络痞涩，聚结成核"。著名医家朱丹溪还发现家庭破裂，人际关系紧张的妇女，好发乳岩，这种认识在当时的历史条件下实属不易。

现代研究表明，神经精神因素可以影响人体的神经内分泌免疫调节网络的功能。如哺乳期母亲的焦虑、烦恼、恐惧、不安等情绪变化，会通过神经反射引起垂体分泌的催乳素锐减，从而影响乳汁的分泌与排出；情绪不佳或精神紧张通过对下丘脑－垂体－靶腺轴的作用，影响内分泌激素的分泌与代谢，当多种内分泌激素分泌紊乱时，特别是卵巢激素、垂体促性腺激素、催乳素及雄性激素的分泌失衡时，则引起乳腺疾病，如最常见的乳腺增生病等；精神因素通过对免疫功能的影响，降低了机体识别细胞突变的能力，从而成为乳腺肿瘤发生的诱因。

由此可见，精神及情感因素对乳腺的保健十分重要。应避免强烈的、长期的精神刺激而造成的郁闷，心胸开阔，即使遇到烦心的事情也要学会化解及自我宽慰，保持良好的心态。

# 饮食中注意些什么可使乳房更健美

自古以来，吃饭就不仅仅是为了糊口，人们常常还把饮食作为养生保健康复的手段之一来看待，甚至有"饮食文化"之说。那么，在饮食中注意些什么会对乳腺更有利呢？

首先，应保证充足的营养，不提倡盲目的节食减肥。因为其一，在本书的开始我们就介绍过，乳房除了腺体之外，还有脂肪组织，而且，脂肪组织的多少是决定乳房大小的重要因素之一。如果一个人连基本的营养都无法保证，非常瘦小，乳房部的脂肪组织必然也会很少，乳房过小，则无美可言了。因此，提倡食用含有身体所必需的热量的食物。其二，饮食中的蛋白质、维生素及微量元素等物质，可以促进乳房的正常发育，尤其是在青春期时，应摄入足够量的上述营养物质，以保证乳房能发育得完全而漂亮。

另一方面，乳腺癌流行病学研究表明，之所以北美及西、北欧的一些国家乳腺癌发病率明显高于其他国家和地区，可能与当地的饮食习惯有关，如食用过多的奶制品及肉食等。过高的脂肪摄入量会增加乳腺癌的危险性。因此，应在保证身体必需的热量的前提下，尽量多食用蔬菜及谷物。我们东方的饮食习惯一向是以谷物为主，蔬菜及肉食为辅。然而，近年来，随着人们生活水平的提高及与国外交往机会的增多，国内人也愈来愈多地食用肉食及奶制品。这种倾向在提高了身体素质的同时，也提高了某些肿瘤的发病率，如大肠癌及乳腺癌，因此应引起足够的重视。

## 哪些身体锻炼可使乳房更健美

经常从事适当的身体锻炼，会使女性身心健康，体形健美。一般来讲，无论何种身体锻炼，只要适度、适量，总是有益无害的。对于乳腺而言，上肢及胸部的锻炼更为重要。健康的育龄妇女应经常以各种方式活动上肢及胸部，充分使上肢上举、后伸、外展及旋转，并经常做扩胸运动，使整个上半身看上去结实而丰腴，胸部肌肉健美，这是乳房健美的前提。特别是产后哺乳的妇女，哺乳完成后常有不同程度的乳房萎缩、下垂，更应积极健身，通过胸部锻炼使乳房部的肌肉坚实而健美，韧带拉力增强，可减轻其乳腺腺体萎缩造成的下垂等。乳腺手术后的女性，在手术创口愈合后，亦应积极锻炼，尤其是乳腺癌术后的患者，在行乳腺癌根治术后，上肢锻炼是减少术后并发症的一个有效措施。

身体锻炼随时、随地可做，不必非要在特定的时间及健身房中才做；身体锻炼不拘形式，不必非得做有名目的健身操。因此，无论是什么样的身体锻炼，只要是能够达到充分活动上肢及胸部肌肉的目的的，都会使乳房更加健美。

## 何谓乳房美容整形术

乳房美容整形术是应用现代外科技术，结合"艺术雕琢"对形态、大小及位置等不理想的乳房进行美容整形，为乳房缺失者进行乳房重建术。应用外科手术的方法将各类的畸形乳房，矫正修复成为具有正常形态和外观的乳房，同时也消除了因乳房畸形而产生的心理障碍。同样，乳房重建术后恢复了女性完整的形体美，同时亦消除了心理上因丧失乳房而带来的障碍，恢复其自尊、自信及社会参与意识。

乳腺癌早期手术切除治疗后的乳房重建是完全必要的。因为经过乳腺切除的妇女，有一种消极的心理状态，她们不仅对手术破坏了自己曲线美及女性的特征感到自卑，而且在心灵中有一个永久性的警告——自己患过乳腺癌，从而忧虑自己一生中随时存在着癌症复发的可能，并对她们的子孙有着遗传影响等。因此，乳腺癌切除后的乳房重建将会显著改善患者的心理状态，达到治疗身心的目的。遗憾的是目前还很少有外科医师在乳腺癌患者手术后注意到修复重建乳房的问题。

# 乳房美容整形术有哪几种

乳房美容整形术主要包括：巨大乳房缩小术、乳房下垂矫正术、双侧乳房不对称的矫正术、隆乳术、乳房形体整形术、乳房重建术、乳头乳晕整形术、乳头乳晕重建术、乳头凹限整复术等。

总之，乳房美容整形术就是应用外科手术的方法将各类的畸形乳房，矫正修复成为正常形态和外观的乳房。以下将几种主要的手术简要介绍：

（1）巨大乳房缩小术：是将过度肥大的乳房切除一部分，使之恢复至正常的完美（大小）。但是什么样的乳房称之为乳房肥大呢？ Lalardrie 和 Touglard 试图通过测量乳房高度及前宽度计算乳房大小，他们认为当一个乳房比"正常"或"完美"乳房的容积增加 50% 时，表明有肥大存在。可按乳房容积数据将乳房大小分为 5 级：正常完美乳房：$250 \sim 300cm^3$（容积）；轻度肥大乳房：$400 \sim 600cm^3$；中度肥大乳房：$600 \sim 800cm^3$；重度肥大乳房：$800 \sim 1000cm^3$；巨大乳房：$>1500cm^3$。

巨大乳房缩小术的手术方式并不是一种。乳房容积大小与选择手术方式并无直接关系，手术方式的选择主要依赖乳房美容外科医师的审美观、技术熟练程度、患者个体要求以及术后效果评价诸方面权衡，来决定手术指征及具体方法。

（2）乳房下垂矫正术：在乳房美容整形外科中，下垂乳房的特征为：①乳房明显下垂，乳腺腺体组织集中到乳房的下半部，上极扁平，触诊时上半部乳房的皮肤几乎直接贴于肋骨上；②下垂乳房的下半部虽然较肥大，但也以脂肪细胞肥大为主，多无乳腺组织增生；③乳房皮肤松弛。通常将乳房下垂分为Ⅲ度。Ⅰ度：下垂乳房的乳头平乳房下皱褶；Ⅱ度：下垂乳房的乳头位于乳房下皱褶线以下，但高于乳房的最低位置；Ⅲ度：下垂乳房的乳头位于乳房的最低位置，或乳房下垂超过剑突与脐连线的中点，严重者乳房下缘达脐甚至耻骨。

对乳腺癌乳房切除并实施乳房重建术的患者，只要重建的乳房位置、大小满意，就可以作为对侧下垂乳房的矫正的标准。常用的乳房下垂矫正术有以下2种：乳房真皮固定术及宋儒耀乳房上提固定术。

（3）隆乳术：女性扁平胸及小乳房者，失去正常女性特征及美感，需要实施隆乳术，增加乳房内容物，扩大乳房体积，改善乳房外型与曲线，以达到恢复女性胸部曲线美之目的。

目前实施隆乳术的方式方法很多，但比较常用的方法有：①硅橡胶囊假体植入；②自体真皮—脂肪组织筋膜瓣游离移植；③带蒂的真皮—脂肪瓣充添植入；④背阔肌—真皮复合组织岛状瓣植入；⑤腹直肌的真皮脂肪肌肉瓣转移。

（4）乳房重建：即用外科手术的方法将缺失的乳房重建成为正常形态和外观（或接近正常形态和外观）的乳房，恢复女性的曲线美。其手术方法主要有：①背阔肌肌蒂皮瓣乳房重建术；②腹直肌肌蒂皮瓣乳房重建术；③横位胸腹易位皮瓣乳房重建术；④健侧乳房皮肤组织复合瓣乳房重建术；⑤吻合血管的游离臀大肌皮瓣乳房重建术。

（5）乳头乳晕重建术：没有乳头和乳晕的乳房，不仅没有完美的乳房形象，而且在裸体状态下，在面对性伴侣（配偶或情人）时，患者自己会有一定程度的窘迫感，性伴侣则可能有虚无的心理反应。为此可给女性造成沉重的精神负担。因此，在乳头乳晕缺失或不完整的情况下，乳头乳晕需要做乳头和乳晕的重建。同理，在乳头乳晕有畸形的情况下也需做乳头乳晕整形。

目前，乳头乳晕重建的方法很多，但总的说来，所有重建的方法，均未达到满意的程度。因此，对于乳腺癌患者来说，如果患者有乳房重建的要求，在病情允许的前提下，应尽量设法保留乳头乳晕。在必须切除乳头乳晕的情况下，乳头乳晕的重建有多种方法，最简单的是纹身法，通过纹身法使局部肤色增深，以模拟乳晕的形态。另一种方法是组织移植法，通过手术重建乳头和乳晕。手术方法主要有：①乳头乳晕再移植术；②阴唇、阴囊皮肤移植术；③部分健侧乳头乳晕游离复合组织移植重建术。

## 乳房美容整形术的适应证

乳房美容整形术就是应用外科手术的方法将各类的畸形乳房，矫正修复成为正常形态和外观的乳房，增加女性的曲线美。所以一般来说，只要是有乳房畸形而又没有手术禁忌证的患者，都是乳房美容整形术的手术适应证。但是其中较为特殊的情况是与乳腺肿瘤有关的乳房重建手术。

（1）乳腺癌患者乳房重建的适应证：对于乳腺癌患者在乳房切除术后，是否应重建乳房，目前有两种意见：一种认为不管乳腺癌属于哪一期，也不论是否有远隔转移，只要患者有乳房重建的要求都可以实施乳房重建手术。Dinner 曾报告，许多已有骨转移的乳腺癌患者在切除手术的同时行乳房重建，仍生存 2 ～ 5 年，与同类患者相比较，未因乳房重建而影响生存率。因此病期晚不是乳房重建的绝对禁忌证。在欧美国家对乳腺癌患者乳房重建的指征很宽，他们认为患者的要求是手术选择的决定性因素，一个即使生存时间很短的患者，她也有保持体型完美的权利。

另一种观点是重建术的选择不应受患者志愿的影响，应根据患者的病情、年龄、个体差异和社会因素来选择病例。

①从病情方面考虑，对于以下病例可以考虑在行根治手术的同时加一期乳房重建术。a.病理学早期乳腺癌和Ⅰ期乳腺癌，由于其生物学特性或肿瘤局部因素不适合行保留乳房治疗者；b.虽有保留乳房的指征，但患者对保留乳房的手术顾虑很大，要求行乳房切除者；c.虽可保留乳房，但治疗条件受限（如没有放疗条件），而患者又因各种因素留在此种条件下治疗者；d.保留乳房的手术失败，需切除乳房者。对于Ⅱ、Ⅲa期乳腺癌患者，原则上不是一期乳房重建术的适应证。但如果患者有乳房重建的要求，应根据具体情况来选择。二期手术的适应证为：a.乳腺癌的局部肿瘤体积较小，淋巴结转移在 3、4 枚以下，具有复发低危因素的病例；b.患者在乳房

切除术后完成了一系列治疗，经过一段时间的观察（一般为一年以上）无肿瘤复发征象者。

②从社会、心理学方面考虑，应选择那些患者自己经过深思熟虑后强烈要求行乳房重建术，有接受手术创伤和手术并发症的心理准备，患者家属理解和支持的患者。

③从医疗技术方面考虑，乳房重建术涉及解剖生理、外科技术、美学知识等多方面，对医师的要求较高，技术不成熟和不具备技术条件的医师或医院开展此手术应慎重。

（2）乳腺良性肿瘤：乳腺良性肿瘤切除后可以治愈。对因良性肿瘤必须切除乳房的患者行乳房重建术最为适宜。只要患者有乳房重建的愿望，就可以实施乳房重建术。

# 乳房美容整形术的禁忌证

无论如何，乳房畸形或失去乳房的女士都有一定程度的精神痛苦，重新修复畸形，重新获得已经失去的乳房也是每位女士内心的渴望。遗憾的是并不是在任何情况下都可以实施乳房美容整形术的。那么实施乳房美容整形术的禁忌证有哪些呢？

首先应仔细分析要求实施乳房美容整形术的每一位患者主诉的真实性，判断手术的实施对患者是否完全必要。如果一位患者的要求是实施乳房美容整形术不能够满足的问题，那么这种手术最好不要做，因为患者的期望超过了手术所能达到的范围，患者就会表示不满意；当患者的主诉与畸形的实际情况不相符合时，医师应将此列为禁忌证；观察到患者有其他任何心理上的毛病时，均不应考虑手术，而应建议请精神科专家会诊。

实施乳房美容整形术的禁忌证：

（1）绝对禁忌证：绝对禁忌证指不管患者有无重建乳房的愿望，不论病情是否允许，均不宜实施乳房重建术。包括：①全身状况不能够耐受乳房美容整形手术者；②患者有严重的心理障碍或精神失常者；③患者与其家属（尤其是配偶）的意见难以一致者；④在重建乳房术区有肿瘤残余者。

（2）相对禁忌证：

相对禁忌证指在某种情况下不应行乳房美容整形术，但可根据患者的意愿适当灵活选择手术者。包括：①患者肿瘤本身偏晚，乳癌术后有高复发的危险因素，预计患者存活时间短者；②乳癌患者乳房切除术后6个月以内，患者正处于放、化疗等抗癌治疗期间。③大面积胸壁放射性损伤者；④瘢痕体质者；⑤正在妊娠或哺乳的患者；⑥未发育成熟的女性；⑦年老体弱的妇女。

# 行乳房美容整形术应注意些什么

行乳房美容整形术与乳癌根治手术相比涉及的问题要更加广泛一些，其中最应注意的是在乳癌术后的患者应详细了解肿瘤生物学特性，同时还应对患者的心理学因素全面了解，制定合理的手术方案，做好常规术前准备。

（1）**对乳癌患者的肿瘤生物学特性的评价**：对于乳腺肿瘤患者，哪些病例适合行乳房美容整形术，什么时间进行乳房美容整形术，其最主要的决定因素是肿瘤的生物学特性。

对于拟行一期乳房重建者，术前应行全面检查，首先通过了解原发肿瘤的部位、大小、局部浸润情况、淋巴结转移情况、远隔转移情况，准确地进行 TNM 分期。

术前组织学诊断是决定重建术取舍的主要依据，对已行活检的病例应详细了解病理类型。根据其分化程度、ER 状况或其他生物学指标，以判断肿瘤的恶性程度。结合临床检查等，分析肿瘤复发的危险性。对术前无组织学诊断者，应行术中快速病理检查，对上述情况作出判断。

对二期乳房重建者，亦应详细复习患者的全部病史及病理资料，行全身检查，了解患者有无局部复发或远隔转移，并对病情的归转有大致的估计。

（2）**患者的心理学准备**

①向患者提供适当的心理咨询，使其明确乳房美容整形术的目的是纠正乳房畸形、改善患者的社会心理功能及人体曲线美的外观形态，但不可能通过一次手术改变患者的根本生活。

准备乳房美容整形术的患者大多数是以"锦上添花"为手术目的，她们的心理活动千差万别。医师若能够正确理解和适当咨询，精神疗法比手术治疗本身更为重要。

对于乳腺癌术后要求乳房重建的患者，应在尽可能的情况下向患者及家属介绍疾病的性质、病期，复发的危险等等，以便让患者"脚踏实地"地作出正确的选择。但在介绍病情时，应注意方法和策略。

②乳腺癌手术与重建手术关系的介绍，有些妇女担心行乳房重建术会影响肿瘤的治疗效果，医师应向患者讲明乳房重建术是在乳腺癌根治术的基础上实施的，重建术不影响治疗手术的范围，这种担心是不必要的。但是由于乳房重建后胸壁原手术部位有较厚的移植组织，可能不利于术后复发灶的及时发现，这一点需要通过术后加强随访和复查来克服。

③手术疗效的介绍，在乳房美容整形术前，应向患者及家属说明，通过乳房美容整形术哪些目的可能达到，哪些要求根本无法达到；哪些效果取决于患者本身的个体情况，包括个体素质（如是否属于疤痕体质）、相关组织的解剖变异等。术前就必须使患者意识到，正如最完美的艺术仿制品也不能与真品完全相似一样，重建的乳房和原先的乳房一模一样是不可能的，而且很少能达到完全对称，乳房重建的主要目的在于使她重新获得身体完整性的意识。重建乳房只要达到形似就比较满意了，大多数患者需要配合衣着、乳罩等来调整乳房曲线。另外重建乳房在质地、活动度上也有别于原乳房，乳房的生理功能则完全不具备。

④对社会背景的了解，在行乳房美容整形术前必须取得患者家属尤其是配偶的支持。例如，其丈夫对经过整形的乳房或重建的乳房非常厌恶，势必加重患者术后的心理痛苦，部分或全部失去乳房整形美容的意义。另外，患者所处人群的审美观和社会生活习惯，也是影响患者心理的主要因素。

（3）一般的术前准备：在详细了解受术者的病情、帮助患者建立良好的心理准备的前提下，根据患者的基础条件制定出合理的手术方案。同时还必须做好其他方面的准备。①对受术者作常规检查，包括血、尿常规、胸部X线、心电图及肝肾功能检查等。因为乳房美容整形术是"锦上添花"的手术，所以一旦发现重要脏器的功能异常应暂停手术。②对受术者做好术前常规准备。必要时要行双侧乳房或胸壁术区及对侧乳房照相，以便手术前后对照。③做好术前设计并划好各部分标记线，包括乳房大小的标记，乳头的位置，采取皮瓣或肌皮瓣等的形状，重建乳房的位置等。④备血 200 ～ 400ml，对取材区备皮。⑤必要时手术当日放置导尿管。

## 吸烟、喝酒也会对乳腺有影响吗

现代女性已经比较彻底地走出了家庭，融入了社会，其中有些人追求"男女平等"，也学会了吸烟、喝酒。烟酒中的有些物质成分对人体的危害已是众所周知，但是它们对于乳腺的影响您了解吗？

许多学者研究吸烟、喝酒与乳腺癌的关系，得出了一些不同的结论。有学者认为乳腺癌的危险性随吸烟量的增加而上升；也有些研究表明吸烟对乳腺有一定的保护作用。喝酒使乳腺癌的危险性增高愈来愈得到大家的共识，有研究表明饮酒量愈大，其患乳腺癌的危险性愈高。但饮酒与乳腺癌关系的研究，因饮酒种类及量的不同，其研究结果也不尽相同，且饮酒引起乳腺癌危险性增加的作用机制也尚未明了。不管怎样，吸烟、饮酒是不健康的生活方式，对乳腺也有害无益，因此应予以摒弃。

## 对乳腺来讲哪种避孕方式更好

在我国，每一个育龄妇女都有义务响应国家的号召，实施计划生育，因此在已有小孩后，要采取有效的避孕措施。目前我国广大的城市与乡村中，比较常用的有效的避孕方式有：宫内节育器、口服避孕药或避孕针剂、男用阴茎套、输卵管绝育术或输精管结扎术等。选择何种避孕方法因人而异，可根据自己的生理情况及个人的好恶来决定。比如，习惯上人们在生育第一胎之前，通常用口服避孕药或阴茎套避孕；在生育之后，则常使用宫内节育器或行绝育手术。

究竟哪一种避孕方法对乳腺来讲最为合适呢？换句话说就是对乳腺的保健比较有利呢？口服避孕药是否会导致乳腺癌的问题，前面我们已经有所介绍。有文献报道口服避孕药不会增加乳腺癌危险性。但也有学者的研究表明，对于 25 岁前就开始口服避孕药，伴有乳腺良性增生病的妇女，随着服药时间延长而有增加乳腺癌的危险性；35 岁以前开始服用避孕药者比 35 岁以后开始服用者患乳腺癌危险性高；生育者服用避孕药比不生育者相对危险度值高；第一次服用后再间隔若干年，不增加乳腺癌的危险性，而持续服用或近期服用者则增加危险性。因此，如果应用口服避孕药，最好到乳房病专科医生处进行有关咨询后再服用。而使用阴茎套或宫内节育器对于乳腺来讲，没有什么直接影响，可以比较放心地使用，值得推荐。

## 性生活对乳腺的影响

许多育龄妇女在一生中都发生过一次或几次自然流产或人工流产。那么，流产及流产次数、流产发生时的年龄是否与乳腺癌的发生有关呢？目前，有关这方面的研究尚存在着争议。有学者报道，初产前的早期流产（妊娠不足 3 个月时的流产）可能增加乳腺癌危险性，但这一说法仍需进一步证实。

不论流产对乳腺是否有影响，流产本身总会对身体带来一些损伤。早孕期的女性应注意营养和休息，免受外伤，尽量不服用各种药物，以避免发生流产。由于人工流产是避孕失败后不得已而为之的手段，因此，仍强调有效的避孕是减少人工流产的关键。应提倡优生优育，提倡积极有效的避孕，尽量避免自然流产及人工流产的发生。

## 哺乳会影响乳房的外形吗

很多女性都认为，哺乳会对乳腺的外形产生较大的影响，特别是有些"现代女性"因为害怕哺乳后会破坏乳房原有的形态，使得身材不美了，所以拒绝给小婴儿喂奶。其实，这是非常错误的。所谓的哺乳一定会影响身材恢复，影响乳房部的健美等，这种说法并不正确。

在哺乳过程中，母亲的体形可能仍较胖，这是因为，一方面是由于体内激素的作用，另一方面是由于哺乳时母亲的食量较大，才能满足母、婴二人的需要。但千万不要着急，一般来讲停止哺乳后几个月，身材便会渐渐恢复。当然母亲也要注意，在断乳后，应有意识地加强活动，经常进行身体锻炼，合理控制食量，少喝汤、少食高脂肪高热量食物，您的身材肯定会很健美。

哺乳后，乳腺会发生一定程度的萎缩、退化，因此您会发现，乳房比起以前来可能有些松软、下垂。这是因为哺乳后，结缔组织的增生不能完全补充哺乳期被吸收的间质，造成哺乳后的乳房不似未哺乳时那样坚挺，常呈悬垂状。为了防止乳房萎缩，应注意在哺乳期坚持佩带柔软而合体的乳罩，以托起乳房；哺乳时间不要过长，使乳腺适时复原；进行力所能及的身体锻炼，使胸部肌肉发达，乳房能得以支撑。

此外，还要避免因过多地用某一侧乳房喂奶，而造成在断乳后两侧乳房的不对称现象。

以上这几种情况可能是造成乳房"变形"的主要原因。只要避免以上情况的发生，注意了哺乳期乳房的保健，相信您在经历了为孩子授乳而获得的初为人母的喜悦之后，还能拥有一对健美的乳房。

## 中年妇女乳房保健应注意些什么

一般来讲，将 35 ～ 45 岁的女性称之为中年妇女。中年妇女的生活负担及工作负担最重，即所谓的上有老、下有小，在工作单位又是骨干力量，所以常常顾此失彼，每日疲惫不堪。在这种情形下，中年妇女最容易得各种疾病。近年来，乳腺癌的发病已有高峰年龄提前的趋势。因此中年妇女更应格外注意乳房的保健。

除了前面提到的在日常生活中需要做到的乳房保健的内容之外，还应特别注意加强锻炼，使自己能在一个相当长的时间内保持良好的体形，这不仅仅是为了爱美，而是因为体形发胖后，患乳腺癌的危险性会有所增加，所以要尽量避免身体发胖。在饮食起居中也应注意，少进食含高脂肪的食物，不吸烟、不酗酒，生活规律，保持心情愉快。另外，认真去做每一次单位组织的体检，如果您从事个体经营或目前下岗在家，则应自己每年安排一次体检，进行全面的身体检查，重点检查乳房情况，特别是既往患有各种良性乳房疾病者，更应重视乳房的体检。平时也应坚持做乳房的自我检查。在健康方面投入的金钱和时间是最值得的。

## 为何有时中年以后乳房又有些增大

中年以后的妇女有时会发现自己的乳房比年轻时似乎又增大了一些，这是正常现象吗？一般来讲，进入中年以后的妇女，随着年龄的增长，体内激素水平会发生一些变化，从而其外部形体也会发生一些相应的变化，这些是正常的。比如，多数妇女都会有不同程度的发胖，因而乳房也会相应地有些增大，这并不是乳房仍在发育的缘故，而是乳房内的脂肪组织增多所产生的结果。但是，假如一侧乳房出现增大，而且质地较硬，乳房内还可触及肿块，则应立即到专科医生处就诊，以及时发现乳房病变。

## 更年期妇女服用激素替代剂会导致乳腺癌吗

更年期妇女由于卵巢功能衰退，体内雌激素分泌量减少，有些妇女会出现"更年期综合征"的表现，如月经紊乱，烦躁易怒，精神疲乏，头晕耳鸣，心悸失眠，烘热汗出等，严重者出现性格改变及轻度精神失常。更年期是由壮年向老年过渡的时期，是一特殊的生理变更时期，应做好充分的身心准备。

近年来，国外比较盛行在更年期服用激素替代剂，以缓解更年期综合征的表现，国内也开始有使用激素替代剂者。更年期妇女是否应该服用激素替代剂是有一定争议的问题。有学者认为，服用激素替代剂可以补充更年期妇女内源性激素的不足，有效地缓解更年期综合征的各种症状，并可预防妇女在绝经后由于雌激素分泌锐减而发生的冠心病、骨质疏松症等。因此，应该说服用激素替代剂对处于更年期的女性是有一定益处的。但是，服用激素替代剂会否导致乳腺癌的问题，近年来引起了国内外学者愈来愈多的关注。国外有学者报道：50岁的妇女中，未服用激素替代剂者，每1000人中有45人患乳腺癌；而服用激素替代剂5年者，每1000人中有47人患乳腺癌，服用激素替代剂10年者，每1000人中有51人患乳腺癌。提示服用激素替代剂可使妇女患乳腺癌的危险性增高，并且服用激素替代剂的时间愈长，其患乳腺癌的危险性愈高。

因此我们认为，更年期妇女服用激素替代剂应慎重。如果无明显的更年期综合征的表现或仅有较轻程度的不适感，则可不服用激素替代剂而使用其他方法，如积极锻炼身体，参加丰富多彩的社会活动，以保持良好的心境和身体状况。确有明显的症状者，可服用中药，或在医生指导下少量、短期服用激素替代剂。

## 老年妇女怎样进行乳房保健

也许有些人认为，老年妇女在绝经之后，卵巢功能已经退化，乳房已经萎缩，腺体已经进入了平静的老年期，基本完成了其一生的任务，而退出了"历史舞台"，还需要特别保健吗？其实，正是由于进入了老年期，才应该更加注意乳房的保健。前面我们已经介绍过，乳腺癌的高发年龄段是在45岁以后，因此，老年妇女的乳房保健及防癌意识应该更强，任务更重。

绝经后的老年妇女，由于体内雌性激素的减少，其乳房发生了一些变化，如乳房体积变小、松软下垂，皮肤皱襞增加等。这时，应坚持每月一次的乳房自我检查，每年一次到专科医生处进行体检，随时注意乳房的细小变化，发现问题，立即检查治疗。另外，需提醒注意的是，老年妇女应谨慎服用激素替代剂，如果服用则必须在医生的指导监控下进行。

# 如何做乳腺的自我检查

乳腺的自我检查是乳腺癌二级预防的一个重要组成部分，是一种简便易行的检查方法，一般妇女在短期内即可学会。检查时间以每月一次为宜，每次应在月经来潮的第 10 天左右，因为此时乳腺组织受各种内分泌激素的影响最小，乳腺腺体相对来讲比较松软，所检查到的情况不会受生理性因素带来的乳腺组织周期性充血、肿胀等干扰，能够比较真实、确切地反映乳腺组织的病变。由于在一个月经周期中不同时相的腺体组织可以有较大不同，故应切记在每个月的相同时间进行乳腺自我检查，否则，可能会将正常情况当作病变或将真正的病变遗漏，造成假阳性或假阴性结果。对于那些已经手术切除卵巢而没有月经的女性或已绝经的老年妇女来讲，由于没有月经周期中各种激素的作用的影响，所以，可随意选择每月中固定的一天进行自我检查。

检查时，首先是视诊。有条件的话，要求上半身完全裸露，直立或端坐于较大的镜子前，面对镜子首先进行观察。需观察乳房各部分的外形轮廓是否自然如常，有无膨出或凹陷；乳房的大小有否改变；乳房皮肤色泽如何，有无红肿、皮疹、溃破、浅静脉怒张、皮肤皱褶、橘皮样改变等；乳头有否抬高、回缩、凹陷，有无异常分泌物自乳头溢出；乳晕颜色有否改变，有无湿疹样改变等。观察中应注意对比两侧乳房的情况，观察其对称性是否存在，特别是两侧乳头是否在同一水平面上等。一般来讲，如果新出现了两侧乳房外观的明显不对称现象，应引起足够的重视。另外，别忘了看看换下来的内衣上面有无乳头分泌物留下来的污渍。

接下来，要进行触诊，也就是说要用手进行检查。应取端坐位或平卧位，如取坐位，两臂应放松，不要夹紧；如取平卧位，应用枕头或衣物垫于肩部下面，使肩部略抬高。将左手手指并拢平坦地放在右侧乳房上面，用除拇指外的四个手指指端掌面轻柔地触摸乳房各部位。注意不要用手指去抓捏乳房，避免将正常的乳腺组织误认为是肿块。将乳房以乳头为中心划水平和垂直两线，分为内上、内下、外上、外下 4 个象限，触摸时手指应从 4 个象限中的任何 1 个象限开始，沿顺时针或逆时针方向运动，检查 1 圈，避免遗漏。如 1 圈检查完后，仍感觉不确切，可再检查一圈。然后，将右手置于左乳之上，用同样的方法再检查左侧乳房。如果检查中发现乳房的某一部位有腺体增厚、结节甚至肿块等变化，应引起重视。也许您会想，即使我触摸到了一个或几个结块，我也不知道它是良性的还是恶性的，怎样判断呢？一般来讲，当于两侧乳房触摸到多个小颗粒状结节，并伴有轻度触痛时，则以乳腺增生病可能性大；当触摸到一侧乳房单发或多发的圆形结节，质韧实，边界清楚，表面光滑，活动度大，则以乳腺纤维腺瘤可能性大；当触摸到单侧乳房单发的不规则形肿块，质地硬，活动差等，要警惕乳腺癌的可能。然后还要检查乳头、乳晕。可用手指轻轻挤压乳头，观察有无液体自乳头溢出，如有浆液性或血性液体溢出，则应到医生处就诊，以及早明确诊断并进行相应的治疗。最后，莫忘记检查两侧腋下。有时，乳房部肿块很小甚至不能触摸到时，即已发生了腋窝淋巴结转移，因此，腋窝的检查非常重要。

如果您近期出现了乳房部的不适感或已知乳房有良性乳腺病而正在治疗中，应在每一次的自我检查时，注意重点检查病变部位，并注意与上个月的情况进行比较，以观察其有否变化，是逐渐好转还是继续加重了。如果自我检查出病变，并经医生确认确实是恶性病变时，也不要惊慌，应面对现实，积极治疗。要知道，也许正是由于您坚持自我检查，才能较早地发现病变，使肿瘤得以治愈成为可能。因此，应持之以恒地进行自我检查，不要怕麻烦，也不要粗心大意。

当然，自我检查代替不了专科医生的检查，在有明显不适感、自我检查发现有乳房部或腋窝部变化而不能确定为何病变时，或患有各种各样的乳房疾病时，应在医生处就诊，在医生的指导下进行自我检查及有关的专科检查。

## 何谓乳腺癌防癌普查

乳腺癌的防癌普查是指用简便易行、无或小创伤的检测手段对无症状的妇女人群进行的检测，以期发现癌前病变或早期乳腺癌，降低乳腺癌的死亡率或提高治疗后患者的生存质量。防癌普查是乳腺癌二级预防的一个重要内容。

乳腺癌的防癌普查对于乳腺癌的防治意义重大。国际抗癌联盟（UICC）指出："除了戒烟之外，成功地应用大规模乳腺普查，比近30年癌症研究中提出的任何其他方法，对公众健康具有更大的潜在效果。"并指出，"所有肿瘤中，只有子宫颈癌和乳腺癌是两种可能通过普查获得确切效果的癌"。来自美国的资料表明，由于普查，使乳腺癌的早期检出率明显升高，从而降低了乳腺癌的死亡率，大大提高了乳腺癌患者治疗后的生存质量。我国天津市 1977 ～ 1980 年在对全市 25 岁以上妇女进行的普查中，经普查诊断为 0 ～ Ⅱ期的比例占 78.7%，比自行就诊而查出者增加 34.4%；普查组患者的 5 年存活率比自行就诊者增加 28.75%。以上资料充分体现了乳腺癌防癌普查的作用。

由于乳腺癌防癌普查是一项大规模的"工程"，需要投入大量的人力物力，加之我国人口众多，且乳腺癌发病率相对于其他疾病则应属低发，所以，目前乳腺癌防癌普查的受检人群主要是高危人群。

## 如何进行乳腺癌防癌普查

乳腺癌防癌普查一般由某一级卫生行政管理部门组织实施，参加普查工作的应是具有一定经验的、从事乳腺癌防治工作的专业人员。一次普查的时间视普查的规模及参加普查工作的人数而定，但对于每一个受检人员来讲，每 1 ～ 3 年接受 1 次普查是比较合适的。

普查的第一步是流行病学调查，由专门从事乳腺癌防治工作的医务人员做详尽的调查。如月经史，特别是月经初潮年龄及绝经年龄；婚姻生育史，含初婚年龄、婚姻维持时间、分娩次数、流产次数等，特别是首胎年龄及哺乳情况；个人史及家族史，如是否吸烟、喝酒，是否在乳腺癌高发区较长时间生活过，有否接触射线史，特别是有否母系乳癌家族史。

普查的第二步是由医师对受检人员作详细的体格检查，包括望诊及触诊。体检方法我们已在本书的前面章节进行过详细的介绍。鉴于体格检查受医师的经验、检查环境、检查工作量及工作态度等多种因素的影响，所以体格检查的结论往往不是百分之百的可靠，会有一定比例的漏诊和误诊，因此有必要在体格检查的基础上再进行有关的辅助检查。

普查的第三步就是由医师对受检人员进行有关的辅助检查。在普查中应用的辅助检查，只是作为初筛之用，因此应是各种无创伤或创伤很小的、简便快捷的仪器检查，如液晶或红外热图、近红外扫描、B超及钼靶X线摄片等。对于那些经上述检查初筛后，发现有可疑病变者，或那些属于乳腺癌高危人群、且年龄在35岁以上者，还可进行细针穿刺细胞学检查。由于各种检查仪器及手段都有其局限性，所以，不要对任何一种辅助检查的结果过于迷信。也就是说，尽管普查是防止遗漏已出现的病变、早期检出乳腺癌的一个重要手段，但也要看到其局限性，正确评估和分析普查结果。

另外，需提醒检查者注意的是，对那些属于高危人群者，在检查时应格外重视，对她们乳房中的微小改变亦不可轻易放过。

## 如果您属于乳腺癌"高危人群"怎么办

如果您属于乳腺癌"高危人群"，也就是说，您具有以下几种情况中的一种或一种以上，则应视为"高危人群"，即月经初潮早、绝经迟；35岁以上未育或35岁以上生育第一胎；母系（母亲、姐妹、女儿、外祖母等）乳癌家族史；良性乳腺病史；对侧乳房乳癌史等。在这种情况下，您应每半年至一年到专科医生处进行一次常规性的乳腺检查；如果您年龄在45岁以上，则应每年行双侧乳房钼靶X线摄片一次，每1个月进行一次乳腺自我检查，方法同上。如果患有良性乳腺病，如乳腺增生病、乳腺纤维腺瘤、导管内乳头状瘤等，应积极治疗，如内服或外用药物治疗等，当保守治疗无效、高度怀疑恶变时，可行肿物切除或预防性乳腺切除术。如果您平日乳房无不适感，特别是已绝经多年者，突然出现乳房不适，一侧乳房增大，乳头抬高，乳头及乳晕部位瘙痒、皮疹，乳头血性或浆液性溢液，乳房疼痛、作胀，乳房肿块，一侧腋窝部或肩背部、上臂等部位酸痛不适等，应引起高度重视，立即到专科医生处进行必要的检查、治疗。

当然，所谓"高危人群"只是根据流行病学研究后认为比普通人群有更大的可能性患乳腺癌，并不意味着百分之百的都患乳腺癌，所以，不必因此而寝食难安，认为自己必患乳腺癌无疑，更不要因此就要求将目前尚无病变的乳房作预防性切除，那样做是不必要的，甚至是有些愚蠢的。应该正视它，平时心情愉快地生活、工作、学习，不要总是想着，我是不是生癌了？有时，愈是紧张、害怕，愈容易引起机体内环境的紊乱，愈是有可能加速癌变的过程。但是，也不可非常大意，认为这无所谓，自己反正还年轻，目前也没有任何患癌的迹象，可以不去理它，因而该做的自我检查及定期检查因工作忙或其他事情而搁置一边，这也是十分不可取的。正确的做法是，要坚持进行自我检查和固定医生处的体格检查；戒除不良行为习惯，如吸烟、酗酒、进食过多的甜食及高脂肪饮食等生活习惯，过于紧张、劳累的工作节奏，不哺乳、不生育或过晚生育的"时髦"做法等；进行适当的体育运动，保持良好的体型及身体状况；积极治疗良性乳腺病等。只要您能既重视又不惊慌失措，即使发生恶变，也能尽早发现，从而获得良好的预后。

## 良性乳腺病患者应如何进行自我保健

良性乳腺病是指乳房部位的炎性疾病、增生性疾病、良性肿瘤及发育异常类疾病等。良性乳腺病虽然不像恶性肿瘤那样会有生命危险，但是仍会给患者带来痛苦，而且如果不及时诊治，疾病继续发展，则给彻底治愈带来一定的难度，其中有些良性疾病还可能转化为恶性病变，如乳腺增生病中的重度上皮增生症、乳腺导管内乳头状瘤病等。因此患有良性乳腺病的女性应特别注意乳房的自我保健。

（1）患有良性乳腺病目前正在接受各种诊断治疗者，应积极配合医生的治疗，遵照医嘱，按时服药及做各种治疗，并注意体力上的休息与精神上的放松，对自己所患的疾病既要给予足够的重视，又不要过分多虑。

（2）患有良性乳腺病的女性，应该根据自己所患的疾病，采取相应的保健措施。如患有哺乳期急性乳腺炎者，应注意局部的清洁，并将乳汁用吸奶器吸净，必要时还要回奶；患有乳腺增生病的女性，应注意调整自己的情绪和生活节奏，并注意观察自己乳房肿块的变化及自觉症状的变化，随时与医生交流；患有乳腺纤维腺瘤的女性，应注意自我检查，当发现腺瘤有所增大或其他性状有所改变时，需及时到医生处体检，并可考虑在妊娠之前将较大的纤维腺瘤切除，以免生变；患有各种乳房发育异常的女性，应在日常生活中注意自己乳房的特殊性，如需手术应积极配合医生，做好整形手术的生理及心理准备。

（3）既往患有良性乳腺病的女性，如果现在良性乳腺病已基本治愈，不用接受药物或其他治疗了，也不可掉以轻心，应定期自我检查，如发现乳房出现以往患病时的症状或其他新的不适感，应立即看医生；并注意在饮食起居中乳房的自我保健。

## 乳腺癌患者应如何看待自己的疾病

坦率地说，患了癌症是一件不幸的事，对于患者本人及其家属都是一个打击。因为到目前为止，尽管不断有治疗癌症的新方法、新药物问世，但人类尚不能宣布已经彻底攻克了癌症。但是，应该指出的是，如今患了癌症也并不像人们所想象的那样，是患了"不治之症"，得了就死。许多癌症的术后5年以上生存率已有明显提高，特别是像乳腺癌这样发生于体表器官的恶性肿瘤，其预后是比较好的。如果乳腺癌能够在较早期发现，并及时手术治疗，则术后5年以上生存率可达90%左右。因此如果患了乳腺癌，千万不要悲观，应勇敢地面对现实，积极与癌症做斗争。只要正确看待自己的疾病，既重视它，积极治疗它，又藐视它，不把它放在心上，才能很好地配合医疗及护理，战胜疾病。

## 乳腺癌患者手术后应注意些什么

乳腺癌患者手术后的调理十分重要。俗话说，有病三分治，七分养，就是强调养病的重要性。乳腺癌术后，医院及家庭肯定会给予患者很好的治疗及护理，乳腺癌患者本人也不要仅仅是被动地接受，而是应该积极主动地做一些努力。患者的积极配合，是保证治疗效果的重要因素。

首先，乳腺癌患者本人应树立战胜疾病的信心，保持乐观向上的情绪。当然，患了癌症是一件痛苦的事，这是可以理解的。手术后，以失去一侧乳房作为代价去换取生命，但亦不知这生命能维持多久，对于每一名热爱生命的女性都势必是一次致命的打击。但是，要挺住！咬紧牙关，坚持到最后，走过去，前面可能是春天！有时，坚强的信念是会创造奇迹的。而且，对于那些病期较早，术中尚未发现有淋巴结转移的病例，更有理由充满信心，因为这样的病例通常预后是相当好的，术后5年以上生存率常可达90%以上，相当一些患者可以术后无瘤或带瘤生存10～20年，其中有些患者可以无瘤生存20年以上，即已获临床治愈。所以患者不应沮丧，要打起精神，为下一步的治疗做好充分的心理及生理准备。

解决了思想问题后，应争取顺利度过术后恢复时期，配合医疗及护理，尽快恢复体力，准备接受放、化疗或其他治疗。尽可能地进食营养丰富的食物，保证充足的睡眠，适当做一些力所能及的活动，并进行术后身体锻炼。在进行术后放、化疗期间，减少外出，适时增减衣服，避免感冒，能食则食。无论接受何种治疗，只要条件允许，尽可能坚持做完规定的疗程，不要半途而废。

在乳腺癌临床缓解期，经医生同意，可做适当的轻工作。积极投身社会，做一些有价值的事情，提高自己的生存质量，对疾病的康复是有益的。只是注意不要过于劳累，要随时根据身体情况调整工作量和工作强度。

另外，应体谅自己的家属，他们的痛苦和承受的压力并不亚于患者本人，不要无端地烦恼生事，那样不仅使家属更痛苦，而且不良的情绪对病情也十分不利。正常平和的心态是最终使疾病获得痊愈的前提和基本保证。

## 如何看待及使用治疗乳腺癌的偏方、验方及气功等方法

前面我们已经介绍过治疗乳腺癌的一些偏方、验方及气功等方法，那么应如何看待及正确使用这些方法呢？

一般来讲治疗乳腺癌的偏方、验方及气功等方法，大多是来自民间的疗法，多为根据中医理论及医者的临床实践总结出来的、有一定疗效的方法。应该说，适时、适量、适度地应用这些方法治疗乳腺癌，是有益而无害的。当然，这里所讲的不含

那些具有欺骗性质的"假医"、"巫医"等。

有些患者常常是"有病乱投医"，只要听到有人提到哪里有一家医院或一名医生可以治疗乳腺癌，马上终止了原来的治疗，赶去看病、治疗，而不久又听说另外一名医生治疗乳腺癌很好，又中断这里的治疗，赶往另一家；还有的患者，在医院化疗的间歇，听说某一位医生有一种神奇的抗癌药，便不顾一切地中断化疗，前去服药；另有些患者，听说气功可以治疗乳腺癌，便停止放、化疗及口服中药，去练气功。如此混乱的、非正规的治疗，对乳腺癌的治疗肯定是有百害而无一利的。其中有些患者因为自己乱寻医药，盲目地信任那些难免有不实之词的宣传，而放弃了在正规医院的系统治疗，失去了最佳治疗时机，为此付出了生命的代价，这些血的教训一定要认真吸取。

也有些患者则恰恰相反。她们拒不相信那些民间疗法，包括一些强身健体的功法也不相信，这也有些失之偏颇。实际上，乳腺癌患者在接受医生的正规治疗及监控的前提下，在真正的医生指导下，正确应用一些民间疗法是很好的，可以配合系统治疗，提高疗效，增强体质，减轻放、化疗的毒副反应。应用时应慎重选择治疗方法，一经选定后，应治疗一段时间，不要急于求成，反复更换、试用不同的疗法，造成治疗上的混乱。

## 乳腺癌患者能像常人一样结婚、生育吗

乳腺癌患者只要病情允许，也可以享受常人的家庭幸福，过正常的婚姻生活，并拥有自己的孩子。和谐、幸福的婚姻生活不仅不会引起疾病加重，而且还会使患者心情愉快，加速疾病的康复进程。

那么，何谓病情允许呢？一般来讲，35岁以下的病例腋淋巴结转移率较高，预后较差；而老年患者肿瘤生长较慢，出现淋巴结转移较晚，预后较好。未婚女青年患乳腺癌以后，病情进展可能相对比较迅速，其中一部分患者可能于较早期即已出现了淋巴或血行转移，而预后不良。这些患者在病情得以控制之前，一般不宜考虑结婚，即使结婚也不宜生育，因为在肿瘤正在发展的过程之中，结婚生育对患者不利，

妊娠期间可能还会使病情进展呈急进性，放、化疗等对胎儿的生长发育也会带来损害。如果在发现肿瘤时是较早期，而且未发现有明显的肿瘤转移，经手术及术后各种辅助治疗，病情稳定，已进入临床缓解期，此时考虑结婚生育是可以的。

乳腺癌患者应在婚前认真进行全面的体格检查，未发现有肿瘤复发及其他严重疾病方可结婚；婚后的性生活不要过于频繁，同房时不要过于激动，且在各种治疗后的体虚之时应暂时停止性生活，待体力逐渐增强后再恢复性生活；要采取有效的避孕措施，避免因怀孕促发肿瘤的转移与复发；实在想要孩子，则应在做好充分的生理、心理准备的前提下，在认真听取专科医生的意见后，并在医生的监控下进行整个孕期的保健。一般来讲，乳腺癌伴有腋淋巴结转移者，其术后妊娠预后较差；而无腋淋巴结转移者则预后较好。妊娠期间乳腺癌又有复发倾向时，应根据情况遵医嘱决定孩子的去留。

## 如何预防乳腺癌的复发

乳腺癌术后经系统的化疗或放疗或内分泌治疗等疗法，可以获得临床缓解。有些患者在治疗后可以恢复正常生活及工作，无癌生存多年如常人；亦有些患者术后的一段时间甚至若干年后，又出现肿瘤复发或转移，其中一部分经再次手术及化疗等，又可带瘤生存很长时间，而另一部分则可能死于肿瘤。因此，积极治疗乳腺癌并有效地预防其复发，是改善预后的一个重要手段。

由于乳腺癌的直接病因到现在仍未明了，引起乳腺癌复发的直接原因也不清楚，那么防止乳腺癌的复发也就存在着一定的困难，也就是说，人们不知道它是怎么引起的复发，也就无法防止其发生复发或阻断其复发的某一环节。尽管如此，人们还是发现了一些与乳腺癌预后具有一定相关性的因素，如年龄、乳腺癌临床分期、淋巴结转移情况、激素受体情况等，但这些通常都是非人为因素。

对于患者而言，乳腺癌手术以后，在正规医院接受系统治疗和监控是防止复发的关键。特别是原发的乳腺癌手术后第一个 5 年内，只要条件允许，应该在正规医院（最好是原手术医院）坚持做完全套的治疗，而后遵医嘱定期复查。除治疗外，应做些力所能及的身体锻炼，包括气功等传统功法，以强身健体。此外，还应改掉一些不良生活习惯，如吸烟、酗酒、高脂肪饮食等。相信只要抱定积极乐观的生活态度，顽强地与癌症斗争，定会取得胜利。

## 作为一名乳腺癌患者的家属应当注意些什么

作为一名乳腺癌患者的家属，要忍受着精神上的痛苦，照顾好患者的饮食起居，做好患者的家庭护理，陪同患者就医治病，实在不是一件很容易的事情。

得知自己的亲人患了乳腺癌以后，不能只是难受、痛苦，而是应该保持清醒的头脑，抓紧时间，首先积极诊治疾病。应选择较大的综合医院或正规的专科医院，进行有关检查。在诊断明确，决定下一步治疗方案时，只要条件尚允许，即乳腺癌病期还不算太晚，就应该采取最积极的手段，即手术治疗。因为乳房是位于体表的器官，手术完全切除肿瘤的机会比其他内脏器官相对要多一些，因此，只要还能手术，一定要争取手术切除。术后应鼓励患者坚持做完放、化疗或内分泌治疗，可服用中药或配合其他传统医学疗法，扶正祛邪，争取彻底治愈癌症。不要迷信有些不实的宣传，相信科学比企盼出现奇迹更现实，也更可靠。

在患者面前，应能够很好地控制自己的情绪，不要让患者感觉到家属的焦虑、痛苦与悲伤，用积极向上的情绪影响患者，鼓励她与疾病做斗争。当患者得知自己的病情后，必然会感到沮丧，有些患者可能相当悲观，甚至感到绝望。在这种情况下，家属应能够及时体察到其情绪变化，经常开导、劝解患者，帮助她解开思想上的结，用乐观的态度去面对现实。

俗话说，久病床前无孝子，患有较重的慢性病对于其本人及家属都会带来一定的负担，时间长了，患者本人的性情会有一些改变，家属也难免有无助且无奈的感觉，这时，就需要家属多做一些努力了。要更多地设身处地地为患者考虑，忍辱负重，帮助自己的亲人度过难关，营造良好的家庭气氛，让患者充分享受生活的美好，树立信心，与病魔争夺生命。

## 如何安排乳腺癌患者的饮食起居

安排好乳腺癌患者的饮食起居，对于疾病的康复意义重大。因此，在对乳腺癌患者进行治疗时，医生有责任向患者及家属讲述有关乳腺癌患者日常调养的知识；在对乳腺癌患者进行家庭护理时，家属有责任安排好患者的饮食起居。大家应共同努力，帮助乳腺癌患者尽快康复，减少复发及转移机会。

在患者治疗间歇回家调养期间，家属应根据患者的身体状况及对治疗的反应做好安排。如果患者术后身体十分虚弱，加之放、化疗后的毒副反应严重，则应以卧床静养为主，先不要急于起来活动，饮食上应予比较容易消化的、合患者口味的、富含各种维生素及微量元素的食物，少食油腻的食物；如果患者术后一般状况尚好，但放、化疗后出现骨髓抑制，即血细胞明显减少时，应尽量减少外出，避免与感冒患者接触，减少发生各种感染的机会，如血小板显著下降，还应避免外伤，避免各种出血倾向；如果患者放、化疗后出现厌食、恶心、呕吐等消化道反应，则应安排少食多餐，予清淡可口食物，吞咽时小口细嚼慢咽，餐后不要平躺，宜半坐卧位，不宜立即活动。

对于晚期乳腺癌患者的日常调养及护理，下面我们将另有专题介绍。

需要提醒注意的是，在对患者的家庭护理及调养过程中，如果发现患者病情有变化，精神较差，经细心照料、护理亦无好转，且有进一步加重趋势时，应及时到医院就诊，以采取相应的治疗措施，避免在家中发生意外。

# 怎样对乳腺癌患者进行术后护理

乳腺癌患者一经确诊，只要尚有手术机会，应立即手术治疗。手术本身是否成功对乳腺癌的预后起关键作用，而术后科学、细致的护理，则有利于监测术后的病情变化，便于及时处理术后出现的各种问题，而且有助于患者在术后尽快恢复体力，减少发生各种术后并发症的机会。

患者结束手术，平安离开手术室后，术后护理工作即已开始。术后应密切注意观察患者的血压、脉搏、呼吸、体温等生命体征的变化，观察手术创口的出血及渗血情况，一经发现问题，应及时予以适当的处理。如果术后的最初几天内出现低热、创口疼痛，通常是手术创伤所致，是正常现象，可不予处理，或予对症治疗；若出现高热，且创口疼痛较重，伴有创口局部渗出，则可能为发生了术后感染，应予抗生素治疗。如果术后一般状况良好，则可以适当活动，有利于创口的愈合，减少术后并发症的出现，并能尽早恢复正常生活。术后为了防止患侧上肢淋巴水肿，则应及时进行患侧的上肢锻炼，如患侧手臂上举、外展、内外旋及前后左右摆动等。锻炼需循序渐进，不可急于求成；锻炼需量力而行，不可强力为之；锻炼需持之以恒，不可时断时续。

在乳腺癌患者术后护理中，还需强调心理护理。术后多数患者失去了一侧乳房，且尚不知术后预后如何，患者的心情是可想而知的。应注意观察其情绪变化，发现异常及时开导、劝解，鼓励患者勇敢地面对现实。对于比较敏感的患者，则应避免过多地在其面前分析病情，以免其多疑多虑。避免对患者的一切精神刺激，保证其充足的睡眠和良好的精神状态，以饱满的斗志去战胜疾病。

## 怎样对晚期乳腺癌患者进行护理

晚期乳腺癌患者，即指那些临床Ⅲ期以上的、不可手术的病例；术后发生多处淋巴转移，或随血行发生骨骼及远端脏器转移的病例；或术后发生肿瘤复发的病例。这些患者一般预后较差，时日无多，其中有些已经发生恶病质，有多个脏器衰竭的表现。

面对晚期乳腺癌的患者，医护人员及家属都有一种回天无术的无奈，也都有一种发自内心的同情和责任感。一方面，应不放弃每一点希望及曙光，继续进行适当的、积极的治疗；另一方面，一切治疗及护理手段均应以尽可能地减少患者的痛苦为基本原则。如果患者以衰竭的表现为主，则应精心地进行常规护理，避免其生褥疮；如果患者以剧烈疼痛的表现为主，应予强力镇痛剂，如麻醉药，以减少其痛苦。在患者进入最后的弥留之前，应尽量满足其愿望，令其心满意足地离开人世，而不致留有巨大遗憾。

## 红葡萄酒预防乳腺癌

专家最新研究表明，红葡萄酒中的一种化学物质对乳腺癌具有一定的抑制作用，适量饮用红葡萄酒可减少乳腺癌发生的可能性。

据称，科学家从红葡萄酒中提取出一种名为"原花青素B二聚体"达到化学成分，发现这种成分可以使实验鼠的乳腺癌瘤变小。

科学家说，女性每天小酌一杯红葡萄酒，就会大大减少乳腺癌对她们的威胁。不过，喝白葡萄酒对预防此癌并无帮助。

## 喝酱汤可防乳腺癌

一天三碗酱汤，患乳腺癌的概率减少40%，这是日本厚生劳动省研究小组经过广泛调查得出的结论。

据悉，厚生劳动省以 40 至 59 岁的妇女为对象，就大豆制品与乳腺癌发病率的关系进行了为期 10 年的跟踪调查。结果发现，和几乎不喝酱汤的人相比，每天喝两碗酱汤者乳腺癌发病率低 26%，喝三碗以上者发病率低 40%。

酱汤的原料是大豆和盐，大豆含有的异黄酮对癌症有抑制作用，尤其对闭经后的妇女效果更明显。除了酱汤，经常食用豆腐、纳豆等富含异黄酮的制品也能降低乳腺癌发病率。但酱汤里还含有盐分，过量饮用可能引发胃癌和高血压。

# 生吃菜花防乳癌

对目前正在使用激素替代疗法的女性来说，"好"、"坏"雌激素比例的监测更加重要，因为它直接关系到对激素替代疗法副作用风险的预知与预防。今天，我介绍一下一旦面临"好"与"坏"雌激素比例降低时该怎么办。

雌激素和雌激素代谢物可导致某些癌症产生，为此，科学家们寻觅到一些既有类似雌激素作用，又可减少"坏"雌激素的植物化合物，比如大豆异黄酮就具有上述特性。食用大豆类的食物，可使血液中异黄酮浓度升高。它们所具有的弱雌激素作用是通过靶器官上不同的受体而实施的，通常不诱发肿瘤产生。摄取大豆类食物可以地调整"好"与"坏"雌激素的比例。实验证明，更年前期女性充分摄取大豆类食物后，确实减少了催患乳癌的风险。

欧美学者们在研究中还发现，十字花科蔬菜，如卷心菜、绿菜花和白菜花等含有植物性特殊物质。这种物质可诱导细胞色素 P450 同功酶参与雌激素的代谢，在细胞色素 P450 同功酶的催化作用下，雌二醇可产生改变，生成"好"雌激素。当血中 P450 同功酶的活性降低时，雌二醇可发生改变，即生成"坏雌激素"。

营养学家们建议，每日食用一至两餐十字花科蔬菜，可将乳癌的风险减少 40%。对癌症患者来说，多食用上述蔬菜有利于中止癌细胞的生长。食用上述蔬菜特别要注意两点：一是最好生食，不经煮烹；二要够量，每日约两斤左右。每日摄取膳食补充剂亚麻籽油 1000 毫克也可提升"好"与"坏"雌激素代谢物的比例，深海鱼同样具有抗乳癌的保护性效应。

## 母乳哺婴乳癌机会减半

外国有研究引证喂哺母乳的好处，美国耶鲁大学的研究发现，妇女喂哺子女母乳两年，可以减低自己患乳癌的一半机会。

农村哺乳母亲很少患乳癌：目前城市喂哺母乳的风气尚不普遍，不少母亲只在坐月阶段才喂哺母乳。美国耶鲁大学研究员在 1997 年至 1999 年间到中国山东省农村为 808 名 30 岁至 80 岁的妇女进行乳癌调查，当中半数患过乳癌，半数无患过乳癌，研究追溯后发现，原来有喂哺母乳达两年的妇女在停经前后患乳癌的比例，比喂哺母乳不足两年的低一半，而妇女喂哺婴儿的数目及首次喂哺的年龄则与患上乳癌的风险无关。医学界指出，喂母乳可减低患乳癌机会，是因为雌激素及女性荷尔蒙分泌会随着喂母乳减少，另一原因是乳房积存的可溶于脂肪的致癌物，会因哺乳而减少。母乳对婴儿也有好处研究员表示，这次的研究与过往的多个研究一致，值得注意的是，过往有关乳癌的研究只集中于年轻女士，但是停经后的妇女亦包括其中，所以甚有价值。

研究员强调，母乳喂哺不但有利于母亲，对于婴儿也有好处，人奶中的营养很高，可惜，目前美国只有不足三分之一的妇女以母乳喂婴儿，而且为期只有半年。

也有医学专家表示，过往的研究一直都有类似的发现，不过就未有确立母乳喂哺期与减少乳癌成数之间的关系。而是次的研究有一点尚要留意，由于是追溯式的调查，则被访者可能有记忆上的误差，未能准确记得喂哺的时间长短，所以他对研究结果仍存一定程度的保留。

## 吃蔬菜可预防乳腺癌

英国研究人员发现，终生素食的妇女患乳腺癌的危险降低。素食者摄入蔬菜和纤维较多。本研究显示消耗蔬菜和纤维越多，患乳腺癌的危险越低，但乳腺癌与食肉量之间并无明显相关。终生素食者患乳腺癌的危险稍低。终生素食者每日摄入的蔬菜、扁豆及其它高纤维食品的数量高于对照组，但两组的水果摄入量相似。乳腺癌与热量、脂肪、蛋白质和碳水化合物的摄入量无关。

　　研究人员指出，虽然目前尚不能排除禁食肉类在其中所起的作用，但本研究提示富含蔬菜的饮食对乳腺癌具有一定的预防作用。

# 酸奶可防乳腺癌

　　过去认为：乳腺癌是无法预防的，因为引起乳腺癌的许多因素无法改变。近年美国研究人员用大量事实证明，乳腺癌是可以预防的。女性只要改变自己的生活方式，患乳腺癌的概率便会大大降低。这些方式有：

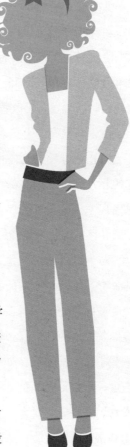

　　（1）加强运动。运动可以使女性体内的雌激素水平下降，减少排卵次数。尤其是使能生成雌激素的腹部脂肪积聚减少，让免疫系统功能处于良好状态。

　　（2）注意饮食。研究者认为：黑面包等粗粮，水果蔬菜类低脂肪高纤维类食品，由于能降低血中雌激素的水平，所以具有预防乳腺癌的作用。如果再加上经常食用酸奶、乳酪等发酵的牛奶制品，那么，患乳腺癌的危险性可降低77%。

　　（3）戒烟。人体内有一种可以减少烟草中致癌毒物作用的酶，有些女性体内的这种酶活力很低，所以她们一旦吸烟，就比其他人更容易患乳腺癌。为评价儿童和成年期饮用牛奶和乳腺癌发生率的关系，挪威奥斯陆大学的 Anette 均 artaker 博士及其同事选取 48884 例绝经前妇女进行了一项前瞻性研究，在为期 6.2 年的随访研究中，共有 317 例妇女确诊乳腺癌。

　　结果发现，儿童时期饮用牛奶与 34 到 39 岁年龄段妇女乳腺癌发生率呈负相关（p = 0.001），但与 40 到 49 岁年龄段妇女乳腺癌发生率无关。在对年龄、生殖和激素因素、体重指数、教育、体力活动和饮酒因素进行标准化之后,成年期饮用牛奶与乳腺癌发生率呈负相关(P 值＝0.12)。研究人员指出,每天饮用 3 杯以上牛奶妇女和不喝牛奶妇女的乳腺癌发生率比率为0.56,饮用牛奶类型和牛奶中脂肪含量与乳腺癌无明显关系。另外,当综合考虑儿童期和成年期是否饮用牛奶时,结果发现乳腺癌发生率比率随牛奶饮用量的增加呈下降趋势。

## 怎样预防乳腺癌的复发

乳腺癌术后经系统的化疗或放疗或内分泌治疗等疗法,可以获得临床缓解。有些患者在治疗后可以恢复正常生活及工作,无癌生存多年如常人;亦有些患者术后的一段时间甚至若干年后,又出现肿瘤复发或转移,其中一部分经再次手术及化疗等,又可带瘤生存很长时间,而另一部分则可能死于肿瘤。因此,积极治疗乳腺癌并有效地预防其复发,是改善预后的一个重要手段。

由于乳腺癌的直接病因到现在仍未明了,引起乳腺癌复发的直接原因也不清楚,那么防止乳腺癌的复发也就存在着一定的困难,也就是说,人们不知道它是怎么引起的复发,也就无法防止其发生复发或阻断其复发的某一环节。尽管如此,人们还是发现了一些与乳腺癌预后具有一定相关性的因素,如年龄、乳腺癌临床分期、淋巴结转移情况、激素受体情况等,但这些通常都是非人为因素。

对于患者而言,乳腺癌手术以后,在正规医院接受系统治疗和监控是防止复发的关键。特别是原发的乳腺癌手术后第一个 5 年内,只要条件允许,应该在正规医院(最好是原手术医院)坚持做完全套的治疗,而后遵医嘱定期复查。除治疗外,应做些力所能及的身体锻炼,包括气功等传统功法,以强身健体。此外,还应改掉一些不良生活习惯,如吸烟、酗酒、高脂肪饮食等。相信只要抱定积极乐观的生活态度,顽强地与癌症斗争,定会取得胜利。少食多运动,预防乳腺癌一项新的研究发现,女性少食、多运动可降低患乳腺癌的危险。专家们建议女性要多吃蔬菜、水果和富含纤维素的食品,这样不仅能让你保持苗条身材,也会使你身体健康。

波兰的一项研究发现，女性的饮食和运动与其体内雌性激素及孕酮（黄体酮）的含量有密切的关系，而雌激素和孕酮的含量大小对乳腺癌的形成起着重要的作用。这份研究报告称，多进行体育锻炼，少摄入高热量食品会降低雌激素和孕酮含量，从而可大大降低患乳腺癌的危险。

## 绿茶可降低乳腺癌发病率

美国波士顿大学医药和公共健康学院的研究人员初步研究发现，绿茶可能可以帮助妇女预防乳腺癌。由盖尔·桑塞什教授领导的这一研究小组，选取了长有乳腺肿瘤的老鼠作为实验对象。科学家将实验鼠分为两组，其中一组喂以绿茶，另一组只喂食普通水，结果发现，喝茶一组的实验鼠肿瘤变小。桑塞什教授建议人们每天喝3到5杯绿茶以预防癌症。她同时指出，如果正在接受放射疗法和化疗的乳腺癌患者需要大量饮用绿茶，应该事先征求医生的意见。

以前的研究发现，绿茶、红葡萄酒和橄榄油中所含的多酚能够防治多种癌症。多酚是有效的抗氧化剂，能够抑制致病的自由基，自由基与心脏病、衰老和多种疾病有关。干绿茶的茶叶中有40%的成分是多酚。

## 母乳喂养时间越长，妈妈越不易患乳腺癌

用母乳喂养孩子至少2年的女人，比母乳喂孩子不足半年的女人，发生乳腺癌的可能性减少一半。研究人员发现，母乳喂养作为一种保护性措施，对绝经期前和绝经后的女人同样都有影响，而以往的研究只强调了母乳喂养只可能减低绝经期前的女人患乳腺癌的可能性。主要研究人员说，更长时期的母乳喂养，不论是喂养第一个孩子，还是在一生当中喂养好多孩子，都会显著降低发生乳腺癌的可能性。这一研究调查了700名中国妇女，发现母乳喂养孩子24个月以上者，患乳腺癌的可能性是喂母乳6个月以下的女人的54%。

## 早期吃大量黄豆可降低乳腺癌危险

青春期以前吃大量黄豆制品，可以减少日后女人患乳腺癌的危险。以往的研究表明，亚洲国家的女人在本国时吃大量的黄豆，因而降低了得乳腺癌的危险。但当她们移民到西方国家，她们的下一代患乳腺癌的危险便超过了她们。新查出乳腺癌的女人，尿中异黄酮水平都低，意味着她们很少吃黄豆。

## 大豆和乳清蛋白质有助预防乳腺癌

美国阿肯色州儿童营养中心的研究人员最近发现乳清和大豆的蛋白质可以帮助预防乳腺癌。美国农业部部长丹，克里克曼说.“这些新的重要发现尽管还只是初步的，但是表明了在饮食中添加乳清或大豆蛋白质，可以帮助妇女和儿童避免患上乳腺癌。这些发现进一步证实了对营养和健康之间的联系进行研究的重要性。”

在实验室里，研究人员对大豆蛋白质和乳清蛋白质防止化学物质在老鼠身上引发乳腺癌的作用进行了比较。他们发现，与喂养普通饮食的老鼠相比，喂养含有乳清蛋白质饮食的老鼠中，有大约50%未患上乳腺癌。乳清蛋白质是在牛奶中发现的一种稀有蛋白质。大豆蛋白质则可以使患上乳腺癌的机率减少大约25%。阿肯色州儿童营养中心主任托马斯，贝杰称，美国每年有18万妇女被诊断为患有乳腺癌。

研究人员对三组老鼠分别喂养含有不同蛋白质的饮食：一种饮食含有牛奶中主要的蛋白质酪蛋白；一种含有大豆蛋白质；还有一种含有经过处理的乳清蛋白质。结果是：所有喂养含有酪蛋白饮食的老鼠都至少患上一种肿瘤；喂养含有大豆蛋白质饮食的老鼠中有77%至少患上一种肿瘤，而喂养含有乳清蛋白质饮食的老鼠中只有54%至少患上一种肿瘤。与第一组老鼠相比，第三组中患上乳腺癌的老鼠身上的肿块数量少、体积小。上述资料表明，食用含有乳清蛋白质的饮食可以防止人类患上主要的癌症之一乳腺癌，并且证明饮食因素在防止疾病中非常重要。

## 番茄汁可防乳癌

加拿大一项新研究发现，番茄汁能有效防止乳癌。多吃经加工的番茄食物，如茄酱、汤类和榨汁类，都能减低患乳癌的危险。以前已有研究称，番茄红素会抑制甚至阻止肿瘤生长，这次研究进一步发现，乳癌患者身上的番茄红素极少，这个研究进一步显示，令番茄、西瓜和红葡萄等蔬果显出红色素的番茄红素，还可预防子宫颈癌、前列腺癌、结肠癌和心脏病。新鲜番茄也有番茄红素，但负责该项研究的多伦大学营养学的系的研究员拉奥说."人体较易透过加工番茄吸收番茄红素，所以我们应吃大量经过处理的番茄产品。当然进食各种新鲜蔬果仍然很重要。"据英国《卫报》称，英国成年人平均每天吸收少于1毫克的番茄红素，远远少于预防疾病所需的25毫克。

## 运动能防乳腺癌

美国研究人员发现，每天运动一小时或更长的时间能使妇女患乳腺癌的风险减少20%。发表在美国《内科学文献》杂志上的这篇报告显示，这项研究进一步证明，运动能预防乳腺癌。1997年，挪威研究人员所进行的一次小规模的研究显示，一周至少运动4小时能使妇女患乳腺癌的可能性降低三分之一。

负责该项研究的波士顿妇女医院的研究人员洛克希尔说."运动之所以能预防乳腺癌，是因为运动能减少妇女体内的雌激素，而雌激素能刺激乳房细胞增长，并增强乳房组织癌变的可能"。研究人员对121701名，30至55岁的妇女进行了问卷式的调查研究，同时，洛克希尔和她的同事又对1980年至1994年间，有关这些妇女的健康资料进行了分析，他们发现，在 85364 名妇女中，有 3137 名妇女患有乳腺癌。

研究结果表明，每天运动一次的妇女，与那些每周运动不到一小时的妇女相比，其患乳腺癌的风险要低 20%。这些运动包括快步和慢跑，而不是做家务或做园艺工。

## 预防乳腺癌七大法则

法国蒙彼利埃癌症研究所营养学和癌症学实验室癌症专家亨利·儒瓦耶教授最近出版了一本题为《预防乳腺癌》的书。儒瓦耶教授根据他几十年来研究癌症的经验，在书中列举了预防乳腺癌的七大法则。

（1）避免过量吸烟（每天不得超过 5 支）和过量饮酒（每天不超过相当于半升的色酒）。

（2）每月自我触摸乳房一次，稍有怀疑即请妇科医生做检查。

（3）遵守自然节律，避免用药物催产。

（4）避免过量服用和长期服用一些可能造成致癌危险的药，如抗抑郁药、抗组胺药、利尿剂、止吐药、降压药和安眠药等。

（5）进行经常性的身体锻炼。每周坚持 4 次体育锻炼，患乳腺癌的危险可减少 50%。体育锻炼还可以避免造成免疫功能下降的肥胖、激素失衡等。

（6）为限制荷尔蒙过量，一生不可常服避孕药。建议开始性生活时使用避孕套，生一个孩子后最好用避孕工具。

（7）注意饮食，多食用植物油，少食最好不食动物油和人造奶油。多吃活鱼、水果和蔬菜，每餐喝茶和少量色酒。

## 饮食习惯与患乳腺癌有关

瑞典和美国科学家最近联合公布的一项研究结果表明，患有厌食症的年轻女性患乳腺癌的危险性比较低。这说明女性早年的热卡摄入情况对后来乳腺癌的形成和发展可能有着较大的作用。研究人员同时告诫说，厌食症是一种严重的心理疾病，可以导致一些威胁生命的并发症发生。因此，女性不要错误地将这一研究结果理解成：采取饥饿的办法可以避免患乳腺癌。他们的研究结果只解释了乳腺癌可能的形成机制。

研究人员对 1965 年至 1998 年期间因患厌食症而住院的 7303 位瑞典女性患乳腺癌的情况进行了调查。这些被调查的女性年龄均在 40 岁以下，其中大多数在 20 岁以前就患有厌食症。

研究人员通过调查发现，因厌食症而住院治疗的年轻女性的乳腺癌发病率，仅是无厌食症女性的一半。研究人员介绍说，过去已有一些研究结果表明，体重增加是导致乳腺癌发生的成因之一。这些大多根据动物实验所得出的研究结果显示，大幅限制热卡的摄入能够产生抗衰老的作用，其中包括减少癌症的发生和延长寿命。

研究人员认为，年轻时对热卡摄入的限制有利于限制乳腺细胞的繁殖，从而减少细胞癌变的机会。此外，在青春发育期限制热卡摄入可以减少与形成乳腺癌有关的雌激素及其他激素的分泌。研究表明，那些患有厌食症的青年女性经常会出现停经的情况，这说明她们体内的雌激素水平有较大的下降。

尽管研究人员目前尚不能完全解释患厌食症年轻女性得乳腺癌危险性低的原因，但倾向性解释是，厌食症导致体内雌激素下降，从而降低了患乳腺癌的危险。

## 乳腺癌手术后如何进行康复锻炼

乳腺癌手术后的康复锻炼主要包括两个方面：一是上肢功能锻炼，二是消除上肢水肿。

（1）简单易行的上肢功能锻炼。① 局部按摩：用对侧手掌轻压手术疤痕的上下左右，推动皮肤进行按摩，以促进局部血液循环，使紧张的皮肤得以松弛；② 肩部运动：上肢自然下垂，以肩部为中心，上肢做前后左右运动，活动程度及运动量逐渐加大，以局部不产生疼痛为度；③ 外展运动：两手握拳，两上肢向外做平举外展运动，重复多次，然后两手手指交叉，置于脑后，两肘努力向后振动，使胸壁皮肤受牵拉，一张一弛；④ 摸高运动：面壁而立，尽力用手摸及壁的某一高度，做下标记。

这样，可使上肢皮肤因牵拉而变得松弛。

（2）预防上肢水肿发生，促使水肿消退。① 抗感染（抗炎治疗）：减少或避免腋窝积液及伤口感染；② 加强上肢功能锻炼：促进淋巴、血液回流；③ 避免患肢过久下垂：平时注意抬高患肢，睡觉时用枕头将手臂垫高；④ 对肿胀严重的患者可用绷带包扎，压迫患肢。

## 乳腺癌的饮食原则是什么，怎样辨证选食

（1）乳腺癌的患者饮食原则如下。

① 配合治疗要灵活。乳腺癌的患者在手术前后努力进餐、增补营养。在放疗期间，患者的饮食应力求清淡适口，不宜多进厚味腻胃之品。② 合理安排巧烹调。乳腺癌患者在完成治疗计划之后，适当选食对防治乳癌有益的食品，对治疗乳腺癌是十分必要的。多吃些海产品，紫菜、海带、海蚕、海参、淡菜、牡蛎等。豆类：绿豆、赤豆、绿豆芽等。菜：菱白、冬瓜、口蘑、猴头菇、香菇、西红柿等。水果：橘子、苹果、山楂、鲜猕猴桃等。其他：乌龟、甲鱼、黑鱼、木耳等食。③ 治疗期间应视病情选服白参或西洋参，治疗结束后每值冬令，仍可进补参类。④ 饮食要有节，不宜过量。过度营养及肥胖对治疗乳腺癌，有不利影响。在乳腺癌患者治疗后的长期生活中，应在保证营养需要的前提下，恪守饮食有节不过量的原则。在饮食安排上，对每天的总摄入热量、脂肪以及糖的量都要做到胸中有数，切忌暴食暴饮。

（2）乳腺癌患者辨证选食方法有。

① 卵巢功能失调可用海马、海参、乌骨鸡、蜂乳、哈士蟆；② 增强免疫，抗复发，可用桑椹子、猕猴桃、芦笋、虾皮、蟹、青鱼、大枣、洋葱、韭菜、大蒜、对虾、菜豆、山药、蛇、香菇；③ 抗感染、抗溃疡，可用甲鱼、珠母贝、带鱼、海鳗、江豚、茄子、金针菜、白果、葡萄、马兰头、苋菜、油菜、香葱；④ 消水肿，可用丝瓜、赤豆、鳗鱼、海带、泥鳅、葡萄、田螺、红花、荔枝；⑤ 止痛、防乳头回缩，可用橘饼、柿子、橙子。